PATHOLOGIE UND KLINIK

IN EINZELDARSTELLUNGEN

HERAUSGEGEBEN VON

R. HEGGLIN
ZÜRICH

F. LEUTHARDT
ZÜRICH

R. SCHOEN
GÖTTINGEN

H. SCHWIEGK
MÜNCHEN

H. U. ZOLLINGER
ST. GALLEN

BAND VIII

KLINIK DER SUBAKUTEN BAKTERIELLEN ENDOCARDITIS
(ENDOCARDITIS LENTA)

VON

F. SCHAUB

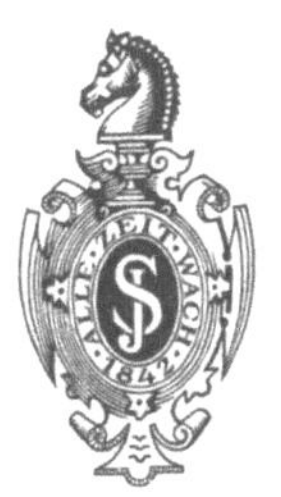

SPRINGER-VERLAG BERLIN HEIDELBERG GMBH
1960

KLINIK DER SUBAKUTEN BAKTERIELLEN ENDOCARDITIS

(ENDOCARDITIS LENTA)

VON

DR. FRANK SCHAUB

OBERARZT DER MEDIZINISCHEN UNIVERSITÄTSKLINIK ZÜRICH

MIT 8 ABBILDUNGEN

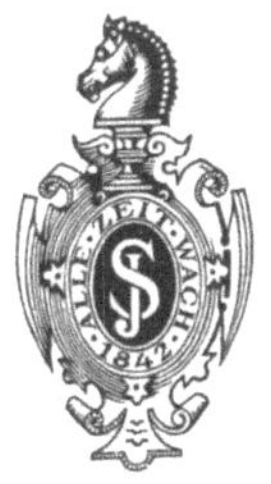

SPRINGER-VERLAG BERLIN HEIDELBERG GMBH

1960

© by Springer-Verlag Berlin Heidelberg 1960

Ursprünglich erschienen bei Springer-Verlag OHG / Berlin · Gottingen · Heidelberg 1960

Softcover reprint of the hardcover 1st edition 1960

ISBN 978-3-662-22068-9   ISBN 978-3-662-22067-2 (eBook)
DOI 10.1007/978-3-662-22067-2

Vorwort

In eindrücklicher Weise sind wir der subakuten bakteriellen Endocarditis erstmals begegnet, als sie — noch vor den Antibiotica — einen unvergeßlichen Jugendfreund dahinraffte. In der Klinik faszinierte sie uns durch ihre komplexe Pathogenese und Symptomatologie, später in besonderem Maße durch ihre therapeutischen und prognostischen Aspekte. In der Tat vereinigt die Krankheit Probleme sehr verschiedener Kapitel der inneren Medizin wie der Kardiologie, der Infektionskrankheiten, der Antibiotica. Sie hat denn auch — obschon seit Jahrzehnten wohlbekannt — in der modernen Klinik Aktualität und ungeschmälertes Interesse zu wahren vermocht.

Krankheitsbegriff und -inhalt haben sich aber seit den klassischen Beschreibungen tiefgreifend gewandelt. Das klassische Erscheinungsbild kann nicht nur — im Sinne SCHOTTMÜLLERs — durch den Streptococcus viridans („Endocarditis lenta"), sondern auch durch ein ganzes Spektrum sehr verschiedener Keime („subakute bakterielle Endocarditis") realisiert werden. Die Krankheit gilt deshalb heute nicht mehr als ätiologische, sondern als klinische Einheit. Krankheitsbild und -ablauf haben sich unter dem Einfluß der Antibiotica nachhaltig geändert. Die Darstellung dieser Pathomorphose, d. h. der Klinik der subakuten bakteriellen Endocarditis, wie sie heute dem Arzte in der Ära der Antibiotica begegnet, war das Hauptanliegen des Autors. Seine besondere Aufmerksamkeit galt ferner ihrer Behandlung und Prognose, welche — wie kaum ein anderes Beispiel — die auf dem Gebiete der Infektionskrankheiten durch die modernen Chemotherapeutica erzielten Fortschritte dokumentieren.

Die vorliegende Monographie wäre ohne die großzügige Unterstützung meines verehrten Chefs, Prof. P. H. ROSSIER, weder denkbar noch möglich gewesen. Ihm haben wir an erster Stelle für die stete Förderung unserer Arbeit und Interessen aufrichtig zu danken. Zu großem Danke bin ich ferner Prof. E. UEHLINGER für seine wertvollen Ratschläge und vielseitigen Anregungen verpflichtet. Er hat auch mit großer Hilfsbereitschaft die pathologisch-anatomischen Abbildungen zusammengestellt.

Es war von Anfang an unser Bestreben, ein möglichst großes und über möglichst lange Zeit verfolgtes Krankengut zu verarbeiten. Neben den Krankengeschichten der Medizinischen Universitätsklinik Zürich (Direktor: Prof. P. H. ROSSIER; früherer Direktor: Prof. W. LÖFFLER),

der Medizinischen Universitätspoliklinik Zürich (damaliger Direktor:
Prof. P. H. Rossier) und den Sektionsprotokollen des Pathologischen
Institutes der Universität Zürich (Direktor: Prof. E. Uehlinger) stan-
den uns auch die Akten folgender Spitäler und Pathologie-Institute zur
Verfügung: Medizinische Abteilung Kantonsspital Aarau (Chefarzt:
Dr. H. Frey), Medizinische Abteilung Kantonsspital St. Gallen (da-
maliger Chefarzt: Prof. R. Hegglin), Medizinische Abteilung Kranken-
haus Neumünster Zollikerberg-Zürich (Chefarzt: Prof. F. Koller), Medi-
zinische Abteilung Kreisspital Männedorf-Zürich (Chefarzt: Professor
C. Maier), Medizinische Abteilung Kantonsspital Chur (Chefarzt: PD
Dr. N. Markoff), Medizinische Abteilung Bürgerspital Solothurn (Chefarzt: PD Dr. S. Moeschlin), Medizinische Abteilung Kantonsspital
Luzern (Chefarzt: Dr. R. Pulver), Medizinische Abteilung Kantonsspital Schaffhausen (Chefarzt: Dr. H. Schmid), Medizinische Abteilung
Stadtspital Waid Zürich (Chefarzt: Prof. O. Spühler), Pathologie-In-
stitut Kantonsspital Luzern (Chefarzt: PD Dr. M. Aufdermaur), Patho-
logie-Institut Kantonsspital Aarau (Chefarzt: Dr. H. Vetter), Pathologie-
Institut Kantonsspital St. Gallen (Chefarzt: Prof. H. Zollinger). Wir
möchten den Chefärzten dieser Spitäler und Institute sowie vielen Ärzten
in der Praxis, welche uns ihre Beobachtungen in so kollegialer Weise
überlassen haben, unseren verbindlichsten Dank aussprechen. Schließlich schulden wir unseren Mitarbeiterinnen Fräulein Heidi Troeger und
Fräulein Luitgard Wagner für unablässige Hilfe und aufopfernden
Einsatz besonderen Dank.

Es ist uns eine angenehme Dankespflicht, an dieser Stelle auch
das großzügige Entgegenkommen der Herausgeber und all die Sorgfalt,
welche der Springer-Verlag bei der Ausstattung des Buches aufgewendet
hat, dankend hervorzuheben.

Zürich, im Dezember 1959   F. Schaub

Inhaltsverzeichnis

A. Einleitung

Die Endocarditis lenta oder die subakute bakterielle Endocarditis
ist seit den klassischen Arbeiten von OSLER (408, 409), SCHOTTMÜLLER
(486, 487), LIBMAN (328–330), DEBRÉ (113a), BLUMER (52), STAHL
(526, 527), HORDER (247) und THAYER (539), welche die Grundzüge
dieser komplexen Krankheit schon vor Jahrzehnten weitgehend erkannt
und beschrieben haben, ein klinisch wohlbekanntes und gut abgegrenztes
Krankheitsbild. Die Pathogenese der Krankheit dagegen ist in mancher
Beziehung auch heute noch nicht voll geklärt, und die Vorstellungen
über ihre Entstehung und Entwicklung haben sich nicht nur im Spiegel
medizinischer Zeitströmungen fließend geändert, sondern sind auch
durch experimentelle, morphologische, klinische Forschungen usw. wiederholt nachhaltig beeinflußt worden. Es genügt, Begriffe wie Reaktionslage, Allergie, Herdinfektion zu nennen oder auf die Problematik
der Streptokokkenpathologie, des Rheumatismus usw. hinzuweisen, um
diesen Sachverhalt anzudeuten. Die subakute bakterielle Endocarditis
hat aber vor allem durch die Möglichkeiten der antibiotischen Therapie,
welche diese früher praktisch stets letale Krankheit schlagartig in eine
heilbare Erkrankung verwandelte, gewaltig an Aktualität gewonnen.
Dadurch wurden — wie bei vielen anderen Infektionskrankheiten —
das klinische Bild modifiziert und neue Akzente in bezug auf Symptomatologie, Diagnose, Prognose usw. gesetzt. So sind auch hier wie in
anderen Sparten der Medizin durch die Lösung alter Probleme ebenso
viele neue aufgeworfen worden. Als Beispiel seien erwähnt: Dringlich-
keit der Frühdiagnose und Frühbehandlung, Sicherung der Diagnose
in atypischen oder anbehandelten Fällen, Resistenzentwicklung gewisser Erreger, Diskrepanz zwischen bakteriologischer Sanierung und
klinischer Wiederherstellung, ferner die Tatsache, daß in den letzten
Jahren trotz größerer Erfahrung und zahlreichen neuen Antibiotica die
immer nocht beträchtliche Mortalität kaum weiter gesenkt werden
konnte usw. Ferner hat das Syndrom der „geheilten Endocarditis
lenta", gekennzeichnet durch Klappenfehler, Herzinsuffizienz, embolische Residuen, renale Komplikationen usw., der Klinik neue Probleme
gestellt.

Unsere Arbeit soll versuchen, den heutigen Stand des Problems auf
Grund vorwiegend der neueren, seit dem zweiten Weltkrieg erschienenen
Literatur und vor allem einer möglichst vollständigen und vielseitigen

Bearbeitung von 172 eigenen, bei Heilung auch nachuntersuchten Fällen der Jahre 1947—1957 darzustellen. Das Hauptgewicht liegt dabei — entsprechend unseren Unterlagen — auf klinischen, therapeutischen und prognostischen Gesichtspunkten und auf der Darstellung des Krankheitsbildes, wie es dem Kliniker heute in der Ära der Antibiotica begegnet.

B. Historisches

Während der Begriff „Endocarditis" erstmals von BOUILLAUD 1841 in seinem „Traité des Maladies du Cœur" für die an den Herzklappen gefundenen Vegetationen geprägt worden ist, unterschied OMEROD bereits 1851 zwischen ulceröser und verruköser Endocarditis, und erkannte KIRKES 1852 klar den Zusammenhang zwischen Infarzierungen der Milz, der Nieren, des Gehirns und der Haut und den ulcerösen Herzklappenveränderungen. VIRCHOW postulierte schon 1856 eine Relation zwischen einem puerperal infizierten Uterus und ulcerösen Herzklappen. Weitere Marksteine sind die 1869 von WINGE und 1872 von HEIBERG in Klappenvegetationen beschriebenen Mikroorganismen, die 1878 von KLEBS vollzogene Differenzierung zwischen autoptisch positivem bzw. negativem Kokkennachweis bei ulceröser bzw. verruköser Endocarditis und die von JACCOUD 1885 vorgeschlagenen intravitalen Blutkulturen für die Diagnose der „Endocarditis infectiosa". 1885 erfolgte dann die erste umfassende Darstellung der Klinik und Pathologie der Endocarditis lenta durch OSLER (408) [nach PERRY (423), GERMER (191), MORGAN und BLAND (391)].

Nachdem 1886, 1887 und 1901 FRÄNKEL und SÄNGER (166), WYSSOKOWITSCH (582) und LENHARTZ (319) verschiedene Erreger (Staphylokokken, Streptokokken, Pneumokokken, Gonokokken) als Ursache der bakteriellen Endocarditis nachgewiesen hatten, veröffentlichte SCHOTTMÜLLER (486) 1903 die Entdeckung des *Streptococcus viridans seu mitior* und prägte in einer 1910 erschienenen Publikation (487) die Bezeichnung „*Endocarditis lenta*" für die chronisch bis subakut verlaufende, nach seiner Ansicht stets mit einer Streptococcus viridans-Infektion identischen Endocarditis. In den nächsten Jahren folgte dann in Deutschland, Amerika, England usw. eine Reihe grundlegender Arbeiten (43, 52, 113a, 247, 328—330, 526, 527, 539 u. a.). LIBMAN (328, 329) wies bereits 1912 auf Fälle mit negativen Blutkulturen hin und führte die im englischen Sprachgebrauch bis heute beibehaltene Benennung „*subacute bacterial endocarditis*" ein. Schließlich beschrieb 1910 LÖHLEIN (353) die sog. embolische Herdnephritis, die 1912 von BAEHR (19) eingehend dargestellt wurde. In der Folge hat die Krankheit bis heute in der ganzen Weltliteratur eine ausgedehnte, kaum mehr übersehbare Bearbeitung erfahren.

C. Definition, Klassifikation und Nomenklatur

Mit Endocarditis im allgemeinen identifizieren wir eine entzündliche Affektion der Klappen und in bestimmten Fällen auch des parietalen Endocards. Die Endocarditis kann primär eine normale oder sekundär eine bereits geschädigte Klappe befallen.

Mit Endocarditis lenta im speziellen identifizieren wir eine subakut bis chronisch verlaufende Endocarditis, bei der in der Regel zu Lebzeiten im Blut oder autoptisch an den endocarditischen Klappenauflagerungen Bakterien nachgewiesen werden können. In einem gewissen Prozentsatz der Fälle mißlingt dieser Bakteriennachweis, obschon die klinischen und pathologisch-anatomischen Befunde der Krankheit voll ausgebildet sind. Es besteht kein Zweifel, daß Erreger in irgendeiner Phase des Krankheitsablaufes auch bei diesen Fällen im Blut und in den endocardialen Excrescenzen vorhanden sind bzw. gewesen sind, aber nicht im Zeitpunkte der Untersuchung oder nicht in allen Schnitten der valvulären Vegetationen.

Die Erkrankung ist als bakterielle Endocarditis und septische Allgemeinerkrankung („Sepsis lenta") aber nur unvollständig definiert. Charakteristisch ist eine besondere Reaktionslage des befallenen Makroorganismus gegenüber Erregern bestimmter Virulenz (v. ALBERTINI). Gerade wegen dieser besonderen Reaktionslage verhalten sich Klinik und Pathogenese trotz verschiedenster Ätiologie relativ einheitlich. Die am Endocard oder im Blut nachweisbaren Erreger invadieren den Körper durch eine Eintrittspforte, die lange nicht immer lokalisiert werden kann. Aber selbst wenn Eintrittspforte oder Krankheitsherd bekannt (z. B. Viridans-Lenta nach Extraktion eines beherdeten Zahnes) sind, bleiben sie klinisch im Hintergrund. Als Sepsisherd wirkt vielmehr das Endocard, aus dem immer wieder Bakterien ins Blut gestreut werden. Am häufigsten ist das Endocard der Klappen selbst befallen (Valvulitis); aber auch das murale Endocard (Endocarditis parietalis), das Endocard abnormer Strömungsbahnen (Endocarditis der Septumdefekte), die Aorta (Aortenisthmusstenose), der offene Ductus Botalli (bakterielle Endarteriitis des Ductus Botalli apertus), ein erworbenes und angeborenes arteriovenöses Aneurysma usw. können diese Rolle übernehmen. Stets handelt es sich bei diesen Prädilektionsstellen um ein hämodynamisch besonders belastetes Gefäßgebiet, welches schlecht oder überhaupt nicht vascularisiert ist und für celluläre und humorale Keimabwehr ungünstige Voraussetzungen bietet.

Diese Tatsachen sind für die Behandlung zu berücksichtigen. Jede therapeutische Maßnahme ist nur erfolgreich, wenn sie den endocardialen Sepsisherd definitiv ausschaltet. Deshalb müssen die zur

Behandlung verwendeten Antibiotica besonders hohe Anforderungen bezüglich Wirkungsintensität (Bactericidie), Dosierung, therapeutischer Breite, Diffusionsvermögen usw. erfüllen. Die Beseitigung der Eintrittspforte ist — solange der bakterielle Herd am Endocard aktiv bleibt — keine kausale Behandlung, sondern höchstens eine unterstützende oder eine im Hinblick auf Re- und Nachinfektion prophylaktische Maßnahme.

Im allgemeinen entwickelt sich die Krankheit nicht an einem intakten Klappenendocard, worauf schon OSLER (408) hingewiesen hat. Sie ist in der Regel eine örtlich und zeitlich sekundäre Klappenentzündung. Die bakterielle Besiedlung erfolgt auf eine noch aktive oder vernarbte Endocarditis. Daß es aber auch eine sog. *primäre* Endocarditis lenta gibt, ist heute nicht mehr bestritten. Immer wieder kommen Fälle zur Beobachtung, bei denen keine Anhaltspunkte für eine vorangegangene Endocarditis oder andere Klappenanomalie gefunden werden können, und bei denen auch der Pathologe keine Zeichen einer früher durchgemachten Endocarditis rheumatica usw. feststellen kann.

Die Erreger der Endocarditis lenta sind in der ganz überwiegenden Mehrzahl anhämolytische Streptokokken, besonders der Viridans-Gruppe. Hat SCHOTTMÜLLER die Endocarditis lenta noch obligat und exklusiv einer Viridans-Streptokokkeninfektion gleichgesetzt, wird heute allgemein anerkannt, daß auch eine ganze Reihe anderer Erreger (Kokken, Bakterien, Brucellen, Pilze usw.) Ursache einer „*subakuten bakteriellen Endocarditis*" sein kann, wenn sie auch zahlenmäßig eine untergeordnete Rolle spielen. *Die Krankheit ist deshalb heute nicht mehr als bakteriologische, sondern als klinische Entität aufzufassen.* Charakteristisch für Erreger, welche das typische Bild der Lenta-Endocarditis verursachen, insbesondere für die Streptokokken, ist aber, daß einerseits der Wirtsorganismus im Laufe seiner stammesgeschichtlichen und individuellen Entwicklung durch latente oder manifeste Auseinandersetzungen offenbar eine gewisse Anpassung an diese Erreger vollzogen hat, und daß andererseits diese Keime meist als mehr oder minder harmlose und apathogene Bewohner bestimmter Körperteile gefunden werden können (59, 191). Der Mensch reagiert nicht mehr primär, sondern bereits allergisch oder teilimmun (243), und seine ganz bestimmte Reaktionslage prägt den protahiert-torpiden Krankheitsverlauf.

Die heute übliche *Nomenklatur* basiert im deutschen Sprachgebiet auf dem von SCHOTTMÜLLER (487) geprägten Begriff der Endocarditis lenta und im anglo-amerikanischen Sprachgebiet auf der von LIBMAN (328) vorgeschlagenen Bezeichnung „subacute bacterial endocarditis".

Synonyme sind: chronische ulcerative Endocarditis, ulcero-polypöse Endocarditis, chronisch-maligne Endocarditis, chronisch-septische Endocarditis, chronisch-infektiöse Endocarditis, septische rheumatische Endocarditis, Sepsis lenta, endocardite maligne subaiguë, endocardite maligne lente, Endocarditis ulcerosa subacuta usw.

Der Streit, welche Bezeichnung die richtige sei und dem Wesen der Krankheit am besten entspreche, erscheint insofern etwas akademisch, als sich die obenerwähnte Namengebung in den verschiedenen Sprachgebieten fest eingebürgert hat. Unseres Erachtens bezeichnen allerdings die Adjektive „subakut" und „bakteriell" treffend die wesentlichen Züge dieser besonderen Endocarditis-Form. Wie oben erwähnt, kann die Erkrankung heute nicht mehr einer Viridans-Infektion gleichgesetzt werden und hat ätiologisch und nosologisch seit SCHOTTMÜLLER eine Ausweitung erfahren. Unter dem Einfluß der Antibiotica ist zudem der „Lenta"-Charakter mit dem früher monate- bis jahrelangen Verlauf verlorengegangen, und „subakut" ist der heute meist auf einige Wochen beschränkten Krankheitsdauer angemessener. Zudem ist im Einzelfalle an Stelle von „bakteriell" der Name der isolierten Keime zu setzen (z.B. subakute Enterokokken-Endocarditis, subakute Brucellen-Endocarditis usw.), womit auch noch die Ätiologie in die möglichst vollständige Krankheitsbezeichnung mit einbezogen werden kann. Andererseits darf der Ausdruck „Endocarditis lenta" wegen der Verdienste SCHOTTMÜLLERs, seiner sprachlichen Prägnanz und seiner starken Verwurzelung im Denken der Mediziner und in der Bibliographie nicht leichter Hand aufgegeben werden. Auch ist zu bedenken, daß etwa 10—30% der Fälle abakteriämisch verlaufen und hierfür die Bezeichnung „subakute bakterielle Endocarditis" zu Widersprüchen führt. *Es scheint uns deshalb richtig, „Endocarditis lenta" für typische, durch Viridans-Streptokokken bedingte Krankheitsbilder im ursprünglichen Sinne* SCHOTTMÜLLERs *und „subakute bakterielle Endocarditis" als Oberbegriff für die ganze Gruppe der bakteriell verursachten, nicht ulcerös-akut verlaufenden Endocarditiden verschiedener Ätiologie zu verwenden.* Zweifellos wird aber in Zukunft die Bezeichnung „subakute bakterielle Endocarditis" immer häufiger gebraucht werden.

Allgemein wird heute die chronisch-fibröse Endocarditis vom Kliniker und Pathologen von der subakuten bakteriellen Endocarditis scharf abgetrennt. Dagegen sind in manchen, besonders amerikanischen Publikationen die Grenzen zur *akuten, bakteriellen Endocarditis* nicht klar gezogen. Beispiele betreffen vor allem die durch Staphylokokken verursachten bakteriellen Endocarditiden, welche selbstverständlich wesentlich differieren, indem in diesen Fällen meist pyogene Erreger und die Reaktionslage einer Sepsis acuta vorliegen, das klinische Bild von einer primären Organkrankheit (z. B. Staphylokokken-Empyem) mit konsekutiver Allgemeininfektion dominiert wird und der kardiale Sitz der

Erkrankung völlig zurücktritt. Die geforderte, scharfe Grenzziehung wird nicht in Frage gestellt durch die Tatsache, daß die gleichen Erreger sowohl eine subakute wie eine akute bakterielle Endocarditis verursachen können je nach Abwehrreaktion des Makroorganismus und Virulenz des Mikroorganismus. Entscheidend sind die kurze Dauer der Krankheit, die Akuität der klinischen Symptome und der ulceröse Typ der Klappenläsion.

D. Häufigkeit und Vorkommen

Genauere Zahlen über die Bedeutung der subakuten bakteriellen Endocarditis für Morbidität und Mortalität der Gesamtbevölkerung stehen u. W. nicht zur Verfügung; die Auswertung des Krankengutes einer Klinik oder eines Pathologie-Institutes kommt bekanntlich stets einer gewissen Selektion gleich.

Die Häufigkeit variiert geographisch. Sie ist größer in Ländern, in denen auch die rheumatischen Herzkrankheiten häufiger vorkommen. Über ihr Auftreten in der Gesamtbevölkerung orientiert am zuverlässigsten eine Untersuchung von WHITE (567). Die subakute bakterielle Endocarditis betrug im Rahmen aller Herzkrankheiten (kongenital, rheumatisch, arteriosklerotisch, coronar, Hypertonie, Lues, thyreogen, Cor pulmonale) in dem aus Spitälern, Polikliniken und Privatpraxen gesammelten Material von 3000 Herzkranken im Jahre 1925 1,9% und im Jahre 1950 1,2%.

Einen Anhaltspunkt über diese zahlenmäßige Bedeutung im allgemeinen Krankengut einer großen internen Klinik liefert Tabelle 1,

Tabelle 1. *Häufigkeit der subakuten bakteriellen Endocarditis im Krankengut der Medizinischen Universitätsklinik Zürich*
(im Vergleich zur Endocarditis rheumatica acuta)

	Patienten total	Fälle von subakuter bakterieller Endocarditis	Fälle von akuter Endocarditis rheumatica
1942	3347	8 (0,24%)	3 (0,09%)
1946	3280	8 (0,24%)	12 (0,36%)
1950	2779	6 (0,22%)	4 (0,14%)
1954	2410	10 (0,42%)	0 (0,00%)
1957	2145	2 (0,09%)	1 (0,05%)

welche den Züricher Verhältnissen entspricht in den willkürlich herausgegriffenen Jahren 1942, 1946, 1950, 1954 und 1957. Es ist daraus ein gewisser Rückgang in den letzten Jahren ersichtlich, der allerdings 1954 — wahrscheinlich zufällig — fehlt; 1957 machten aber diese Fälle nur noch knapp 1⁰/₀₀ aus.

Bekanntlich ist die Endocarditis lenta schon nach dem 1. Weltkrieg vermehrt aufgetreten. Nach dem 2. Weltkrieg hat sich diese Häufung in allen vom Krieg direkt betroffenen Ländern wie Deutschland, Frankreich, England, Österreich, Jugoslawien usw. abermals und womöglich in noch ausgeprägterem Maße bestätigt (14, 18, 37, 56, 57, 127, 137, 157, 175, 191, 236, 237, 291, 382, 387, 485, 515, 516, 555 u. a.). In der Züricher Klinik hat sie in den Kriegs- und Nachkriegsjahren nicht sicher zugenommen. Der Rückgang in der letzten Dekade entspricht deshalb nicht dem Abflauen einer kriegsbedingten Morbiditätssteigerung, sondern einer *echten Abnahme*. Auch andere Autoren machten die gleiche Beobachtung (162, 172, 394).

Diese rückläufige Entwicklung erklärt sich einmal durch den Rückgang der rheumatischen Herzleiden (s. auch Tabelle 1) und der bakteriellen Infektionskrankheiten, dann sicher auch durch die ausgedehnte Verwendung der Antibiotica, welche — in der oft sehr uncharakteristischen Initialphase der Krankheit gegeben — zur Heilung einer sonst inaperzepten Endocarditis führen können (ohne daß die Diagnose überhaupt gestellt worden wäre!). Daß solche Fälle tatsächlich vorkommen, geht aus eigenen Beobachtungen und aus der Literatur hervor (64, 66, 109, 149, 231, 410 u. a.), denn klinisch und autoptisch werden heute Klappeninsuffizienzen, besonders an der Mitralis, gefunden, welche nicht anders als durch eine abgeheilte destruierende, bakterielle Endocarditis zu erklären sind. Oft ist die Anamnese in diesen Fällen stumm oder weist nur auf uncharakteristische, aber antibiotisch behandelte Fieberzustände hin. Tatsächlich ist in Einzelfällen (S. 114) schon mit kleinen Dosen Penicillin Heilung möglich.

Tabelle 2. *Häufigkeit der Endocarditis ulceropolyposa bei Erwachsenen im Sektionsgut des Pathologie-Institutes der Universität Zürich*

	Sektionen total	Endocarditis lenta
1942	1268	14 (1,1%)
1946	1402	9 (0,64%)
1950	1363	9 (0,66%)
1954	1653	15 (0,91%)
1957	1802	8 (0,44%)

Interessant erscheint uns die Tatsache, daß heute die subakute bakterielle Endocarditis in der Züricher Klinik wie auch andernorts häufiger beobachtet wird als die akute rheumatische Endocarditis, die eine klinische Rarität geworden ist (Tabelle 1). Diese Feststellung unterstreicht zusammen mit anderen Faktoren (lange Krankheitsdauer, therapeutische Möglichkeit, Prognose usw.) die Wichtigkeit der subakuten bakteriellen Endocarditis für den klinisch tätigen Arzt als häufigste Form der Herzklappenentzündung.

Die Abnahme der subakuten bakteriellen Endocarditis bestätigt sich — wiederum mit Ausnahme des Jahres 1954 — übrigens auch im Sektionsgut des pathologischen Institutes der Universität Zürich (Direktor: Prof. E. UEHLINGER), welches ein über das Kantonsspital Zürich hinausreichendes Einzugsgebiet erfaßt (Tabelle 2). Die Zahlen stimmen überein mit denjenigen der Literatur, indem in größeren Autopsiestatistiken das Vorkommen der Endocarditis ulceropolyposa ebenfalls mit 0,5—2% angegeben wird [TRAUT (545): 13661 Autopsien, davon 2,2% Endocarditiden und 1,7% bakterielle Endocarditiden; FINLAND (162): 1,5% bakterielle Endocarditiden vor 1943, 0,5% in den letzten Jahren].

Interessant, wenn heute auch kaum mehr ganz zutreffend, sind die Literaturangaben über die Häufigkeit der subakuten bakteriellen Endocarditis bei erworbenen und angeborenen Vitien. Nach LIBMAN und FRIEDBERG (332) und nach EDSTRÖM (148a) ist diese die Todesursache in etwa 10—20% der rheumatischen Herzleiden. Nach anderen Autoren (129, 191, 316, 554) sollen daran etwa 30% aller Patienten mit kongenitalen Herzfehlern, welche das Kindesalter überleben, zugrunde gehen (3, 129, 191). Nach ABBOTT (1, 3) war die Endocarditis die terminale Komplikation in 7,7% der angeborenen Herzfehler überhaupt, nach GELFMAN und LEVINE (183) in 6,6% aller kongenitalen Vitien und in 16,6% bei Trägern von kongenitalen Vitien im Alter von über 2 Jahren. Aber auch in neueren Statistiken ist die subakute bakterielle Endocarditis bei kongenitalen Vitien häufiger als vermutet, z. B. nach GROSS (207) 22% bei der nichtoperierten Isthmusstenose, nach CLATWORTHY und McDONALD (87) 5% bei offenem Ductus Botalli, nach WHITE u. Mitarb. (568) 6,6% der nach BLALOCK-TAUSSIG operierten Kinder mit Fallotscher Tetralogie. Nach WOOD (577) war die bakterielle Endocarditis in 5% von 127 Fällen mit Eisenmenger-Syndrom, die über eine Periode von 11 Jahren kontrolliert worden sind, die direkte Todesursache.

E. Ätiologie

I. Erreger der subakuten bakteriellen Endocarditis

Die Krankheit kann durch ein ganzes Spektrum sehr unterschiedlicher Erreger verursacht werden. Es ist sogar die Ansicht geäußert worden, daß dazu praktisch jede Bakterien-Species in der Lage sei. Theoretisch kann diese Ansicht nicht abgelehnt werden. Praktisch muß aber die Züchtung eines nach allgemeiner Erfahrung seltenen Keimes aus dem Blute eines Patienten mit klinisch sicherer Endocarditis mit Skepsis aufgenommen werden. Viele der entsprechenden kasuistischen Veröffentlichungen basieren nur auf einem einzigen Erregernachweis aus dem Blut; für eine sichere ätiologische Abklärung sollte der entsprechende Keim aber wiederholt (eventuell auch direkt aus der Herzklappe selbst) gezüchtet werden. Kontaminationen (besonders bei Erregernachweis aus autoptischem Material), agonale Bakteriämien, Züchtung von sonst als Saprophyten bekannten Keimen sind auszuschließen. Einen sicheren Entscheid würde in solchen Fällen eine immunbiologische Reaktion des Patientenserums mit dem betreffenden Stamm liefern, was bis heute aber nicht oder nur ausnahmsweise möglich ist.

In Tabelle 3 sind als Übersicht unsere positiven Keimnachweise dargestellt. *Von den 172 Kranken zeigten 124 (72%) positive, 45 (26%) negative Blutkulturen.* Dreimal (2%) wurden wegen Fehldiagnosen (2 Fälle) und wegen Exitus unmittelbar nach Hospitalisation (1 Fall) keine Blutkulturen angefertigt. Mit 4 Doppelinfektionen ergeben sich bei 124 Patienten total 128 positive Erregernachweise im Blut.

Tabelle 3. *Ergebnisse der 128 positiven Blutkulturen
(inklusive 4 Doppelinfektionen) bei 124 Patienten*

Erreger	Zahl
Streptococcus viridans (α-Hämolyse)	71 (57%)
Streptococcus anhaemolyticus, kein vergrünendes Wachstum (γ-Hämolyse)	29 (23%)
Enterokokken (Gruppe D)	14 (11%)
Streptococcus haemolyticus (Gruppe A, F; 2 Fälle serologisch nicht differenziert) (β-Hämolyse)	4
Staphylokokken	7 (5%)
Pneumokokken	2
Proteus	1

Auch in unserem Krankengut stellen nach Tabelle 3 die *anhämolytischen Streptokokken mit und ohne vergrünendem Wachstum* (80%) und die *Enterokokken* (11%) den ganz überwiegenden Anteil der Erreger.

Wenn auch die exklusive Deutung als Viridans-Infektion im Sinne SCHOTTMÜLLERs überholt ist, so bleibt dennoch der ganze Fragenkomplex der subakuten bakteriellen Endocarditis auch heute noch in erster Linie ein Problem der Streptokokkenpathologie. Zahlenmäßig am wichtigsten sind die vergrünenden, α-hämolytischen Streptokokken, welche nur durch biochemische Verfahren weiter differenziert werden können. Für Einzelheiten verweisen wir auf BÖHMIG und KLEIN (59), SEELEMANN (492) und GRUMBACH und KIKUTH (209).

Durch die von LANCEFIELD (309, 310) eingeführte Präcipitationsmethode lassen sich die Streptokokken heute auf Grund einer spezifischen Substanz (von Natur ein Polysaccharid) in 15 serologisch genau unterscheidbare Gruppen A bis Q (mit Ausnahme von I und J) einteilen.

Die *Gruppe A* (Streptococcus pyogenes humanus Gruppe A) umfaßt die große Mehrzahl (etwa 95%) der menschenpathogenen hämolytischen Streptokokken. Sie sind sehr selten Ursache einer subakuten bakteriellen Endocarditis (1 der 4 Fälle mit hämolytischen Streptokokken unserer Tabelle 3; 511, 300); wegen ihrer hohen Pathogenität sind sie vielmehr Erreger akuter bakterieller Endocartitiden.

Die *Streptokokken der Gruppe B* kommen beim Menschen im Vergleich zur Gruppe A selten vor und erzeugen ebenfalls eher akute als subakute Endocarditiden. Streptokokken der Gruppe B sind bei subakuter bakterieller Endocarditis z. B. durch LOEWE u. Mitarb. (350) in 3% von 135 Fällen beobachtet worden (s. auch 112).

Besondere Bedeutung hat die *Gruppe D*, deren Vertreter, die *Enterokokken*, nicht so selten sind. Wir fanden diese in 14 der 124 Fälle mit positiven Blutkulturen, d. h. in *11%*.

Im Schrifttum variiert ihre Häufigkeit stark. So erwähnt z. B. CHRISTIE (85) in einem Material von 269 Patienten die Enterokokken überhaupt nicht, während diese von FOLEY (165) in 51%, von SCHOEN und FRITZE (485) und GERMER (191) in 20—40%, von FRIEDBERG (172) und FINLAND in 15—20% nachgewiesen worden sind. Die Enterokokken zeigen α- oder γ-Hämolyse; es kommt aber auch β-Hämolyse vor. Sie lassen sich biochemisch (492) weiter unterscheiden in *Streptococcus faecalis* (häufigster Vertreter), *Streptococcus glycerinaceus*, Streptococcus liquifaciens, Streptococcus zymogenes, Streptococcus durans. Die Frage, ob die Enterokokken klinisch und pathologisch-anatomisch ein vom Viridans und anderen Streptokokkentypen unterscheidbares Bild verursacht, ist umstritten; gesichert ist aber ihre allgemein schlechtere Prognose und ihre besondere Resistenz gegenüber antibakteriellen Mitteln (s. S. 141 und 124).

Die *Gruppe C* umfaßt die pyogenen hämolytischen Streptokokken bei Tieren; sie ist nur selten menschenpathogen und kann wiederum biochemisch differenziert werden. Die Untergruppe Streptococcus humanus C ist als Erreger der menschlichen Endocarditis aber möglich (191, 209, 300).

Die Gruppen E bis Q haben keine praktische Bedeutung als Endocarditis-Erreger, wenn auch einzelne Fälle mit solchen Typen beschrieben worden sind, z. B. G-Streptokokken (290, 350, 458). Bei einem unserer 4 Fälle mit hämolytischen Streptokokken wurde ein Streptococcus haemolyticus Gruppe F, der auch schon von anderen Autoren (112, 300) nachgewiesen worden war, isoliert. Gruppe H-Streptokokken sind als Endocarditis-Erreger wieder etwas besser bekannt (432, 112, 300). K-Streptokokken bei Endocarditis wurden beschrieben in einem der 34 von FOLEY (165) untersuchten Fälle und in einem weiteren Fall von PENISTAN (422), Streptokokken der Gruppe N und O von SEELEMANN und OBIGER und KÖHLER (300).

Die anaeroben Streptokokken, welche serologisch nicht einzuordnen sind, waren früher als Erreger der akuten Endocarditiden, z. B. bei Puerperalsepsis, wohl bekannt. Als Erreger der subakuten Endocarditis sind sie ohne Bedeutung.

Der häufigste Erreger ist — wie schon erwähnt — seit jeher der *Streptococcus viridans* (im angloamerikanischen Schrifttum: *Streptococcus mitis*).

Man faßt unter Viridans-Streptokokken jene Stämme zusammen, die serologisch kein gruppenspezifisches Polysaccharid (kein Lancefieldsches Antigen) nachweisen lassen, fast immer eine Vergrünung des Blutagars (α-Hämolyse) bewirken und γ-Hämolyse, d. h. fehlende oder kaum wahrnehmbare Hämolyse zeigen (59, 209, 492a—c). Da eine serologische Abgrenzung nicht möglich ist, müssen leider die Viridans-Streptokokken nur auf Grund ihres Wachstums und biochemischen Verhaltens definiert werden. Dabei ist aber das vergrünende Wachstum (α-Hämolyse), bei der sich um die Kolonien herum durch Abbau des Hämoglobins ein grüner Hof bildet, durchaus nicht spezifisch, da auch andere, serologisch genau definierte Streptokokken (z. B. Enterokokken) vergrünend wachsen können. Kulturell erweist sich das Wachstum der Viridans-Streptokokken als zart und langsam; sie sind biochemisch wenig aktiv und relativ empfindlich gegen Hitze, p_H-Veränderungen, Zusätze zum Kulturmilieu (Galle, NaCl, Methylenblau usw.).

SHERMAN (503, 504) und andere Autoren haben die Viridans-Streptokokken biochemisch in 5 weitere Varietäten unterteilt: *1. Streptococcus salivarius, 2. Streptococcus s.h.e.* („subacute bacterial endocarditis"), *3. Steptococcus bovis, 4. Streptococcus equinus, 5. Streptococcus thermophilus.*

Am häufigsten sind der Streptococcus salivarius und der Streptococcus s.b.e. nachzuweisen, während die Typen 3—5 nur selten vorkommen (191, 401, 401a, 492a—c, 511). Eine andere Differenzierungsmethode (modifizierte Lancefield-Technik) ergab bei 66% von 207 aus dem Blut (Endocarditis lenta), aus der Mundhöhle und aus extrahierten Zähnen isolierten Viridans-Stämmen gar 14 Typen [SOLOWEY (514)].

Diese „biochemischen" Typen der Viridans-Streptokokken haben in der klinischen Lenta-Literatur geringe Beachtung gefunden. Klinische Besonderheiten sind bis heute denn auch nicht bekannt. Von praktischem Interesse ist aber, daß bei wiederholten Züchtungen des gleichen biochemischen Typus aus dem Blut mit Sicherheit angenommen werden darf, daß es sich tatsächlich um den kausalen Krankheitserreger handelt.

Typisch ist eine ausgesprochen *geringe Virulenz*. Dieses Charakteristikum, welches auch andere Erreger der subakuten bakteriellen Endocarditis als die Viridans-Streptokokken kennzeichnet, hängt wohl damit zusammen, daß es sich meistens um saprophytär lebende Mikroorganismen handelt, gegen die der Makroorganismus eine bestimmte Reaktionslage entwickelt hat. Ein anderes gemeinsames Merkmal der Lenta-Erreger ist ihre Variabilität bezüglich Morphologie oder biochemischer Qualitäten (209, 332, 484 u. a.). Beispiele hierfür sind Verlust des Hämolysevermögens mit Umwandlung von hämolytischen in Viridans-Stämme, „Diphtheriebakterien", welche sich als besondere Streptokokkenphasen erwiesen usw.

Im Verhältnis zur großen Mehrzahl der Streptokokken sind andere Keime ausgesprochen selten. Auf größerem Material basierende Angaben sind darüber kaum erhältlich. Unter besonderen Bedingungen (lokal und allgemein immunologisch) sind aber verschiedenste Species als Erreger möglich. Wir verzichten absichtlich auf eine ausführliche bibliographische Wiedergabe [wir verweisen hierfür auf JONES (276) und BÖHMIG und KLEIN (59)] der ins Unendliche angewachsenen Kasuistik, sondern zitieren in Tabelle 4 lediglich die u. W. bei subakuter bakterieller Endocarditis bis heute nachgewiesenen Keime. Es muß dabei offen bleiben, ob die z. T. sehr ausgefallenen Erreger tatsächlich Ursache der Endocarditis und nicht nur Kontamination, Superinfektion usw. gewesen sind.

Einzelne der in Tabelle 4 vermerkten Keime erheischen einen kurzen Hinweis. Die zahlenmäßig neben den Streptokokken wichtigste, wegen

Tabelle 4. *Keime, die bei subakuter bakterieller Endocarditis nachgewiesen worden sind (exklusive Streptokokken).*
[Nach JONES (276) und BÖHMIG und KLEIN (59) ergänzt]

Mikrococcus aureus, albus, citreus
Pneumokokken (zahlreicher Typen)
Neisseria gonorrhoeae, meningitidis (und andere Neisseria)
Haemophilus influenzae und andere Haemophilus-Arten
Salmonella Schottmülleri, cholerae suis, typhosa,
    typhimurium, enteritidis
Escherichia coli, Paracoli
Klebsiella pneumoniae
Aerobacter aerogenes
Proteus
Pseudomonas pyocyanea
Corynebacterium diphtheriae und andere Corynebakterien
Mycobacterium tuberculosis
Brucella abortus, melitensis, suis
Rickettsia burneti
Pasteurella tularense
Vibrionen
Veillonella
Clostridium perfrigens
Pleuropneumoniegruppe
Bacillus vaginalis Döderlein
Gaffkya tetragena
Dialister
Grahamella

der verschiedentlich in den letzten Jahren beobachteten Zunahme und heute weitverbreiteten Resistenz gegen Antibiotica vom Kliniker besonders gefürchtete Gruppe stellen die *Staphylokokken* dar. Unter 124 Fällen mit positiven Blutkulturen fanden sich 7 Staphylokokken-Endocarditiden (5%).

Die anderen, viel selteneren Endocarditis-Erreger wie *Pneumokokken, Meningokokken, Gonokokken, Pseudomonas pyocyanea* als auch *Aerobacter aerogenes, Coli* und *coliartige Erreger, Brucellen* usw. treten gewöhnlich im Gefolge einer klar zutage tretenden Grundkrankheit (z. B. Pneumokokken-Pneumonie, Gonorrhoe, Harnwegsinfekt usw.) oder nach operativen Eingriffen (z. B. im Darmtrakt oder im Urogenitalsystem) auf. Der Verlauf ist — wie bei der Staphylokokken-Endocarditis — akuter, „septischer". Relativ häufig werden primär intakte Klappen und auch die rechten Herzabschnitte befallen (21).

Die *Brucellen-Endocarditis* kommt heute wegen des allgemeinen Rückganges der Brucellosen und ihrer Seltenheit im Rahmen einer Brucellose nur noch selten zur Beobachtung. Allerdings konnten wir gerade kürzlich die Entwicklung einer sicheren Aorten-Endocarditis im Rahmen eines Morbus Bang verfolgen. In den früheren Jahren sind zahlreiche Mitteilungen über solche Fälle erschienen (75, 114, 202, 203, 222, 275, 293, 324, 421, 450, 467, 490, 513, 521, 522, 557, 564, 573). Es kann dabei ein mit der klassischen Lenta-Endocarditis zum Verwechseln ähnliches Krankheitsbild mit schleichendem Beginn, langsamem Ablauf, Fieber, Splenomegalie, Anämie, Herzgeräusch usw. auftreten, um so mehr auch die Brucellen-Endocarditis sich vorwiegend auf dem Boden einer vorbestandenen erworbenen oder kongenitalen Klappenläsion entwickelt. Der Keimnachweis gelingt natürlich nur, wenn die besonderen Wuchsbedingungen der Brucellen bei der Kultur berücksichtigt werden.

Kürzlich ist von EVANS u. Mitarb. (153 a) bei einem 60jährigen, an Q-Fieber erkrankten und schließlich an Endocarditis verstorbenen Manne *Rickettsia burneti* aus den Aortenklappen isoliert worden. Auch hier hatte sich die frische Endocarditis auf eine alte, verkalkte Aortenstenose aufgepfropft.

Vermehrt Beachtung haben in den letzten Jahren die Endocarditiden infolge Pilzinfektionen, sog. *mykotische Endocarditiden*, gefunden (77, 96, 174, 204, 221, 271, 298, 308, 379, 419, 541, 560, 562, 569, 574, 583, 584). Am wichtigsten (Tabelle 5) sind die Candida- und Histo-

Tabelle 5. *Pilze, welche bei mykotischen Endocarditiden gefunden worden sind.*
[Nach MERCHANT (379) und ZIMMERMANN (584)]

Eumycetes	*Schizomycetes*
Coccidioides immitis	Actinomyces bovis
Cryptococcus neoformans	Actinomyces graminis
Blastomyces dermatitidis	Actinomyces septicus
Histoplasma capsulatum	Nocardia asteroides
Verschiedene Candida-Species	Leptothrix
(v. a. albicans, krusei, parakrusei,	Streptobacillus moniliformis
guillermondi)	synon.: Streptothrix, Actinomyces
Verschiedene Aspergillus-Species	muris)
(v. a. fumigatus, flavus)	Erysipelothrix rhusiopathiae
Mucor	Listeria monocytogenes
	Actinobacillus ligneresi

plasma-Endocarditiden. Trotz gewisser gemeinsamer Züge differiert das Bild der mykotischen Endocarditis naturgemäß in vielen Punkten mit der klassischen Symptomatologie. Sie tritt vorwiegend im Rahmen einer generalisierten Mykose, im Gefolge einer schweren mykotischen Superinfektion bzw. Sepsis bei kachektischen und marantischen Leuten oder nach extensiver Verabreichung von Antibiotica, Cytostatica und

Nebennierenrinden-Steroiden auf. Der Pilzbefall des Endocards steht dabei im Hintergrund. Nach MERCHANT u. Mitarb. (379) kann aber in einzelnen Fällen der Herzbefund (Herzgeräusche, Herzdilatation, EKG-Veränderungen usw.) im klinischen Bild führend werden und — ähnlich wie bei der Lenta-Endocarditis — von Fieber, Milzschwellung, Embolien, Anämie und Hämaturie usw. begleitet sein. Nicht selten wird die richtige Diagnose verpaßt und erst autoptisch als Überraschungsbefund gestellt. An die Möglichkeit einer mykotischen Endocarditis soll gedacht werden (379, 584), wenn bei einem Patienten, bei dem ein lokalisierter (z. B. oral) oder generalisierter Pilzbefall bereits bekannt ist, irgendwelche unklaren Herzveränderungen auftreten oder wenn bei einem „Lenta-Syndrom" Erregernachweis und therapeutische Reaktion fehlen. Heute ist auch die Therapie der Mykosen nicht mehr aussichtslos (s. S. 121).

In 4 eigenen Fällen konnten gleichzeitig je 2 Erreger *(Doppelinfektion)* aus dem Blut gezüchtet werden, nämlich Streptococcus viridans und Enterokokken (1mal), Streptococcus anhaemolyticus und Staphylococcus albus haemolyticus (1mal) und Streptococcus viridans und Staphylococcus albus haemolyticus (2mal). Mit Ausnahme des ersten Falles (Streptococcus viridans und Enterokokken) war die Doppelinfektion in 3 bzw. 4 (2mal) Kulturen nachgewiesen. Doppelinfektionen werden auch bei ORGAIN und POSTON (406) und bei LIBMAN und FRIEDBERG (332) erwähnt. Die Kombination der klassischen anhämolytischen Streptokokken mit Staphylokokken ist dabei die häufigste.

II. Erregernachweis

Die frühzeitige bakteriologische Identifizierung des im Einzelfalle ursächlichen Krankheitserregers ist von ausschlaggebender Bedeutung für die Behandlung. Für die Diagnose bedeutet der Erregernachweis die definitive Sicherung. In gewissen Phasen der Krankheit oder bei besonderer Immunitätslage des Makroorganismus kann er aber — auch bei größter Sorgfalt und wiederholten Kontrollen — in vivo wie post mortem mißlingen. Der Prozentsatz dieser „abakteriämischen Formen" oder Fälle mit negativen Blutkulturen wird je nach Autor mit 10—30% angegeben. Selbstverständlich sind Arbeiten, die a priori nur auf positiven Blutkulturen basieren, dabei nicht berücksichtigt. In unserem eigenen Krankengut gehörten 26% zur sog. abakteriämischen Form der Endocarditis lenta (s. S. 9).

Es würde den Rahmen unserer Arbeit sprengen, die physiologischen Voraussetzungen des Keimnachweises, die immunbiologischen Probleme der Wachstumsbehinderung durch humorale und celluläre Blutelemente, die Details des Anlegens der Blutkulturen und andere, spezifisch bakteriologische Fragen näher zu besprechen. Wir verweisen hierfür auf die Monographie von BÖHMIG und KLEIN (59).

In der Klinik bedient sich der Arzt im allgemeinen der ihm von seinem Laboratorium bzw. Bakteriologie-Institut zur Verfügung gestellten Kulturmedien. Zweckmäßigerweise werden die Kulturen direkt am Krankenbett angelegt; ist dies unmöglich, wird das Blut am besten in 2 cm³ 1%iger Liquoid-Lösung „Roche" aufgefangen und dann möglichst bald im Labaratorium verarbeitet. Wichtig ist, daß eine ausreichende Menge Blut entnommen (20—30 cm³) und in verschiedenen flüssigen und festen, aeroben und anaeroben Medien genügend lange bebrütet wird.

Die Erreger werden aus den endocardialen Sepsisherden intermittierend in die Blutbahn abgegeben. Sie verschwinden in relativ kurzer Zeit (1—2 Std) wieder aus dem Blut (59, 579). Deshalb müssen a priori stets mehrere Kulturen angelegt werden. Schon SCHOTTMÜLLER hat Schüttelfröste und Fieberanstieg als Symptom eines größeren Bakterieneinbruches in die Blutbahn angesehen und diesen Zeitpunkt als besonders geeignet für Blutkulturen bezeichnet. Tatsächlich fallen die Kulturen in einem höheren Prozentsatz positiv aus bei Entnahme des Blutes im Zeitpunkt deutlich erhöhter Körpertemperatur oder eines akuten Fieberanstieges unmittelbar nach einem Schüttelfrost. Die Kulturen sollen mit Subkulturen verarbeitet und genügend lange kontrolliert werden, im Minimum 10 Tage, nach anderer Ansicht aber bis 3 Wochen, besonders wenn der Patient schon anbehandelt war. Der Zusatz von Inhibitoren, nämlich Paraaminobenzoesäure, Penicillase oder Magnesiumsulfat zum Nährmilieu bei mit Sulfonamiden, Penicillin oder Tetracyclinen anbehandelten Kranken ist empfohlen worden, hat sich aber nicht zu einem allgemein geübten Verfahren durchgesetzt (162). In solchen Fällen ist es zweckmäßiger, jede Bchandlung für 2—3 Tage zu stoppen und dann den Erregernachweis anzustreben.

Tabelle 6. *Verteilung der 128 positiven Erregernachweise auf die dazu notwendigen Blutkulturen*

1. Blutkultur positiv	104	(81%)
2. Blutkultur positiv	14	(11%)
3. Blutkultur positiv	7	(5%)
4. Blutkultur positiv	1	(1%)
5. Blutkultur positiv	2	(2%)

Die Zahl der Kolonien in den Blutkulturen kann sehr variieren; eine Korrelation zwischen Zahl der Kolonien und Krankheitsverlauf besteht nicht (332).

Es erscheint naheliegend, daß sich mit einer größeren Zahl von Blutkulturen die Ausbeute an positiven Ergebnissen erhöht. Wir konnten dies bei der Überprüfung unserer Ergebnisse (Tabelle 6) bestätigen, indem nur in 81% der Fälle die erste Blutkultur positiv ausfiel. Bei den restlichen 20% waren mehrere Kulturen nötig. Es ist aber bemerkenswert, daß immerhin vier Fünftel der positiven Erregernachweise schon in der ersten Kultur herauskamen und daß nur noch relativ wenige Fälle durch eine größere Anzahl von Kulturen zusätzlich erfaßt werden konnten. Auch BELLI und WAISBREN (36) kamen zu ähnlichen Ergebnissen, indem 52 ihrer 82 Fälle schon in der ersten Kultur positiv waren und nur noch 6mal ein positiver Nachweis mit mehr als 5 Kulturen erreicht wurde. Für die Klinik kann daraus gefolgert werden, daß im allgemeinen 5 Blutkulturen genügen, da die Chance eines positiven Resultates nach 5 negativen Kulturen als sehr klein zu veranschlagen ist. Mit anderen Worten: *Bei begründetem Verdacht und in dringlichen Situationen kann und soll mit der antibiotischen Behandlung begonnen werden, selbst wenn die ersten 5 Blutkulturen negativ ausgefallen sind.*

Anderseits müssen wir bemerken, daß bei unseren 45 abakteriämischen Fällen 14mal (31%) nur eine, 13mal (29%) nur 2 und in 9 Fällen (20%) 3 Kulturen angelegt worden sind. 9 Fälle (20%) blieben trotz 4—18 Kulturen ohne Erregernachweis. Strenggenommen sind nur diese 9 Fälle als abakteriämisch zu bezeichnen, da bei Kranken, bei denen nur eine kleine Zahl von Bakterien im Blutstrom kreist, die Wahrscheinlichkeit eines positiven Erregernachweises mit weniger als 5 Blutentnahmen gering ist.

In der Klinik ist oft weniger die zu kleine Zahl der Blutkulturen als die Tatsache, daß viele Patienten schon vor Anlegung der ersten Blutkultur mit Antibiotica und Sulfonamiden anbehandelt sind, für das negative Ergebnis verantwortlich. Bei den 124 Patienten mit positivem Erregernachweis waren 70 (57%) nicht vorbehandelt, 49 (39%) hatten bereits antimikrobielle Behandlung erhalten; von 5 Patienten (4%) war nicht bekannt, ob sie anbehandelt waren oder nicht. 32 (71%) der 45 Patienten mit negativen Blutkulturen hatten bereits Antibiotica bekommen, und nur 9mal (20%) blieb die Kultur bei Nichtanbehandelten steril. Bei 4 Patienten (9%) war die Entscheidung, ob anbehandelt oder nicht, wiederum nicht möglich. Schon kleine Mengen von Antibiotica, welche zu Beginn der als solchen noch nicht erkannten Endocarditis lenta vom erstuntersuchenden Arzte verabreicht werden, können vorübergehend den Blutstrom sterilisieren und das Fieber senken, womit das Bild verschleiert und die bakterielle Diagnose unter Umständen in Frage gestellt wird.

Verschiedene Autoren haben versucht, den Prozentsatz der positiven Blutkulturen zu erhöhen durch *Kulturen aus arteriellem Blut* (33, 360, 395 u. a.). Im eigenen Beobachtungsgut wurden 13mal arterielle Blutkulturen angelegt, ohne daß eine Mehrausbeute an positiven Ergebnissen erzielt werden konnte. Die arterielle Blutkultur war nie positiv bei negativen venösen Kulturen (4 Fälle), 4mal positiv bei ebenfalls positiven venösen Kulturen, aber 1mal negativ bei positivem Keimnachweis aus venösem Blut und 4mal negativ bei ebenfalls negativen venösen Kulturen. Andere Autoren (59, 162, 191, 360) kommen zur gleichen Schlußfolgerung. Die Verwendung von Capillarblut (aus dem Nagelfalz) ist ebenfalls empfohlen worden (446); ebenso sind *Sternalmarkkulturen* vorgeschlagen worden (25, 54, 360 u. a.). In unserer beschränkten Erfahrung (4 Sternalmarkkulturen bei 3 Kranken) verfügen wir tatsächlich über einen Fall, bei dem nach 2 negativen venösen Kulturen im Sternalpunktat der Enterokokken-Nachweis gelang. In je einem anderen Fall erwiesen sich Kulturen aus der Cubitalvene und aus dem Sternalmark gleichzeitig positiv bzw. negativ.

Die Zuverlässigkeit dieser Methode ist allerdings bestritten worden (332), weil anhämolytische Streptokokken in vielen Geweben und so auch im Knochenmark nachweisbar seien, entweder weil sie dort über längere Zeit ohne pathogenetische Bedeutung liegenbleiben (was immerhin fraglich erscheint) oder daselbst abgefangene Streptokokken einer sonst belanglosen, flüchtigen Bakteriämie und nicht unbedingt einer bakteriellen Endocarditis zugehörig zu sein brauchen. Es ist bekannt, daß in der Blutbahn experimentell injizierte Viridans-Streptokokken sehr rasch aus dem Blut verschwinden, dagegen in den an reticuloendothelialem System reichen Organen (Leber, Milz, Knochenmark, Lymphknoten) tagelang als lebensfähige Keime persistieren (59, 402).

GERMER (191) erwähnt die Leber als Entnahmeort, äußert sich selbst darüber aber zurückhaltend. Wir verfügen über einen Fall, bei dem die Kultur aus dem Milzpunktat positiv ausfiel. 10 venöse, 2 arterielle und 2 Sternalmark-Kulturen waren negativ, während aus dem Milzpunktat anhämolytische Streptokokken gezüchtet werden konnten. Die Diagnose wurde später durch die Autopsie bestätigt. Da die an reticuloendothelialen Elementen reiche Milz sicher die im Blut kreisenden Keime in besonderem Maße abzufangen vermag, scheint es nicht ausgeschlossen, daß durch die Milzpunktion tatsächlich die Möglichkeit des positiven Erregernachweises erhöht werden könnte. Als Routinemethode kommt sie aber noch weniger in Frage als die Leberpunktion.

Oft wird versucht, *bei negativen Blutkulturen aus anderen Körperabschnitten* (vor allem aus dem Urin) *Keime zu züchten*, um indirekt Anhaltspunkte für die Ursache der Krankheit zu gewinnen. Im allgemeinen ist die Ausbeute aber gering.

Wir verfügen über das Ergebnis von *43 Urinkulturen* bei 32 Patienten; 19mal war die Kultur negativ oder irrelevant (Kontamination usw.). Nur in 2 Fällen von Enterokokken-Endocarditis (positive Blutkultur) war auch die Urinkultur auf Enterokokken positiv, und nur bei einer Proteus-Endocarditis (Autopsie) nach Prostataresektion fanden sich Proteus-Bacillen auch im Urin. Es ist sicher kein Zufall, daß nur gerade Enterokokken und Proteus in Urinkulturen gezüchtet werden konnten. Wahrscheinlich war hier das Urogenitalsystem Eintrittspforte der Infektion.

BEESON u. Mitarb. (33) haben die Verteilung der Bakterien genau studiert durch Blutentnahmen in kurzen Intervallen (bis zu 20 Entnahmen in 1 Std) aus der Arteria femoralis, Vena femoralis, Vena cubitalis und mittels Katheter aus der Vena cava, Vena renalis, Vena hepatica und dem rechten Vorhof. Die Keimzahlen in der Arteria femoralis und Vena cubitalis waren ungefähr identisch und über

1—2 Std konstant, in den Beinvenen aber markant niedriger. Die Autoren erklären diese Unterschiede durch Drainage von an reticuloendothelialen Elementen armen Geweben durch die Armvenen und von relativ viel Knochenmark, tiefer gelegener Muskeln usw. durch die Beinvenen. Am stärksten waren die Keime reduziert in der Lebervene, welche in ihrem reticuloendothelialen Anteil die Großzahl der Erreger abfiltriert. Der Keimgehalt der Nierenvene entsprach hingegen demjenigen der Arteria femoralis, was den praktisch stets negativen Erregernachweis im Urin erklärt. Dieser negative Keimnachweis im Urin wurde auch dahin interpretiert, daß der sog. embolischen Herdnephritis weniger Keimembolien als endotheliitische Prozesse an den Glomerulusarteriolen bzw. Glomeruluscapillaren zugrunde liegen (191).

Erwähnenswert erscheint uns das Ergebnis der *Liquorkulturen* eines 56jährigen Mannes, der an unklaren encephalitischen Symptomen verbunden mit Fieber und anderen entzündlichen Erscheinungen erkrankt war, und bei welchem schließlich Streptococcus viridans in den Liquorkulturen wuchs (s. S. 84). Später bekam der Patient das typische Geräusch einer Aorteninsuffizienz; auch auf Grund der übrigen Befunde konnte schließlich kein Zweifel mehr aufkommen an der richtigen Diagnose. Da der Patient bereits massiv antibiotisch behandelt und die Diagnose erst in einem späten Stadium der Krankheit gestellt worden war, verzichtete man auf das Anlegen von Blutkulturen. Es darf aber angenommen werden, daß die aus dem Liquor kultivierten Streptokokken identisch waren mit den Erregern der Endocarditis. Bei allen anderen 9 Patienten (insgesamt 19 Liquorkulturen) war das Ergebnis negativ.

Unseres Wissens ist auch der Keimnachweis aus Excisionen typischer Hautläsionen der Lenta-Sepsis nie geglückt (59, 191, 332 u. a.).

Keimmobilisationen durch Injektion von Schwefelöl, Pyrifer, Pyrexal, Adrenalin usw. haben sich als nutzlos erwiesen und sind heute absolet.

Von den *Nebennierenrindensteroiden* ist bekannt, daß sie unter bestimmten Umständen eine latente Infektion zur akuten Exacerbation bringen können. Dieser Effekt ist vielleicht zur Provokation einer Bakterienausschwemmung nutzbar. In 2 eigenen Beobachtungen schien uns eine solche Wirkung zumindest nicht ausgeschlossen, so daß weitere Überprüfungen angezeigt sind.

Im 1. Falle waren die 1. und 2. Blutkultur negativ; die 3. Kultur nach Verabreichung von 25 E ACTH intramuskulär täglich an 3 aufeinander folgenden Tagen ergab anhämolytische Streptokokken. Im 2. Falle, bei welchem zu Beginn keine Bakterien gezüchtet werden konnten, kam es nach 10 Tagen Prednison-Therapie (30 mg per os täglich) zu einem deutlichen Anstieg der Temperatur und der Senkung; gleichzeitig waren die am 3. und 5. Tag angestellten Blutkulturen auf Streptococcus viridans positiv. In 2 anderen Fällen blieben die Blutkulturen allerdings trotz Prednison-Verabreichung negativ. 7mal wurde nach Abschluß der Behandlung bei initial positiven Blutkulturen ein negativer Provokationseffekt mit Prednison festgestellt.

Selbstverständlich ist bei der Durchführung einer Keimmobilisation mit Steroiden Vorsicht geboten; genaue Kontrollen des Verlaufs sind notwendig. Sie sind aber sicher zu verantworten, da mit den heute zur Verfügung stehenden Antibiotica wirksam eingegriffen werden kann.

Es ist aus den bisherigen Ausführungen hervorgegangen, daß der Nachweismöglichkeit der Erreger a priori gewisse Grenzen gesetzt sind.

Innerhalb dieser Grenzen muß bei bester Technik die Keimzüchtung mißlingen (sog. abakteriämische Fälle). Die Gründe hierfür werden später nochmals diskutiert (S. 23). Es kommen aber nicht nur sichere Fälle von subakuter bakterieller Endocarditis vor, ohne daß je ein Erreger nachgewiesen worden wäre, sondern auch das Umgekehrte, nämlich *positive Erregernachweise im Blut von Gesunden*. So sind in 5—8% transitorisch postive Blutkulturen, z. B. bei gesunden Exploranden oder bei Fällen von rheumatischer Endocarditis, beobachtet worden (59, 333, 561); entscheidend in solchen Fällen ist, daß sich das Ergebnis nicht reproduzieren und nicht in Relation zu entsprechenden klinischen Befunden bringen läßt. Im Zweifelsfalle wird der Arzt aber die gerade im Frühstadium hochwirksame Penicillinbehandlung nicht hinausschieben, bis sich das heute in der Klinik ohnehin nur noch selten beobachtete Vollbild mit wesentlich schlechterer Prognose entwickelt hat.

Der *Erregernachweis post mortem* kann eventuell nachträglich die klinische Diagnose einer Endocarditis lenta mit negativen Blutkulturen sichern. Autopsiekulturen sind aber mit Vorsicht zu werten, da die Fehlerquellen hier (im Gegensatz zu den in vivo-Verhältnissen) eher zu häufig positive Resultate bedingen. LIBMAN und FRIEDBERG (332) lehnen deshalb den kulturellen Keimnachweis aus der Herzklappe überhaupt ab und verlangen, daß die Bakterien im histologischen Schnitt festgestellt werden. In der Tat können — infolge agonaler Bakteriämie aus den bei jedem Menschen vorhandenen Keimreservoirs im Darm und in der Mundhöhle oder infolge Kontamination — nicht selten Erreger, die als fakultativ pathogene Saprophyten (z. B. Coli, Proteus, Enterokokken) bekannt sind, aber auch Staphylokokken usw. gezüchtet werden. Solche Befunde wie auch das Auffinden von Keimen, die nur sehr selten oder gar nicht als Ursache einer Endocarditis bekannt sind, müssen kritisch bewertet werden. Wenn aber beim Autopsiebefund einer Endocarditis ulceropolyposa z. B. ein Streptococcus viridans oder der gleiche Erreger wie zu Lebzeiten gefunden wird, ist das Ergebnis der post mortem-Kultur natürlich signifikant.

Bei BÖHMIG und KLEIN (59) erwiesen sich von 18 ulceropolypösen Endocarditiden 9 autoptisch als steril; 3mal waren die von den Blutkulturen in vivo bekannten Keime nur in der Tiefe der Klappen vorhanden, in 3 Fällen wurde die Besiedlung der Klappen kulturell eindeutig bewiesen, 3 weitere positive Kulturergebnisse waren wegen fehlender Reinkulturen nicht verwertbar. In unserem Autopsie-Material standen nur in 7 Fällen brauchbare Kulturergebnisse aus dem Herzen zur Verfügung. 3mal waren die Kulturen in vivo und post mortem negativ bei eindeutigen klinischen und autoptischen Veränderungen. In 4 Fällen waren die Blutkulturen wiederholt steril, bei der Autopsie (typische Endocarditis ulceropolyposa) aber positiv auf Streptococcus viridans (2 Fälle), Streptococcus anhaemolyticus (1mal) und Staphylococcus aureus (1mal). In einem nicht sicher verwertbaren Fall (keine Blutkulturen wegen Fehldiagnose) wuchsen post mortem Enterokokken.

Wenn in unserem Beobachtungsgut von 172 Fällen zu den 124 Kranken (72%) mit positiven Blutkulturen noch diejenigen dazu gezählt werden, bei welchen der Erreger außerhalb des Blutstromes kulturell identifiziert wurde, nämlich im Milzpunktat (1mal), im Sternalmark (1mal), im Liquor (1mal) und bei der Sektion (5mal), *war der Erreger der subakuten bakteriellen Endocarditis gesamthaft in 132 Fällen, d. h. in 77%, bekannt. Ungewißheit über die Ätiologie bestand in 40 Fällen, d. h. in 23%*.

III. Resistenzprobleme

Wir haben bereits ausdrücklich die Bedeutung der Keim-Identifizierung für die ätiologische Diagnose und zielgerichtete Therapie betont. Die Untersuchung der Empfindlichkeit oder der Resistenz der isolierten Erreger gegenüber den verfügbaren Antibiotica *(Antibiogramm)* gestattet darüber hinaus eine spezifische Anpassung der Therapie an den Einzelfall. Die Konsequenzen, die sich aus den Ergebnissen der Resistenzprüfungen für die Behandlung selbst ergeben, sind im Therapie-Kapitel (S. 104ff.) besprochen. Hier seien lediglich die allgemeinen Gesichtspunkte des Resistenzproblems kurz diskutiert.

Die einzelnen Antibiotica wirken im allgemeinen auf bestimmte Erregergruppen, während sie gegenüber anderen ohne Effekt bleiben. Diese *primäre Resistenz* entspricht dem bekannten Wirkungsspektrum der einzelnen Antibiotica; sie ist ein konstantes, vererbtes Merkmal. Allerdings können — auch ohne daß vorher Antibiotica gegeben werden, d. h. spontan — innerhalb der als primär empfindlich bekannten Erregergruppen resistente Stämme (primär resistente Variante einer an sich empfindlichen Erregergruppe, Spontanmutanten) vorkommen. Im Gegensatz zur primären Resistenz kann sich (unter Antibiotica-Einwirkung) eine sekundäre oder *„erworbene"* Resistenz entwickeln. Diese Resistenzsteigerung hängt unter anderem stark vom Antibioticum ab (Streptomycin verursacht z. B. eine schnellere und stärkere Resistenzentwicklung als Penicillin usw.). *„Gekreuzte"* Resistenz kennzeichnet das identische Verhalten der Erreger in bezug auf Empfindlichkeit gegenüber Antibiotica mit verwandter Strukturformel und Wirkungsweise. Beispiele hierfür sind die Tetracycline (Aureomycin, Terramycin, Achromycin usw.), gegenüber welchen alle Erreger gewöhnlich die gleiche Empfindlichkeit haben.

Die erworbene Resistenz ist wohl pathogenetisch uneinheitlich und war bzw. ist heute noch vielen Diskussionen unterworfen. Die sog. Adaptationstheorie basiert auf der Annahme einer Gewöhnung des Stoffwechsels usw. der Bakterien an das Antibioticum in Funktion der Dauer und der Intensität seiner Einwirkung; diese Erklärung trifft wahrscheinlich nur bei einer Minderheit zu. Die Mutationstheorie erklärt die Resistenzentwicklung auf genetischer Grundlage. Die Selektionstheorie, der heute die größte Bedeutung zuerkannt wird, basiert auf der oben erwähnten Tatsache, daß ein Bakterienstamm stets einer heterogenen Keimpopulation mit primär resistenten Varianten eines an sich empfindlichen Erregers entspricht. Durch die Antibiotica werden die sensiblen Keime vernichtet, die resistenten dagegen überleben und erhalten schließlich die Oberhand. Eine Kombination von Selektion und Mutation ist wohl in vielen Fällen vorhanden.

Die *Resistenzbestimmung* gegenüber Antibiotica kann in verschiedener Weise durchgeführt werden.

Bei der *Reihenverdünnungsmethode* („Röhrchentest"), welche theoretisch das beste Verfahren ist, werden Standard-Verdünnungsreihen bekannter, abgestufter Konzentrationen der zu testenden Antibiotica (am wichtigsten ist stets das Penicillin) in quantitativ abgefüllte, flüssige Nährmedien gebracht, und zwar in 2 Reihen, so daß sowohl beim Teststamm als auch bei den zu prüfenden Keimen die niedrigste, das Wachstum der Bakterien (Trübung) gerade noch hemmende Antibiotica-Konzentration (z. B. 0,1 E Penicillin/cm³) ermittelt werden kann. Das Verfahren orientiert auch über die *bactericid* wirkenden Konzentrationen, wenn die Kulturen, welche kein Wachstum mehr gezeigt haben, nach einer gewissen Zeit (zur Ermöglichung erneuten Bakterienwachstums) ein zweites Mal in frischen Medien ausgesetzt werden. In den Teströhrchen, in denen die Antibiotica-Konzentration bactericid war, bleibt die Kultur steril (172, 257).

Beim *Plattentest* werden die zu untersuchenden Keime zusammen mit einem bekannten Teststamm auf quantitativ abgemessene Nährböden mit verschiedenen Antibiotica-Konzentrationen pro Milliliter ausgestrichen und kontrolliert, welche kleinste Antibiotica-Menge das Wachstum der Erreger gerade noch vollständig unterdrückt. Dabei können — wie beim Röhrchentest — die gerade noch wirksamen Einheiten bzw. γ Antibiotica pro Kubikzentimeter selbst zur Bezeichnung des Empfindlichkeitsgrades angegeben werden. In der Klinik hat sich die Gewohnheit durchgesetzt, den Grad der Empfindlichkeit in einem Prädikat auszudrücken, z. B. für anhämolytische Streptokokken: Empfindlichkeit sehr gut (weniger als 0,1 E Penicillin pro cm³), gut, mäßig gut (0,1—1,0 E pro cm³), sehr schwach (1—3 E pro cm³), resistent (3—10 oder mehr E pro cm³).

Bei der technisch einfacheren und besonders in Europa beliebten *Diffusionsmethode* beurteilt man die Empfindlichkeit der Keime auf Grund der bakterienfreien Höfe, welche Antibiotica-Lösungen oder verschiedene Konzentrationen einer Antibiotica-Lösung nach bestimmter Bebrütungszeit durch Diffusion auf mit den zu testenden Keimen gleichmäßig beimpften Nährböden (Agarplatte) hinterlassen. Nach der Art, wie man die Antibiotica-Lösung auf den Nährboden bringt, unterscheidet man verschiedene Methoden (Papierplättchen-, Tablettenmethode usw.). Diese Methode ist für den Sonderfall der Endocarditis mit erheblichen Nachteilen behaftet. Der bactericide Effekt wird nicht erfaßt; die Möglichkeit, ob z. B. schwach empfindliche Enterokokken durch sehr hohe Dosen von Penicillin doch noch abgetötet werden (was bei der praktischen Behandlung tatsächlich der Fall ist), kann kaum nachgeprüft werden; die nur bakteriostatischen Antibiotica schneiden im Verhältnis zu den bacericiden zu gut ab, indem sie wohl einen Hemmhof produzieren, die Bakterien aber persistieren usw.

Wichtiger als die Wirkmenge des Antibioticums pro Kubikzentimeter Nährmedium in vitro wäre eigentlich, die beim Patienten *im Serum erreichte Antibiotica-Konzentration* (z. B. Serum-Penicillin-Spiegel) oder den *bacericiden Effekt des Serums* zu kennen. Derartige Methoden sind bekannt und für den Sonderfall der subakuten bakteriellen Endocarditiden auch empfohlen worden (172, 184, 257, 411a). Die Serumspiegelbestimmung des Antibioticums liefert den klinisch sehr wertvollen Anhalt, ob die zur Vernichtung der gezüchteten und getesteten Erreger notwendigen Konzentrationen im Blut tatsächlich erreicht werden. Da bei der bakteriellen Endocarditis die Voraussetzungen zur vollständigen und ubiquitären (Klappenpolypen!) Vernichtung der Erreger relativ ungünstig sind, wird ein 5- bis 10mal (172) oder gar 20mal (255, 321) höherer Serumspiegel gefordert als die in vitro zur vollständigen Unterdrückung des Bakterienwachstums benötigte Minimalkonzentration.

Die *Viridans-Streptokokken* (α-Hämolyse) sind fast durchweg sehr gut empfindlich auf Penicillin (40, 59, 112, 172, 185, 191, 265, 268, 335, 349, 373, 483 u. a.). Dabei haben sich die Resistenzverhältnisse seit der ersten Anwendung des Penicillins bis heute nicht signifikant verändert (40). Sehr gute bis gute, wenn auch geringere Empfindlichkeit besteht im allgemeinen auch gegenüber Streptomycin und gegenüber den sog. Breitspektrum-Antibiotica. Für die Therapie ist diese in vitro-Sensibilität gegenüber den Breitspektrum-Antibiotica aber nicht zu überwerten, da mit Penicillin bzw. Penicillin-Streptomycin in der Klinik weitaus die besten Behandlungsergebnisse erzielt werden können. Bei gleicher Sensibilität erweist sich das Penicillin immer überlegen. Die anhämolytischen Streptokokken (γ-Hämolyse) verhalten sich sehr ähnlich und sind in der Regel gegenüber Penicillin und den erwähnten Antibiotica ebenfalls sehr gut bis gut empfindlich; Resistenzentwicklung ist ebenfalls selten.

Die *Enterokokken* (D-Streptokokken) sind deutlich resistenter. Ihre Hemmungskonzentration liegt praktisch immer höher als 1 E/cm³ und kann ansteigen bis zu 25 E/cm³ und mehr (169, 185, 187, 268, 335 u. a.). Sie sind praktisch als penicillinunempfindlich zu bezeichnen. Gegenüber Streptomycin liegen die Verhältnisse nicht günstiger. In der Klinik können aber die Enterokokken-Endocarditiden mit sehr hohen Dosen von Penicillin-Streptomycin kombiniert — wenn auch nicht in einem so hohen Anteil wie bei den Viridans-Streptokokken — dennoch einer Heilung zugeführt werden (S. 124).

Staphylokokken gehören primär ins Wirkungsspektrum des Penicillins und reagieren bei erhaltener Empfindlichkeit weitaus am besten auf Penicillin (weniger als 1 E/cm³ Penicillin: empfindlich). Bekanntlich haben sich hier die Verhältnisse in gefährlicher Weise geändert: Heute sind z. B. in den Vereinigten Staaten bis zu 70% (520), in der Schweiz bis zu 66% (67) der in den Spitälern isolierten Staphylokokken penicillinresistent (mehr als 1 E/cm³ Penicillin: resistent; Penicillinase-Bildner). Deshalb kommt der Resistenzbestimmung in der Staphylokokkenpathologie primordiale Bedeutung zu.

Die bei subakuter bakterieller Endocarditis seltenen Pneumokokken, hämolytischen Streptokokken, Meningokokken, Gonokokken usw. sind sehr gut empfindlich bzw. nie resistent auf Penicillin. Resistenzbestimmungen sind deshalb bei diesen Keimen, deren Sensibilität gegenüber Penicillin konstant ist, nicht so wichtig.

Bei den gramnegativen Bakterien (Pyocyaneus, Proteus, Klebsiellen usw.) oder den anderen seltenen Erregern (Brucellen usw.) findet sich im allgemeinen ebenfalls die den bekannten Wirkungsspektren der Antibiotica entsprechende Empfindlichkeit. Da aber die klinische Erfahrung für diese Fälle relativ klein ist und auch hier gewisse Änderungen der Resistenzverhältnisse bekanntgeworden sind, müssen stets Resistenzbestimmungen durchgeführt werden.

Resistenzsteigerungen im Verlaufe einer antibiotischen Therapie sind bei der Viridans-Endocarditis wohl vereinzelt beschrieben worden (85, 253, 323, 407); sie bewegen sich aber in engen Grenzen und sind sehr selten verglichen mit den Enterokokken und Staphylokokken.

Leider verfügen wir in unserem Beobachtungsgut, welches retrospektiv und bis auf 1947 zurück gesammelt worden ist, nicht über Resistenzbestimmung in jedem Falle. Von Interesse scheint uns aber, daß in allen unseren mit der Diffusionsmethode getesteten Endocarditiden mit Viridans-Streptokokken (45 Fälle) stets sehr gute bis gute Empfindlichkeit auf Penicillin und Tetracycline und in 38 der 45 Fälle auf Streptomycin gefunden worden ist. Von den anhämolytischen Streptokokken (γ-Hämolyse) gilt das gleiche für Penicillin und Breitspektrum-Antibiotica (21 Fälle). In 4 der 21 Fälle war die Empfindlichkeit gegenüber Streptomycin mäßig gut. Die 9 Resistenzbestimmungen von Enterokokken (ebenfalls nach der Diffusionsmethode) dagegen zeigen ein völlig verschiedenes Bild. 8mal bestand Resistenz gegenüber Penicillin, 5mal gegenüber Streptomycin, 6mal gegenüber Tetracyclinen. Mäßig gute Empfindlichkeit fanden wir 1mal gegenüber Penicillin, 3mal gegenüber Streptomycin und 2mal gegenüber Tetracyclinen. Nur in einem Falle waren die Enterokokken gut empfindlich gegenüber Streptomycin und Tetracyclinen bzw. Chloramphenicol.

IV. Abakteriämische Formen der Endocarditis lenta

In der Diskussion der Lenta-Ätiologie erheischen jene Fälle, bei welchen (trotz typischen klinischen und pathologischen Befunden) der Erregernachweis mißlingt, eine besondere Betrachtung. Wie erwähnt, kann trotz subtilster Technik und häufig wiederholten Kulturen ein Erreger aus Blut, Organen (vor allem Sternalmark) oder Autospiematerial nicht gezüchtet werden (eigenes Untersuchungsgut: Erreger unbekannt in total 23%).

Interessanterweise sind die abakteriämischen Formen in europäischen Statistiken wesentlich häufiger als in amerikanischen. Sie sind auch vorwiegend in Europa näher beschrieben worden. Nach den beiden Weltkriegen ist ihre Zahl sehr markant gestiegen, und zwar fast ausschließlich in den europäischen Kriegsländern des Kontinents, weniger in England, kaum oder gar nicht in Nordamerika, Schweden und in der Schweiz. SPANG und GABELE (516) haben dieser besonderen Verlaufsform der Kriegs- und Nachkriegsjahre die Bezeichnung „*Nachkriegs-Endocarditis*" (s. unten) gegeben. Es waren die abakteriämischen Formen, welche die absolute und relative Gesamtsteigerung der Lenta-Morbidität jener Jahre verursachten. Die Zahl der rheumatischen Endocarditiden blieb dagegen ungefähr konstant (382).

Auf Grund der klinischen und morphologischen Identität der abakteriämischen Fälle mit dem klassischen Krankheitsbild der Endocarditis lenta ist kein Zweifel möglich, daß es sich tatsächlich um die gleiche Krankheit, d. h. um eine echte Endocarditis lenta, gehandelt hat. Ihre Besonderheit war ein sehr torpider Verlauf; prinzipielle Unterschiede bestanden keine. Entsprechend der zahlenmäßigen Dominanz der anhämolytischen und vergrünenden Streptokokken bei den bakteriämischen Fällen müssen auch diese Endocarditiden mit negativen Blutkulturen ganz überwiegend durch diese Erreger verursacht worden sein, obschon sogar die Meinung geäußert wurde, daß die Nachkriegsendocarditis eine ätiologisch verschiedene (Virus?) (270, 546) Krankheit darstelle. Die Besonderheiten der sog. Nachkriegsendocarditis demonstrieren u. E. vor allem die quantitative und die qualitative Variationsbreite und den fließenden Charakter [SCHOEN (485b)] der Krankheit. Diese Fälle konnten übrigens — wenn auch in deutlich kleinerer Zahl — ebenfalls mit Penicillin geheilt werden.

Welches sind die Ursachen und Begleitumstände der abakteriämischen Verlaufsform? Wenn wir die bakterielle Ätiologie aller Lenta-Erkrankungen als gegeben betrachten, muß die Ursache hierfür in erster Linie bei der besonderen körperlichen Verfassung des jeweiligen Patienten gesucht werden.

LIBMAN (328, 329) hat 1912 als erster bei 18 von 82 Fällen ein sog. „bacteria-free stage", d. h. das Bild der abakteriämischen bzw. spontan abakteriämisch gewordenen Endocarditis, beschrieben. SCHOTTMÜLLER (487, auch 46) seinerseits betrachtete dagegen die Bakteriämie als obligat. Nach LIBMAN und FRIEDBERG (332) sind die Keime in diesen Fällen größtenteils vernichtet oder nur fakultativ in der Tiefe der vernarbten und verkalkten Klappen nachweisbar, die infektiösen Zeichen (Fieber, Leukocyten, Senkung usw.) gehen zurück, Anämie, Splenomegalie, Embolien und renale Schäden bis zur schweren Niereninsuffizienz hingegen persistieren. Es besteht also ein wesentlicher Unterschied zur Heilung [„recovery" und nicht „bacteria-free stage" (332)].

In gewissen Fällen vermag dieser Begriff des „bacteria-free stage" die abakteriämische Verlaufsform zu erklären, aber sicher nur in einer Minderheit, da ja auch nach LIBMAN (328, 329) diese Verlaufsform durchaus nicht identisch ist mit Spontanheilung. Anämie, Splenomegalie usw. persistieren; die schlechte Fernprognose und Reaktivierungen, auch mit positiven Blutkulturen, sind ausdrücklich bejaht worden. Die abakteriämischen Stadien im Sinne LIBMANs müssen deshalb als vorübergehende, besonders günstige Phasen im Krankheitsablauf aufgefaßt werden. Die Abwehrreaktion des Körpers ist ausgesprochen gut, aber nicht genügend zur definitiven Überwindung der Krankheit, außer in ganz seltenen Ausnahmen. Ähnlich sind die Verhältnisse offenbar bei den sog. „mild cases" von LIBMAN und FRIEDBERG (332), d. h. bei klinisch von Anfang an „leichten" Fällen mit ausgesprochen günstiger Reaktionslage des Makroorganismus und/oder ausgesprochen benigner Infektion. Auch hier sollen die Kulturen meist negativ oder höchstens ganz zu Beginn positiv ausfallen.

Nach LIBMAN wurden die abakteriämischen Formen während vieler Jahre kaum mehr näher beachtet, bis der 2. Weltkrieg eine sehr starke Zunahme dieser Fälle brachte. Die abakteriämische Endocarditis lenta war in den Nachkriegsjahren eine ausgesprochen häufige und eindrückliche Krankheit und stellte wegen ihrer nosologischen Stellung, ihrer besonderen Symptomatik und großen Therapieresistenz vor allem die deutschen Kliniker vor schwierige Probleme. Die Häufigkeit variierte in den Kriegsländern des Kontinents, z. B. in Deutschland zwischen 50—80%, in England zwischen 10—20% (63, 85). Besondere klinische Merkmale dieser Fälle (14, 76, 131, 136, 157, 190, 191, 270, 285, 299, 382, 420, 485, 515, 516, 538, 546, 555 u. a.) waren ein oligosymtomatischer, sehr protahierter (Monate bis Jahre), ausgesprochen torpider, häufig afebriler oder höchstens subfebriler Verlauf, eine starke Bevorzugung der Aortenlokalisation und eine meist von Anfang an bestehende Kreislaufinsuffizienz. In der großen Mehrzahl der Fälle war die Anamnese bezüglich rheumatischer Klappenfehler stumm; dagegen wurden oft andere infektiöse Vorkrankheiten, Hungerschäden und nicht selten Stecksplitter, meist in der Muskulatur, angegeben. Der Milztumor war in der Regel auffallend groß, die Neigung zu Nierenkomplikationen und Urämie stark. Die Häufigkeit der diffusen Glomerulonephritiden (236, 270, 387 u. a.), die ausgeprägten Serumeiweißveränderungen mit stets erheblich beschleunigter Blutsenkungsreaktion und starker Hypergammaglobulinämie (131, 135, 516, 546 u. a.) wurden hervorgehoben. Therapieresistenz und schlechte Prognose waren typisch. Allerdings muß betont werden, daß in jenen Jahren die Erfahrung mit der antibiotischen Behandlung noch relativ klein und sehr hohe Penicillindosen, wie sie heute bei schweren Infektionen angewendet werden, entweder nicht zur Verfügung standen oder in ihrer günstigen Wirkung noch zu wenig bekannt waren. Pathologisch-anatomisch konnten morphologische Verschiedenheiten der mit negativem Erregernachweis verbundenen Lenta-Fälle nicht gefunden werden (237).

Da nicht angenommen werden kann, daß die Erreger ihre Eigenschaften an ganz bestimmten Stellen der Erde plötzlich ändern und da die sog. Nachkriegsendocarditis klinisch allgemein mit einer Dämpfung der septischen und infektiösen Symptome einherging, wurden eine relative Immunität und eine besondere Reaktionslage als Ursache der Abakteriämie und der torpiden Verlaufsform postuliert. Der Körper würde gewissermaßen die Spontanheilung immer wieder anstreben, aber doch nie ganz erreichen; eine hypothetische Erklärung, wenn man bedenkt, daß diese mildere Symptomatologie gerade jene Fälle kennzeichnet, deren Auftreten doch wohl zu Recht mit einer Reduktion des Abwehrpotentials der Bevölkerung und besonders der Kriegsteilnehmer unter den Kriegs- und Nachkriegseinflüssen (Unterernährung, Eiweißmangel, gehäufte Infekte, allgemeine Resistenzminderung, chronische Stress-Situationen usw.) in Zusammenhang gebracht worden ist. BINGOLD (45) überbrückte diesen Widerspruch damit, daß die Krankheit gewissermaßen in einer Phase stark geschwächter Resistenz begonnen, durch die Erholung der allgemeinen Abwehrlage in den allmählich gebesserten Verhältnissen der Nachkriegsjahre schließlich zu einer stabileren Gleichgewichtslage zwischen Infektion und Abwehr, zum abakteriämischen Syndrom mit relativ guter, aber doch nicht ausreichender Reaktion an den Klappenherden geführt hätte. Wenn auch die Morbiditätssteigerung in direktem Zusammenhange mit dem Kriege höchst eindrücklich war, läßt u. E. die Erklärung der sog. Nachkriegsendocarditis mit einer besonderen Immunitätslage eine Reihe von Fragen offen. Manche Relationen wie auch die spezifischen Ursachen jener Nachkriegswelle abakteriämischer Lenta-Erkrankungen scheinen uns auch heute im einzelnen nicht geklärt. Dies steht natürlich nicht in Widerspruch zur Annahme, daß tatsächlich die oben erwähnten Kriegseinflüsse für die Häufung wie auch für die schlechtere Prognose verantwortlich waren. Seit etwa 5 Jahren sind diese besonderen Verlaufsformen nicht mehr beobachtet worden.

Im Einzelfalle ist die Erklärung für den fehlenden Erregernachweis aus naheliegenden Gründen oft nicht sicher zu erbringen. Selbstverständlich gilt — wie für jede andere Krankheit — auch für die subakute bakterielle Endocarditis, daß irgendein Symptom in einem bestimmten Prozentsatz der Fälle fehlen oder nicht erfaßt werden kann. Diese „normale" Variabilität betrifft sicher nicht zufällig auch die Bakteriämie. Das kulturelle Wachstum der Viridans-Streptokokken ist langsam und zart, ihr Adaptationsvermögen gering und ihre Anpassungszeit lange. Die Erreger kreisen unregelmäßig, diskontinierlich und in wechselnder Zahl im Blut; entsprechend ihrer geringen Virulenz werden sie rasch und vollständig in den reticulohistiocytären Filtern abgefangen.

Über diese keimbiologischen Besonderheiten und speziellen Voraussetzungen des Keimnachweises hinaus muß aber die abakteriämische Verlaufsform auch in direkten Zusammenhang mit der im nächsten Kapitel näher besprochenen Pathogenese der subakuten bakteriellen Endocarditis gebracht werden. Diese ist eng verknüpft mit der Virulenz der Erreger und der Verfassung des Makroorganismus, die 3 verschiedenen Allergielagen entsprechen kann (8, 191, 485a): Die erste nähert sich mehr dem rheumatischen Typus, die zweite korreliert mit dem klassischen Lenta-Bild, die dritte gehört zur negativ allergischen Phase der akuten, ulcerösen bakteriellen Endocarditis. Bei der *Endocarditis lenta mit rheumatischem Einschlag* (GERMER), d. h. mit starker Hyperergie, mißlingt der Erregernachweis tatsächlich häufig bzw. häufiger [(191, 479) s. auch S. 98]. Wir müssen aber auf Grund der Durchsicht unseres Krankengutes unter dem Gesichtspunkte einer Zuteilung der subakuten bakteriellen Endocarditiden zu einem klassischen Typ und zu einer Verlaufsform mit rheumatischem Einschlag festhalten, daß es relativ zahlreiche abakteriämische Fälle gibt ohne Anhaltspunkte für eine hyperergisch-rheumatische Reaktionslage und umgekehrt. Auch ist wegen vieler Überschneidungen und Interferenzen diese Zweiteilung oft nur willkürlich möglich.

So bleiben auch hier noch viele Fragen unbeantwortet. Und seit jeher ist bekannt, daß die Menge der Bakterien lange nicht immer der Schwere der Krankheit, welche ja weniger durch die Pathogenität der Erreger als durch ihre kardiale Lokalisation bestimmt wird, entspricht. Es entzieht sich auch unseren heutigen Kenntnissen, wie weit neben direkter bakterieller Wirkung auch humorale und immunpathologische Mechanismen am ganzen Krankheitsbild und besonders an der abakteriämischen Verlaufsform beteiligt sind.

F. Pathogenese
I. Herkunft der Erreger
(Bedeutung der endogenen Keimreservoire, Vorkrankheiten und Fokalinfektionen)

Definitionsgemäß ist die subakute bakterielle Endocarditis an einen Keimeinbruch in die Blutbahn, welcher konsekutiv zur bakteriellen Besiedlung der Herzklappen führt, gebunden. Ort und Zeitpunkt dieses Zeiteinbruches sind (im Gegensatz zur akuten Sepsis) gewöhnlich nicht oder nur unsicher zu bestimmen.

Als endogene Keimreservoire (59) der in etwa 90% nachweisbaren anhämolytischen Streptokokken sind die (normalerweise von diesen Keimen besiedelte) Mund- und Rachenschleimhaut und klinisch gewöhnlich unauffällige Infektionsherde bekannt. Aus naheliegenden Gründen ist im Einzelfalle der pathogenetische Relationsbeweis selten zu erbringen. Diese „Keimreservoire" können selbstverständlich auch bei Gesunden als rein saprophytäre Schleimhautbesiedlungen gefunden werden. Ebenso lassen sich bei Gesunden nicht selten blande Fokalinfektionen nachweisen. Aus diesen Gründen ist wohl bei uns den vor allem im angloamerikanischen Schrifttum stark betonten und dort allgemein anerkannten Zusammenhängen der subakuten bakteriellen Endocarditis

mit der normalen Keimbesiedlung der Mundhöhle, des Rachens, des
Darmes usw. solange mit so großer Skepsis begegnet worden, und dies
selbst in einer Zeit, in welcher die Bedeutung der Fokalinfektion für
manche andere interne Erkrankungen eher überschätzt worden ist.
Heute kann dieser Zusammenhang nicht mehr abgelehnt werden, haben
doch sowohl bakteriologische Befunde als auch klinische Erfahrungen
die pathogenetische Bedeutung der endogenen Keimreservoire in Mund,
Rachen, Darm usw. und der in einem erheblichen Prozentsatz der Endocarditis-Patienten gefundenen Fokalinfektionen definitiv bewiesen.

a) Die endogenen Keimreservoire

Schon lange ist das Vorkommen der vergrünenden Streptokokken in
der Mundhöhle, in den Tonsillen, in Zahnwurzelgranulomen und Zahnwurzelkanälen bekannt. Die Viridans-Gruppe ist im Vergleich zu den
übrigen serologisch abgrenzbaren Streptokokken, [z. B. Gruppe A-
Streptokokken in etwa 10% (458)], in der Mundhöhle zahlenmäßig die
wichtigste.

Mit Typisierungsmethoden konnten SEELEMANN u. Mitarb. (441 bis
443, 492, 492a) in der *Mundhöhle* alle 5 von ihnen aufgestellten biochemischen Viridans-Typen, stark vorherrschend aber die Salivariusgruppe,
seltener Enterokokken, nachweisen. SHERMAN u. Mitarb. (504a) haben
unter 331 aus dem Rachen gezüchteten Keimen 184 Salivariusstämme
(„im engeren Sinne") und 147mal sog. Mitisstämme (heterogene Stämme)
isoliert. Auch nach SOLOWEY (514) und SELBIE u. Mitarb. (497) stimmt
die Typenhäufigkeit der Rachen- und Lenta-Flora überein. Dagegen
ist merkwürdigerweise der bei der Endocarditis lenta von WHITE und
Mitarb. (401) serologisch abgegrenzte Streptococcus s.b.e., der auch
von anderen Autoren (165, 350, 483) in relativ hoher Frequenz (bis
zu 40%) nachgewiesen worden ist, aus dem Rachen von Gesunden nur
sehr selten gezüchtet worden (401, 483). Auch in den *Zahnwurzelkanälen,
apikalen osteomyelitischen Herden* und an den *Tonsillen* überwiegen nach
RABL und SEELEMANN (441—443) die Salivariusstämme, wobei wie in
den Blutkulturen bei Endocarditis lenta vor allem die biochemischen
Typen II und IV angetroffen werden. Auch die Enterokokken, deren
physiologischer Standort vorwiegend der Darm ist, kommen im Rachen
und in Zahnherden vor (441—443).

Bakteriologisch (mengen- und typenmäßiges Vorkommen) ist demnach die weitgehende Kongruenz zwischen Rachen- bzw. Mundhöhlen-
flora einerseits und Erreger der subakuten bakteriellen Endocarditis
anderseits erwiesen (59, 154, 436, 451, 451a, 492, 492a, 497, 514).

Neben Rachen und Mundhöhle interessiert vor allem der *Darm* als
Keimreservoir der Enterokokken, wobei die Unterart Streptococcus
glycerinaceus zahlenmäßig dominiert (441); aber auch Salivarius-

Streptokokken sind daselbst nicht selten. Darmtrakt, Gallen-, Harnwege und Genitale spielen als endogenes Keimreservoir für den Bakterieneinbruch in die Blutbahn eine geringere Rolle als Mund und Rachen.

Die seltenen, nicht zu den Streptokokken gehörigen Erreger der subakuten bakteriellen Endocarditis stammen gewöhnlich aus endogenen Herden oder exogenen Infektionen, die leichter eruiert werden können (Beispiele: Staphylokokken, Gonokokken, Pneumokokken usw.). Zu erwähnen ist aber, daß Pneumokokken auch in 7—16% der Zahnherde gefunden worden sind (53, 393).

b) Bedingungen des Keimeinbruches in die Blutbahn

Da der exakte Beginn der Endocarditis und das Ereignis des Keimeinbruches in den Blutstrom gewöhnlich nicht näher faßbar sind, besteht im Einzelfall meist Unsicherheit über die Bedingungen, unter denen die Erreger den Blutstrom invadieren. In einem beachtlichen Prozentsatz treten Streptokokken transitorisch auch im Blut Gesunder und nicht septisch Erkrankter *spontan* auf, ohne daß hierfür ein Grund oder ein klinisches Korrelat vorliegt. Nach LICHTMAN und GROSS (333) fallen bei verschiedensten Krankheitsgruppen 5—8% der Blutkulturen auf Streptokokken positiv aus, nach WEIL (561) 8,5%, nach BÖHMIG und KLEIN (59) bei Krankenhauspatienten 4—8%, bei ambulanten Patienten nur 1—2%. Der genaue Vorgang dieses spontanen Keimeinbruches ist nicht bekannt.

Daß diese an großen Reihenuntersuchungen nachgewiesenen Streptokokken-Bakteriämien vorwiegend aus der Mundhöhle bzw. den oberen Luftwegen stammen, ergibt sich nicht nur aus dem „physiologischen" Standort dieser Keime in diesen Körperabschnitten, sondern auch aus den zahlreichen Berichten, wonach chirurgische Eingriffe in der Mundhöhle, im Rachen, Irritationen des Zahnfleisches, Zahnextraktionen usw. in einem erheblichen Anteil von Bakteriämie gefolgt sind, und daß in einer ebenfalls beachtlichen Zahl bei subakuter bakterieller Endocarditis anamnestisch Zahnextraktionen, Tonsillektomien usw. angegeben werden.

Zahlreiche Mitteilungen betonen die Bedeutung der *Zahnextraktionen*. Hervorzuheben sind vor allem die Arbeiten von OKELL und ELLIOTT (405), welche innerhalb der ersten 5 min nach Zahnextraktionen in 61% von 138 Patienten im Blut Erreger (Viridans-Streptokokken) fanden, von BURKET und BRUN (73), welche unter ähnlichen Voraussetzungen in 17% von 204 Untersuchungen positive Blutkulturen feststellten, und von PRESSMAN und BENDER (435) und ELLIOTT (152), die eine Bakteriämie sogar in 83% bzw. 86% der Zahnextraktionen nachgewiesen haben. Ähnliche Ergebnisse stammen von anderen Autoren

(144, 154, 242, 368, 414 u. a.). In allen Publikationen (59, 433, 435 u. a.) stehen die Viridans-Streptokokken an erster Stelle. Die Bakteriämie ist nur von kurzer Dauer; unmittelbar nach der Extraktion beträgt ihre Häufigkeit 83 (435) bzw. 34% (242), 10 min später 33 bzw. 22%.

Verschiedene Faktoren fördern das Auftreten einer Bakteriämie nach Zahnextraktionen. Schon OKELL und ELLIOTT (405) differenzierten ihre Fälle in solche mit normalem Zahnfleisch, leichter und schwerer Gingivitis und fanden hierfür verschiedene Prozentzahlen positiver Blutkulturen, nämlich 34, 70 und 75%. Bei den 110 Patienten mit stark eitriger Zahnfleischentzündung war schon vor der Extraktion die Blutkultur in 11% positiv im Gegensatz zu 0% bei denjenigen mit sauberen Gingiven. Daß die Alveolarpyorrhoe eine große Bedeutung hat, geht auch aus den Beobachtungen von ROUND u. Mitarb. (469) hervor, welche nur schon nach Kauen von Bonbons oder Paraffin in 20 bzw. 55% der Patienten mit Alveolarpyorrhoe eine Bakteriämie beobachteten. Auch allein durch experimentelle Auftragung von Bakteriensuspensionen (Prodigiosus) auf die Schleimhäute vor der Extraktion kommt es in bis 50% der Fälle zu positiven Blutkulturen (73, 368). Bedeutsam für Häufigkeit und Quantität der Bakterienstreuung ist ferner das Ausmaß des operativen Traumas (Zahl der gezogenen Zähne, Heftigkeit der Manipulation, Dauer der Operation usw.) (242, 368, 436). So war z. B. die Bakteriämie in 84% nach Extraktion von 2 oder mehr Zähnen, in besonderen Fällen, z. B. nach schwierigen und langdauernden Extraktionen, nach kieferchirurgischen Eingriffen usw. in 93% vorhanden (436). Auch die Art der Anaesthesie soll Häufigkeit und Massigkeit des Bakterieneinbruches beeinflussen. Adrenalinzusatz zum Lokalanaestheticum reduziert die Bakteriämie durch lokale Gefäßkonstriktion (155). Die Schleimhautinfiltration ist nur in 6,5%, die Leitungsanaesthesie in 15% von einer Bakteriämie gefolgt (73). Bei allgemeiner Narkose sind positive Blutkulturen am häufigsten (405)

Nach *Tonsillektomien* sind Bakteriämien ebenfalls in einem beachtlichen, mit den Zahnextraktionen verglichen aber kleineren Prozentsatz nachgewiesen worden, z. B. nach ELLIOTT (152) in 38%, nach RHOADS u. Mitarb. (451a) in 28% bei Anlegen der Blutkulturen unmittelbar postoperativ. Die Viridans-Streptokokken werden zahlenmäßig immer noch am häufigsten gefunden, der Anteil der hämolytischen Streptokokken (in erster Linie Gruppe A) ist aber deutlich höher als nach Zahnextraktionen (59, 211a u. a.).

Die Verhältnisse im *Intestinum* sind kaum erforscht. Genauere Kenntnis über die Bedingungen des Keimausbruches in das Blut (Portalsystem oder Lymphbahnen unter Umgehung des Leberfilters?) sind uns nicht bekannt.

Experimentell gelang durch orale Verfütterung von anhämolytischen Streptokokken an Hunde, deren Mitralklappen chirurgisch geschädigt wurden, die Erzeugung einer bakteriellen Endocarditis mit positiven Blutkulturen (297).

Dem Kliniker müssen die hier zitierten Prozentzahlen der spontan oder postoperativ auftretenden Keimstreuungen aus Mundhöhle, Rachen usw. und die weitgehende Kongruenz der aus Organen, Blut und bei Endocarditis isolierten Keimflora bewußt sein. Sie sind die Grundlage der heutigen pathogenetischen Vorstellung über die subakute bakterielle

Endocarditis. Es sei aber nicht verschwiegen, daß viele dieser [ungelöste Probleme der Herdinfektion (59a) tangierenden] Fragen ihrer vollständigen Klärung harren. Auch sind noch erhebliche methodische Schwierigkeiten zu überwinden. Bei den in ruhenden oder traumatisierten Herden und im Blut nachgewiesenen Erregern sind unbedingt Typisierungen nach einheitlichen Kriterien zu verlangen, um sicher zu entscheiden, ob die im Blut oder in den Klappen vorhandenen Keime tatsächlich den angeschuldigten Infektionsherden entstammen. Bislang sind die neueren Erkenntnisse der Streptokokken-Differenzierung der Focus-Bakteriologie, von einigen Ausnahmen abgesehen (59, 211a, 442, 443, 102), kaum nutzbar gemacht worden. Einen wesentlichen Beitrag zur Aufhellung der klinischen Bedeutung der Fokalinfektion (ohne zusätzliche operative Traumatisierung) könnte u. E. die Durchführung von Blutkulturen bei einer ausreichenden Zahl von Exploranden mit gesicherten „ruhenden" Fokalinfekten und bei einer gleichen Zahl von Exploranden, bei denen solche Herde mit größtmöglicher Sicherheit ausgeschlossen worden sind, erbringen.

c) Klinische Beobachtungen über die Herkunft der Erreger

Immer wieder wird beobachtet, daß der Krankheit Eingriffe in der Mundhöhle (Zähne), im Rachen usw. oder andere Vorkrankheiten vorangegangen sind. Genauere oder größere Zahlenangaben sind, obschon diese Möglichkeit in den Lehrbüchern regelmäßig erwähnt wird, aber nicht häufig.

Zahnherde

Nach PRESSMAN (436) traten 65% aller Lenta-Fälle im Anschluß an Zahnextraktionen auf. Nach FARMER (154), OGLESBY u. Mitarb. (404) stehen etwa 10% der Lenta-Erkrankungen in Beziehung zu Zahnbehandlungen, nach RHOADS (451) etwa 20%. In 6 von 92 Fällen von BARNFIELD (27) wurde zu Beginn der Erkrankung eine Zahnextraktion durchgeführt. Nach HOBSON und JUEL-JENSEN (242a) war nicht einer ihrer 43 Patienten mit einer Viridans-Lenta Totaledentat, und 7mal entwickelte sich der initiale Schub im unmittelbaren Gefolge einer Zahnextraktion; Rezidive traten bei keinem Kranken, dessen Zähne extrahiert waren, aber in 5 Fällen, bei welchem sie belassen wurden, auf.

In 16 eigenen Fällen (9%) stand eindeutig eine Zahnextraktion bzw. die Behandlung eines Granuloms oder einer dentogenen Osteomyelitis mandibulae (2 Fälle), welche bei vorbestandener Klappenläsion ohne antibiotische Prophylaxe durchgeführt worden waren, am Anfang der Endocarditis. Bei der engen zeitlichen Folge scheint für diese Fälle der Zusammenhang gesichert. Zahngranulome wurden in 52 Fällen (30%) röntgenologisch festgestellt. Da nicht bei allen Patienten Zahnaufnahmen gemacht wurden, ist ihr effektives Vorkommen sicher noch größer. Leider ist nur 12mal der Erreger in den sanierten Granulomen nachzuweisen versucht worden, wobei 6mal Streptococcus viridans (α-Hämolyse), 5mal Streptococcus anhaemolyticus (γ-Hämolyse) und 1mal Staphylococcus albus haemolyticus gefunden wurde. 10mal war der Erreger, allerdings ohne Typendifferenzierung, im Blut und im Granulom identisch. Eine Diskrepanz fand sich nur im Falle mit Staphylokokken. Einmal waren die Blutkulturen negativ bei Viridans-Befall zahlreicher Zahngranulome.

Die Bedeutung von Zahnherden für den Krankheitsablauf wird z.B. durch folgende interessante Beobachtung belegt:

Im Januar 1947 erkrankte ein 46jähriger Mann mit vorbestandener rheumatischer Aorteninsuffizienz an einer typischen Endocarditis lenta (Streptococcus viridans), Behandlung mit Penicillin und Sulfonamiden. April 1947: Rezidiv; wiederum Nachweis von Streptococcus viridans und Penicillin-Sulfonamidbehandlung, zusätzlich aber Tonsillektomie unter der Annahme eines tonsillogenen Focus. Juni 1954: Zweites Rezidiv mit abermaligem Nachweis von Streptococcus viridans; kombinierte Penicillin-Streptomycinbehandlung; Feststellung mehrerer Zahngranulome, aus denen schließlich vergrünende Streptokokken gezüchtet werden konnten. Seither asymptomatisch.

Wenn auch nur in 9% unseres Beobachtungsgutes anamnestische Zusammenhänge mit Zahnaffektionen vorliegen, scheint uns die auffallend hohe Zahl (minimal 30%) der Patienten, bei welchen gleichzeitig Zahngranulome bestehen, doch sehr bemerkenswert. Die Konsequenz ist das dringende Postulat, daß Patienten mit rheumatischen oder kongenitalen Vitien bei Zahnextraktionen, Wurzelbehandlungen usw. unbedingt antibiotisch wirksam abgeschirmt werden müssen. Sulfonamide und lokale Desinfektion sind nutzlos. Eine allgemeine antibiotische Prophylaxe allein vermag die postoperative Bakterienstreuung, vor allem aber die bakterielle Besiedlung der Klappen zu verhindern oder zu vermindern (92, 197, 242, 242a, 434—436, 451 u. a.).

Tonsillen

Ihre Bedeutung ist zahlenmäßig aus verschiedenen Gründen schwierig zu fassen. Aus der Literatur sind uns lediglich allgemeine Hinweise, aber keine zahlenmäßigen Belege bekannt. Die Beurteilung der ja bei vielen Menschen vorhandenen Tonsillitis chronica variiert in bezug auf ihre klinische Wertigkeit unter Umständen von Untersucher zu Untersucher. Die Annahme eines kausalen Zusammenhanges scheint uns erlaubt, wenn eine akute febrile Tonsillitis dem Ausbruch der Krankheit unmittelbar vorangeht. In unserem Material wurde nur 7mal (4%) Angina mit hohem Fieber, Halsschmerzen usw. zu Beginn der Krankheit angegeben. 34mal (20%) wurden die Tonsillen als sicher entzündet und derart verdächtig angesehen, daß sie entfernt wurden. In 2 Fällen ließen sich dabei in den entfernten Tonsillen und im Blut übereinstimmend anhämolytische Streptokokken nachweisen, in einem weiteren Falle war der Cutantest positiv.

Auch hier ein Beispiel: 16jähriges Mädchen mit Kammerseptumdefekt; 1947 Viridans-Lenta; November 1954 und November 1955 Rezidiv, beide Male Nachweis von Viridans-Streptokokken. Die Patientin war sehr häufig Anginen unterworfen, und 1955 war die Lenta-Erkrankung unmittelbar nach einer heftigen Tonsillitis aufgetreten, so daß die sich schon lange aufdrängende Tonsillektomie nicht mehr aufgeschoben wurde. Seither ist die Patientin symptomfrei.

Klinisch sind bei der subakuten bakteriellen Endocarditis die Tonsillen als Streuherde demnach ebenfalls in Betracht zu ziehen und für die Tonsillektomie die gleichen prophylaktischen Maßnahmen wie bei der Sanierung von Zahngranulomen angezeigt. Die Tonsillen haben aber sicher geringere Bedeutung als die Zähne; für die Herdinfektion im allgemeinen spielen dagegen die Mandeln wohl die größere Rolle (55).

Gegenüber den Zähnen und den Tonsillen treten andere Streuherde wie *Nasennebenhöhlen, Bronchiektasien, Gallenblase, Prostata* usw. in den Hintergrund. Viridans-Streptokokken sind seltener, andere Erreger (Enterokokken, Pneumokokken, Staphylokokken usw.) dagegen häufiger.

Wir beobachteten eine subakute Staphylokokken-Endocarditis bei einer chronisch eitrigen Sinusitis maxillaris (Spülflüssigkeit: ebenfalls Staphylokokken). In einem anderen Falle fanden sich anhämolytische Streptokokken im Blut und in der Spülflüssigkeit eines latent chronischentzündeten Sinus maxillaris. Gesamthaft bestanden Sinusitiden in 5 der 172 Fälle.

Beide Fälle von subakuter Pneumokokken-Endocarditis entwickelten sich interessanterweise nach Frakturen des Felsenbeins, und zwar mit einer Latenz von 3 bzw. 5 Wochen.

Ob die in der Initialphase von 6 Fällen angegebenen Infekte der Luftwege (Bronchitis mit eitriger Expektoration, Grippe, Bronchopneumonien) Ausgangsherd oder Frühmanifestation der Erkrankung waren, ist nicht sicher zu entscheiden, indem nicht selten auch sonst Husten, Auswurf usw. angegeben werden. In den klassischen Beschreibungen wurde aber oft auf den Beginn der Erkrankung mit Pneumonien hingewiesen. Vor den Antibiotica waren die lobären Pneumonien auch Ausgangspunkt von Pneumokokken-Endocarditiden.

Unter den Erkrankungen des Verdauungssystems haben die Gallenwegsentzündungen die größte Bedeutung. Bei 3 Viridans-Endocarditiden bestanden deutliche Symptome eines chronischen Gallenwegsinfektes; 2mal gelang der Nachweis von Viridans-Streptokokken in der Galle.

Bei einem dieser 2 Fälle ging eine chronische Cholangitis mit subakuten Exacerbationen und Ikterus voraus, in deren Verlauf plötzlich eine Aorteninsuffizienz festgestellt wurde. Die Patientin verweigerte die Cholecystektomie, nachdem durch Penicillin- und Sulfonamid-Behandlung Besserung eintrat. Ein Jahr später kam es zu einem Rezidiv mit erneut positivem Viridans-Nachweis im Blut und in der B-Galle. Nach wiederum erfolgreicher Penicillin-Streptomycin-Behandlung war die Patientin schließlich mit der Operation einverstanden; bei der Cholecystektomie wurde eine chronische Cholecystitis mit zahlreichen kleinen Steinen gefunden. Die Patientin ist seit 1948 beschwerdefrei. In einem solchen Falle steht die ätiologische Rolle des chronischen Gallenwegsinfektes außer Zweifel, in vielen anderen Beobachtungen ist ihre Bedeutung nicht so sicher zu beurteilen.

SCHOTTMÜLLER beschrieb bekanntlich die „Cholangitis lenta", bei der er ebenfalls Viridans-Streptokokken nachwies. Mit Ausnahme der Gallen- und Lebersymptome selbst hat dieses Krankheitsbild viele gemeinsame Züge mit der Endocarditis lenta (chronisch-schleichender Verlauf, Status febrilis usw.).

Daß die bei 2 Fällen von subakuter Enterokokken-Endocarditis röntgenologisch nachgewiesene Dickdarm-Divertikulose (in 1 Fall mit entzündlichen Symptomen) Ausgangsherd der Erkrankung war, ist möglich, kann aber nicht näher bewiesen werden.

In 2 Fällen konnten gleichzeitig Enterokokken aus dem Blut und dem Urin gezüchtet werden. Es ist nicht anzunehmen, daß Enterokokken hier einfach durch die Nieren ausgeschieden wurden, weil nach früher zitierten Untersuchungen (33) das Keimfilter der Nieren sehr gering ist und in beiden Fällen klinisch eine länger dauernde Harnwegsinfektion bei Hydronephrose und eine subakute Cystopyelonephritis vorangegangen waren. In einem Falle mit positiver Blutkultur auf Streptococcus anhaemolyticus hatte sich 5 Wochen vor der Hospitalisation ein rezidivierender Prostata-Absceß spontan entleert (Erreger unbekannt). In einem anderen Falle bestätigte der Urologe das Vorliegen einer Prostatitis; Streptococcus non haemolyticus wurden im Prostatasekret und in den Blutkulturen nachgewiesen. In 2 weiteren Fällen mußte die ätiologische Bedeutung einer klinisch diagnostizierten Prostatitis offengelassen werden, da die Endocarditis abakteriämisch verlief und keine Prostatasekretkulturen vor Einleitung der antibiotischen Behandlung angelegt worden waren.

Die seltenen Fälle von Proteus-Endocarditis sind fast alle auf Infektion des Urogenitalsystems und besonders auf chirurgische Eingriffe in diesem Gebiet (Cystoskopie, Prostataresektion, Katheter usw.) zurückzuführen.

Ein illustratives Beispiel hierfür bietet der Fall eines 68jährigen Mannes, welcher nach Einlegung eines Dauerkatheters an einer Aortenklappen-Endocarditis mit Herzinsuffizienz und Embolien verstarb. Als Erreger konnte im Urin und kurz vor dem Exitus auch im Blut Proteus gezüchtet werden. Die Diagnose wurde verpaßt und eine adäquate Therapie (Proteus!) nicht durchgeführt.

Es ergibt sich aus solchen und anderen Beobachtungen, daß das sog. „Katheterfieber" nicht nur als Folge einer lokalen Infektion, sondern vielmehr einer transitorischen Bakteriämie gedeutet werden muß. In verschiedenen Fällen wurden vor Enterokokken-, Proteus-, Pyocyaneus-, Coli- usw. Endocarditiden banale Harnwegsinfekte beobachtet oder kleine urologische Eingriffe vorgenommen (372, 381 u. a.). Selbstverständlich ist in solchen Situationen eine antibiotische Prophylaxe ebenso angezeigt wie bei Zahnextraktionen, Tonsillektomien usw..

wobei aber unbedingt auch gegen die gramnegative Flora abgeschirmt werden muß (Penicillin mit Streptomycin kombinieren, Breitspektrum-Antibiotica).

Zahlenmäßig sind, wie erwähnt, neben den Streptokokken die *Staphylokokken* die wichtigsten Erreger. In 2 der 5 Staphylokokken-Endocarditiden erschien der Zusammenhang mit einer Pyodermie sicher, indem Staphylokokken gleichzeitig im Blut und in einem superinfizierten Ulcus cruris bzw. in chronisch rezidivierenden Furunkeln nachweisbar waren. Interessanterweise wurden aber in 4 weiteren Fällen von Staphylokokken-Infektionen (Panaritium, rezidivierende Furunkel, Glutealabsceß, Osteomyelitis der Wirbelsäule) aus dem Blut nicht etwa Staphylokokken, sondern Streptokokken gezüchtet. Offenbar waren durch die Endocarditis die Abwehrkräfte des Organismus derart geschwächt, daß weitere Infektionen angehen konnten.

Bei Toxicomanen, welche sich ohne aseptische Kautelen Narkotica spritzen, sind ebenfalls bakterielle Endocarditiden, und zwar meistens infolge Staphylokokken, beschrieben (259, 355).

Fassen wir zusammen, so ließen sich Eintrittspforte oder Streuherd der bakteriellen Endocarditis in etwa einem Drittel der Fälle mit wünschbarer Sicherheit abklären. In mehr als der Hälfte bestanden Anhaltspunkte für einen Streuherd, ohne daß die Relation zur Endocarditis näher belegt werden konnte. Der Kliniker wird aber im allgemeinen die Beseitigung auch solcher nur fraglicher oder wahrscheinlicher Foci nicht unterlassen, um so mehr diesen auch für andere als nur für bakterielle Klappen-Entzündungen Bedeutung zukommen kann.

II. Prädisponierende Faktoren

Eine Reihe besonderer Voraussetzungen erleichtert das Angehen der subakuten bakteriellen Endocarditis.

1. Erworbene Kardiopathien, insbesondere Klappenfehler

In der Regel entwickelt sich die Krankheit an geschädigten oder hämodynamisch besonders belasteten Klappen, wenn auch der Befall normaler Klappen in einer Minderzahl sicher vorkommt. Die Angaben des Schrifttums, wonach 10—20% der rheumatischen Vitien an bakterieller Endocarditis erkranken, haben wir bereits erwähnt (S. 8).

Tabelle 7 gibt eine Übersicht der in unserem Beobachtungsgut vorbestandenen Kardiopathien. Nur in 20 Fällen (12%), bei den Männern etwas häufiger als bei den Frauen, bestanden keine Anhaltspunkte für irgendein vorbestandenes Herzleiden (sog. *primäre subakute bakterielle Endocarditis*). In 152 Fällen (88%) mußte eine kardiale Präposition irgendwelcher Natur angenommen werden. Unter diesen 152 Kranken fanden sich 116 rheumatische Klappenfehler (67%).

3*

Tabelle 7. *Natur der vorbestandenen Kardiopathie*

	Männer (120)	Frauen (52)	Total (172)
A. Vorbestandene Kardiopathie . . .	104 (87%)	48 (92%)	152 (88%)
Rheumatische Vitien	83 (69%)	33 (63%)	116 (67%)
Kongenitale Vitien	10 (8%)	9 (17%)	19 (11%)
Hypertonie, Myodegeneratio cordis, Aortensklerose usw.	11 (9%)	6 (11%)	17 (10%)
B. Keine vorbestandene Kardiographie	16 (13%)	4 (8%)	20 (12%)

In Klammern: abgerundete Prozentzahlen für die 120 Männer, 52 Frauen und die gesamten 172 Fälle.

Erstaunlich ist der relativ hohe Anteil nicht rheumatisch bedingter vorbestandener Kardiopathien (17 Fälle, 10%). Es handelte sich dabei meist um ältere Patienten mit Hypertonie oder arteriosklerotischen

Tabelle 8. *Durchschnittsalter (im Zeitpunkte der Hospitalisation) der einzelnen Patientengruppen mit und ohne vorbestandener Kardiopathie*

Rheumatische Vitien. . . . . 43 Jahre
Kongenitale Vitien . . . . 28 Jahre
Hypertonie, Aortensklerose, Myodegeneratio cordis . . . 59 Jahre
Primäre subakute bakterielle Endocarditis . . . . 46 Jahre
Durchschnittsalter aller 172 Patienten . . . . 43 Jahre

Gefäß- und Herzveränderungen; LIBMAN und FRIEDBERG (332) und RIBBERT (452) erwähnen die Arteriosklerose ausdrücklich als prädisponierendes Moment, geben aber keine Zahlen.

Wir fanden für diese Fälle keine wesentlichen Unterschiede bezüglich Verlauf, klinischer Symptomatologie und isolierter Erreger, abgesehen vom höheren Erkrankungsalter und den damit verbundenen Komplikationen (Tabelle 8) und dem häufigeren Befall der Aortenklappen (Tabelle 9).

Tabelle 9. *Klappenbefall bei den 17 Fällen mit vorbestandener, nicht rheumatischer oder kongenitaler Kardiopathie (Hypertonie, Aortensklerose, Myodegeneratio cordis)*

	Männer (11)	Frauen (6)	Total (17)
Mitralklappen .	4	2	6
Aortenklappen .	7	4	11

Über die Natur der *116 rheumatischen Vitien* orientiert Tabelle 10. In die Augen springend ist die seit langem bekannte *Prädilektion des linken Herzens*, in dem klinisch nie eine rechtsseitige Lokalisation vermutet worden ist. Autoptisch wurden aber einmal Auflagerungen auch an der Tricuspidalis gefunden. Die *Mitralinsuffizienz ist bei den Frauen und im Gesamtmaterial am häufigsten, die Aorteninsuffizienz figuriert bei den Männern an erster, im Gesamtmaterial an zweiter Stelle.* Auch in Kombination mit andern Klappenfehlern dominiert die Mitralinsuffizienz (79 aller 116 Fälle, 31 der 33 Frauen und 48 der 83 Männer) und ist die Aorteninsuffizienz das zweithäufigste

Vitium (57 aller 116 Patienten, 9 der 33 Frauen, 28 der 83 Männer). Reine Mitralstenosen lagen nie vor [s. auch FULTON und LEVINE (178), LIBMAN und FRIEDBERG (332), WALLACH u. Mitarb. (553)]. Dagegen hat

Tabelle 10. *Natur der vorbestandenen rheumatischen Klappenfehler (116 Fälle)*

	Männer (83 Fälle)		Frauen (33 Fälle)		Total (116 Fälle)	
	Zahl	%	Zahl	%	Zahl	%
Mitralinsuffizienz	22	26	15	45	37	32
Aorteninsuffizienz	25	30	—		25	22
Aorten- + Mitralinsuffizienz	9	11	6	18	15	13
Komb. Mitralvitium	6	7	9	27	15	13
Aortenstenose	6	7	—		6	5
Aorteninsuffizienz + komb. Mitralvitium . .	4	5	—		4	
Mitralinsuffizienz + komb. Aortenvitium . .	4	5	—		4	
Komb. Aortenvitium + komb. Mitralvitium .	2				2	
Komb. Aortenvitium	3		1		4	
Aorteninsuffizienz + Mitralstenose	1		2		3	
Aortenstenose + Mitralinsuffizienz	1		—		1	

diese als kombiniertes Mitralvitium oder als kombiniertes Mitral-Aorten-vitium in total 25 Fällen (12 der 33 weiblichen und 13 der 83 männlichen Patienten) bestanden. Kombinierte Aorten- und Mitralklappen-vitien bildeten die Grundlage der bakteriellen Besiedlung in total 30 Fällen, die reine Aortenstenose bei 6 und das kombinierte Aortenvitium bei 3 Männern, aber nie bei Frauen. Die bekannte Prädilektion der Aorten-fehler beim männlichen

Tabelle 11. *Klappenlokalisation der primären subakuten bakteriellen Endocarditis (20 Fälle)*

	Männer	Frauen	Total
Mitralklappen	2	3	5
Aortenklappen	13	1	14
Aorten- und Mitralklappen .	1	—	1

Geschlecht und der Mitralfehler beim weiblichen Geschlecht wiederholen sich demnach auch für die subakute bakterielle Endocarditis.

Wenn auskultatorisch der Befund einer Mitralstenose erhoben wird, ist damit noch nicht unbedingt bewiesen, daß eine echte rheumatische Mitralstenose (Endo-carditis chronica fibrosa retrahens stenosans valvulae mitralis) vorliegt, weil die poly-pösen Auflagerungen an den Mitralklappen das Ostium obstruieren und dadurch aku-stisch und hämodynamisch eine Mitralstenose vortäuschen können (178, 322, 354a).

Die reine Mitralstenose wird extrem selten bakteriell besiedelt (63, 178, 322, 332, 367, 523, 553). Wir selbst verfügen über keine derartige Beobachtung. Ver-glichen mit dem hohen Anteil der Mitralfehler in der Klinik der Herzvitien im allgemeinen stellen auch die kombinierten Mitralfehler eine relativ kleine Gruppe dar (13%). Nur eine Kranke wies eine Mitralstenose ohne gleichzeitige Mitral-insuffizienz, aber mit einer Aorteninsuffizienz auf. Die Ursache des seltenen Vor-kommens bei reiner Mitralstenose ist ungeklärt.

Die *primäre* subakute bakterielle Endocarditis (Häufigkeit: 12%) zeigt eine Bevorzugung des männlichen Geschlechts (16 der 120 Männer, 4 der 52 Frauen) und der Lokalisation an den Aortenklappen (Tabelle 11).

Klinische Unterschiede zur sekundären bakteriellen Klappenbesiedlung bestehen sonst kaum (314a, 479). In der Nachkriegszeit wurden diese Fälle („abakteriämische Nachkriegsendocarditis") gehäuft beobachtet. Ihre Prognose ist in unserem Krankengut, im Gegensatz zu den Beobachtungen aus der Nachkriegszeit, eher etwas günstiger (S. 139).

Diagnostisch ist im Initialstadium die primäre subakute bakterielle Endocarditis u. U. eine Knacknuß, da sie ohne Herzgeräusch beginnen kann. So zeigten bei Spitaleintritt 7 Fälle (4%) einen unverdächtigen Auskultationsbefund, und erst im Verlaufe der Beobachtung trat schließlich doch noch ein Geräusch auf, so daß kein Zweifel mehr an der Diagnose bestand.

Die Assoziation von *akuter* rheumatischer Endocarditis mit einer Lenta-Endocarditis (206) wird später diskutiert. Sie ist möglich, aber selten. Nur in einem unserer 172 Fälle hatte sich die Lenta-Sepsis auf eine aktive rheumatische Herzkrankheit aufgepfropft.

2. Kongenitale Herzfehler

Tabelle 12 orientiert über die 19 Fälle mit kongenitalen Vitien. Fast die Hälfte fällt auf Kammerseptumdefekte und ungefähr ein Viertel auf die Aorta bicuspidalis („Zweizipfligkeit der Aorta").

Tabelle 12. *Natur der 19 Fälle von subakuter bakterieller Endocarditis bei kongenital mißgebildetem Herzen*

	Männer (10 Fälle)	Frauen (9 Fälle)	Total (19 Fälle)
Kammerseptumdefekt	5	4	9
Aorta bicuspidalis (autoptisch)	3	1	4
Aorta bicuspidalis (keine Autopsie)	1	—	1
Aortenstenose	—	2	2
Offener Ductus Botalli	—	1	1
Vorhofseptumdefekt + Pulmonalstenose . . .	—	1	1
Situs inversus + Mißbildung der Aorta (keine Autopsie)	1	—	1

Die *Kammerseptumdefekte* werden auch von GELFMAN und LEVINE (183) (42% der über 2 Jahre alten Patienten mit Ventrikelseptumdefekt bzw. 57% der über 2 Jahre alten Patienten mit unkompliziertem Morbus Roger) und von ABOTT (1—3) am häufigsten gefunden. Dagegen steht nach LIBMAN und FRIEDBERG (332) und nach LANGE und MUNDT (313) der *offene Ductus Botalli* an erster Stelle.

Die *Aorta bicuspidalis* wird meist als kongenitale Klappenanomalie betrachtet; sie kann aber auch das Endstadium eines entzündlichen Klappenprozesses sein (59, 206, 302, 475). Klinisch sind die Träger dieser Anomalie meist asymptomatisch und zeigen gelegentlich nicht einmal ein Geräusch. In andern Fällen besteht der Befund einer Aorteninsuffizienz, welche dann angesichts der stummen Anamnese, bei Kindern usw. als angeboren beurteilt werden muß. Es ist deshalb nie auszuschließen, daß sich eine aortal lokalisierte, sog. primäre subakute bakterielle Endocarditis doch sekundär auf eine klinisch stumme Aorta bicuspidalis aufgepfropft hat. Nach FURLONG (179) ist sie die häufigste Anomalie unter den Lenta-Fällen der kongenitalen Vitien. Nach KOLETSKY (302) war bei 8 von 50 Fällen mit Aorta bicuspidalis eine bakterielle Besiedlung nachweisbar (Sektionen), und 6—12% der bakteriellen Endocarditiden überhaupt sollen bicuspidale Aorten befallen!

Wir haben eine Aorta bicuspidalis in 4 Fällen autoptisch gesichert. Bei einem 21jährigen Patienten bestand klinisch eine Aorteninsuffizienz, die bei stummer Vorgeschichte als kongenital bzw. Aorta bicuspidalis aufgefaßt wurde, ebenso bei einem 19jährigen Burschen mit multiplen Organmißbildungen und Imbezillität (Exitus zu Hause, keine Sektion).

Die subakute bakterielle Endocarditis war zum mindesten früher eine nicht so seltene Komplikation der Aortenisthmusstenose, der isolierten oder mit anderen Anomalien (Fallotsche Tetralogie) kombinierten Pulmonalstenose, der Atresie der Tricuspidalklappen, der kongenitalen Aortenstenose. Eine ausgesprochene Rarität ist sie dagegen beim Vorhofseptumdefekt.

LANGE und MUNDT (313a) haben 112 eigene und aus der Literatur gesammelte Lenta-Erkrankungen des kongenital mißgebildeten Herzens zusammengestellt mit folgender Verteilung: 23 Fälle von offenem Ductus Botalli, 19 Fälle von Aortenisthmusstenose, 15 Fälle von Kammerseptumdefekt, 2 Fälle von isolierter Pulmonalstenose, 15 Fälle von Fallotscher Tetralogie, 3 Fälle von Tricuspidalatresie, 2 Fälle von Vorhofseptumdefekt (Befall der Mitralklappe! Siehe auch 374) u. a.

Die Klinik dieser Fälle wird S. 96 besprochen. Ihr Erkrankungsalter ist niedriger (Tabelle 8). Das weibliche und männliche Geschlecht sind ungefähr gleichmäßig befallen. Entsprechend den anatomischen Verhältnissen finden sich die bakteriellen Vegetationen häufig im rechten Herzen. Diese beschränken sich aber keineswegs auf die Mißbildung selbst, sondern treten z. B. auch in der Pulmonalarterie beim offenen Ductus Botalli, an den Pulmonal- oder Mitralklappen beim Kammerseptumdefekt, an den Aortenklappen bei der Aortenisthmusstenose usw. auf.

Die kongenitalen Vitien, die bis anhin im allgemeinen etwa 5—15% aller Lenta-Fälle ausmachten, werden als prädisponierender Faktor in Zukunft möglicherweise an Bedeutung verlieren, weil heute vielfach die abnormen hämodynamischen und anatomischen Verhältnisse operativ korrigiert und damit auch die besonders günstigen Voraussetzungen zur bakteriellen Besiedlung beseitigt werden können.

3. Arteriovenöse Aneurysmen

Wir selbst verfügen über keinerlei eigene Beobachtungen von subakuter bakterieller Endocarditis bei arteriovenösem Aneurysma. Es ist aber eine beachtliche Zahl erworbener (Kriegsverletzungen!) oder

kongenitaler arteriovenöser Aneurysmen bzw. Fisteln im kleinen oder
großen Kreislauf mit bakterieller Endarteriitis und Endocarditis mitgeteilt worden (69, 94, 105, 106, 220, 225, 246, 250, 280, 346, 417, 431,
493, 507, 530, 543, 570 u. a.).

Für Prophylaxe und Therapie solcher Fälle ist die chirurgische Behandlung von entscheidender Bedeutung (S. 127).

Die *arteriovenösen Aneurysmen* sind durch die Experimente von LILLEHEI
u. Mitarb. (338—342) besonders aktuell geworden (s. auch S. 44). Diese Autoren
legten bei Hunden arteriovenöse Fisteln an; waren diese von einer bestimmten
Größe und hatten sie eine ausreichende Zeit bestanden, entwickelte sich spontan
eine subakute bakterielle Endocarditis, welche durch intravenöse Bakterien-
Injektion noch beschleunigt werden konnte. Auffälligerweise war dabei die Fistel
selbst oft frei, während die Klappen typische Veränderungen aufwiesen. Offenbar
kommt der gesteigerten hämodynamischen Belastung durch den extrakardialen
Shunt allein schon eine erhebliche prädisponierende Wirkung zu. In gleiche
Richtung weisen die Experimente von RABENS (440).

4. Herzoperation

Im Zeitalter der Herzchirurgie ist es wohl nicht erstaunlich, daß
bakterielle Endocarditiden auch nach operativen Eingriffen im Herzen
und an den Klappen selbst vorkommen. Solche Beobachtungen sind
nach Mitralcommissurotomien (16, 20, 70, 108, 243a, 415, 529), nach Ana-
stomosenoperationen bei Fallotscher Tetralogie (258, 568), nach Pulmo-
nal- und Aorten-Valvulotomien (407a, 529) oder sogar nach einfachem
Herzkatheterismus (565) gemacht worden. Meist handelt es sich um
verschleppte penicillinresistente Spital-Staphylokokken. Der Verlauf ist
dementsprechend akuter und schwerer. Angesichts der sehr großen
Zahl der heute auf der ganzen Welt durchgeführten Herzoperationen
und -katheterisierungen haben diese seltenen Beobachtungen kaum
klinische Bedeutung.

5. Lues

Die bakterielle Besiedlung einer metaluischen Gefäß- und Herz-
erkrankung galt schon in früheren Zeiten, in denen die Syphilis noch
nicht so selten war wie heute, eher als Ausnahme [FULTON und LEVINE
(178): 9 von 111 Fällen; CHRISTIAN (83): 4 von 150 Fällen]. Mehrmals
wurde auch gleichzeitig eine Kombination von luischen und alten
rheumatischen Klappenschäden gefunden (4, 178, 301), wobei die Bakterien sich gewöhnlich an den rheumatischen Läsionen implantierten.
Daß diese Fälle seit jeher selten waren, hängt vielleicht mit den besonderen anatomischen Verhältnissen zusammen, liegt doch bei der Lues
weder eine echte, valvuläre Endocarditis noch eine verruköse Klappenveränderung vor, an denen die Bakterien besonders leicht haften.

Aufschlußreich ist eine kürzlich veröffentlichte Statistik von ACEVES u. Mitarb.
(4) aus dem Kardiologischen Institut von Mexiko: 9 von 100 zwischen 1944 und
1956 untersuchten luischen Mesaaortitiden und 45 der gleichzeitig beobachteten

476 rheumatischen Aortenfehlern erkrankten an bakterieller Endocarditis. Diese wäre demnach ungefähr gleich häufig bei luischen und rheumatischen Aortenfehlern!

Die Endocarditis lenta verursacht in gewissen Fällen unspezifisch positive Lues-Reaktionen im Serum (S. 89).

6. Stress

Die nach dem 1. und 2. Weltkrieg in vielen kriegsbetroffenen Ländern beobachtete starke zahlenmäßige Zunahme der Endocarditis lenta, besonders bei Männern, Kriegsteilnehmern, -gefangenen und -verletzten wurde u. a. auf excessive körperliche und seelische Belastungen, Überbeanspruchungen verschiedenster Natur usw. („Stress") zurückgeführt (14, 31, 57, 59, 63, 76, 104, 191, 228, 234, 285, 291, 382, 515, 516, 526, 527, 546 u. a.). Die Objektivierung dieser pathogenetischen Zusammenhänge ist aus verständlichen Gründen schwierig oder unmöglich. Die Annahme ist aber naheliegend, daß diese Momente tatsächlich direkt oder indirekt zur Häufung der Lenta-Endocarditis in jenen Jahren beigetragen haben, um so mehr schon nach dem 1. Weltkrieg ähnliche Beobachtungen gemacht worden waren (31, 104 u. a.).

Daß hierbei die Aortenlokalisation zahlenmäßig stark überwiegt, erklären LIBMAN und FRIEDBERG (332) dadurch, daß Männer mit den leichter erkennbaren Mitralfehlern a priori ausgemustert, dagegen solche mit Aortenfehlern (inklusive Aorta bicuspidalis) militärisch eingezogen werden.

Ebenfalls aus ehemaligen Kriegsländern stammt die Angabe häufiger schwerer Infektionskrankheiten, besonders von Malaria, Typhus, Fleckfieber usw. in der Anamnese dieser Kranken. Auch wurde die Frage aufgeworfen, ob eventuell die zahlreichen Schutzimpfungen sensibilisierend gewirkt haben, ähnlich den Tierexperimenten, bei denen sich durch Vaccination und nachfolgende Keiminjektion (167) oder durch Immunisierung (42, 549) eine Endocarditis entwickelte (s. auch Kapitel „Experimentelle Endocarditis").

7. Schwangerschaft und Puerperium

Da es gelegentlich auch während einer normalen Geburt zur transitorischen Bakteriämie kommt, wurde im Zusammenhang mit vereinzelten klinischen Beobachtungen die Meinung vertreten, Schwangerschaft und Geburt würden das Auftreten der subakuten bakteriellen Endocarditis begünstigen (63, 110, 118 u. a.). Liegt im Wochenbett oder bei einem septischen Abort eine manifeste Infektion vor, ist bei Klappenbesiedlung im allgemeinen aber eine *akute* bakterielle Endocarditis zu beobachten. Heute sind diese Infektionen sehr selten geworden.

Unseres Erachtens ist das Auftreten der Krankheit in graviditate meist Koincidenz. Wir selbst beobachteten nur 2 Fälle bei total 52 Frauen, was kaum über das Zufällige hinausgeht.

Die Prognose bei Graviden ist nicht schlechter als bei Nichtgraviden (82, 118, 288, 359, 377). Interruptio und Sterilisation sind dank der Antibiotica kaum mehr indiziert und in erster Linie vom Funktionszustand des Herzens abhängig zu machen.

8. Alter und Geschlecht

Theoretisch tritt eine subakute bakterielle Endocarditis in jedem Alter auf. Das Frequenzmaximum wird gewöhnlich in der 3. bis 4. Dekade gefunden. Im Kindes- und im hohen Alter ist sie selten. Der

Tabelle 13. *Verteilung der 172 Patienten auf die einzelnen Altersgruppen*

	10—19 Jahre	20—29 Jahre	30—39 Jahre	40—49 Jahre	50—59 Jahre	60—69 Jahre	über 70 Jahre
Frauen (52 Fälle)	8	14	8	6	12	3	1
Männer (120 Fälle)	2	18	19	23	35	15	8
Total (172 Fälle)	10	32	27	29	47	18	9

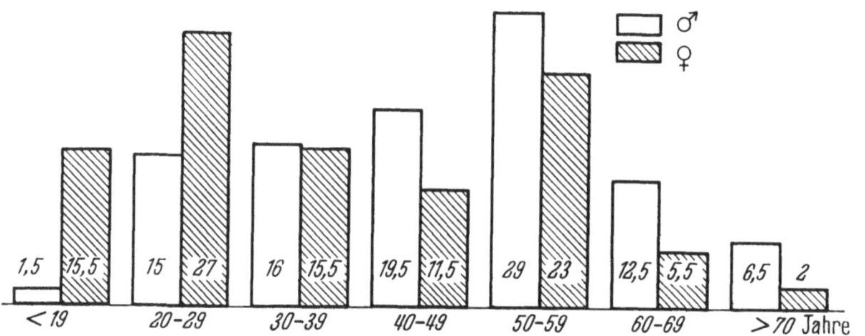

Abb. 1. Prozentuale Verteilung der Häufigkeit nach Geschlecht und Alter in 172 Fällen von subakuter bakterieller Endocarditis (120 Männer und 52 Frauen)

Kliniker ist sich aber im allgemeinen zu wenig bewußt, daß sie auch bei Greisen vorkommt und dabei oft atypisch verläuft (S. 96). Tabelle 13 und Abb. 1 demonstrieren die zahlenmäßige und prozentuale Verteilung unseres Krankengutes nach Altersgruppen und Geschlecht.

Es ergeben sich Frequenzmaxima für die Männer und das Gesamtmaterial zwischen 50 und 59 Jahren und für die Frauen zwischen 20 und 29 Jahren. Unser ältester Patient (Arteriosclerosis universalis und Hypertonie) war ein Mann von 81 Jahren, unser jüngster ein Mädchen von 10 Jahren (Ventrikelseptumdefekt). Das Durchschnittsalter im Zeitpunkte der Erkrankung beträgt 46 Jahre für Männer (15—81 Jahre), 36 Jahre für Frauen (10—76 Jahre), und 43 Jahre für beide Geschlechter. Auffällig sind das wesentlich jüngere Erkrankungsalter der Frauen und die große Zahl der Männer über 50 Jahre. Diese Altersverteilung beeinflußt wahrscheinlich auch die unterschiedliche Prognose der beiden Geschlechter (S. 132).

Im allgemeinen erkranken Männer wesentlich häufiger als Frauen, wenn auch einige Autoren eine gleichmäßige Verteilung der Erkrankungsziffer auf beide Geschlechter angeben. In unserem Krankengut (Abb. 1, Tabelle 13) ist die Prädilektion der Männer sehr ausgesprochen.

9. Vorkrankheiten und Operationen

Diese sind im Kapitel „Herkunft der Erreger" (S. 27 ff.) in ihrer pathogenetischen Bedeutung näher besprochen worden. Stichwortartig werden als besonders wichtig hier wiederholt: Zahnextraktion, Tonsillektomie, Eingriffe im Urogenitaltrakt, Zahngranulome, Alveolarpyorrhoe, Infektionen der Rachen- und Respirationsorgane, akute und chronsiche Infekte der Harn-, Darm- und Gallenwege.

10. Verschiedenes

Es seien noch einige außergewöhnliche Beobachtungen aus der Literatur zitiert.

Eine Endocarditis lenta wurde z. B. bei einem 47jährigen Mann 26 Jahre nach einem Suicidversuch gefunden. Der Schußkanal konnte autoptisch rekonstruiert werden; als Ausgangspunkt der an den Aortenklappen lokalisierten Endocarditis wurde ein im paraaortalen Bindegewebe eingekapseltes Projektil betrachtet (264).

Im Anschluß an einen Myocardinfarkt kann sich eine subakute bakterielle Endocarditis an den Muralthromben (272, 392, 489) oder im infarzierten Myocardbezirk selbst (101, 385, 536) entwickeln. In andern Fällen war diese indirekte Folge eines Myocardinfarktes, welcher zu einem Papillarmuskelabriß und einer Mitralinsuffizienz, die später bakteriell besiedelt wurde, führte (318, 332).

III. Mechanismus der Klappeninfektion

Der genaue Mechanismus der bakteriellen Klappenbesiedlung, insbesondere der für die subakute bakterielle Endocarditis spezifischen Vorgänge, ist trotz intensiver Bearbeitung unter verschiedensten Gesichtspunkten (Experiment, Pathologie, Klinik, Immunologie usw.) und trotz vielen gesicherten Erkenntnissen in manchen Belangen auch heute noch umstritten. Ausgangspunkt pathogenetischer Überlegungen ist stets die Annahme einer hämatogenen Streuung von Bakterien gedrosselter Virulenz, welche sich unter besonderen geweblichen und immunologischen Bedingungen am Klappenapparat bzw. im Gesamtorganismus und in Funktion eines bestimmten Verhältnisses zwischen Pathogenität des Erregers und Abwehrreaktion des Makroorganismus am Endocard anzusiedeln vermögen. Die „Anfänge" vor allem sind uns unbekannt, und wenn wir sie einmal vor Augen hätten, könnten wir wohl nicht sagen, ob sich daraus tatsächlich eine subakute bakterielle Endocarditis entwickeln würde. Experimentelle pathologische und klinische Beobachtungen sollen dazu dienen, die Entstehung der Krankheit entsprechend unseren heutigen Kenntnissen zu skizzieren.

a) Experimentelle Befunde

Tierversuche haben wesentliche Aspekte der Pathogenese der Endocarditis im allgemeinen (die wir hier wegen ihrer großen Bedeutung absichtlich etwas näher besprechen) und der bakteriellen Endocarditis im speziellen erhellt. Das typische Bild der Endocarditis lenta konnte aber experimentell nie vollständig erzeugt werden.

Die tierexperimentellen Untersuchungen können methodisch in 3 Gruppen eingeteilt werden (für weitere Literatur verweisen wir auf BÖHMIG und KLEIN (59), LAPLANE und TOURNIER (314) und STAEMMLER (524a):

1. Erzeugung einer bakteriellen Endocarditis durch intravasculäre Injektion von Bakterien und mechanische Schädigung der Klappen.

2. Erzeugung einer bakteriellen Endocarditis durch intravasculäre Injektion von Bakterien kombiniert mit Vorbehandlungen zur Modifikation der allgemeinen oder lokalen Abwehr.

3. Injektion von Bakterien allein, ohne besondere Vorbehandlungen.

Die 1. Gruppe umfaßt die ältesten Versuche, welche z. T. bereits im letzten Jahrhundert ausgeführt worden sind. Sie bestehen im wesentlichen in mechanischen Klappenschädigungen durch chirurgische Eingriffe und gleichzeitiger oder nachfolgender intravenöser Injektion von anhämolytischen Streptokokken oder anderen relativ avirulenten Erregern (99, 240, 297, 314, 464 u. a.). Einen anderen Weg sind LILLEHEI u. Mitarb. (338—342) und RABENS u. Mitarb. (440) gegangen, die bei Hunden durch Schaffung von großen arteriovenösen Anastomosen (z. B. zwischen Aorta und Cava) nach Injektion von Viridans-Streptokokken oder spontan bakterielle Endocarditiden erzeugen konnten. In diesen Versuchsanordnungen genügten offenbar die Erhöhung des Schlagvolumens und die damit verbundene erhöhte mechanische Klappenbelastung zum Angehen der bakteriellen Endocarditis, da die intravenöse Injektion von Bakterien nicht unbedingt notwendig war. Ein ähnlicher Mechanismus ist wahrscheinlich verantwortlich für das Zustandekommen einer bakteriellen Endocarditis durch Exposition der Tiere in große Höhen und nachfolgende Bakterieninjektionen (239).

In der 2. Gruppe werden die Versuchstiere durch besondere Maßnahmen vorbehandelt und damit in einen Zustand veränderter Abwehrlage gebracht, „sensibilisiert", wodurch die nachfolgende Bakterienzufuhr („Erfolgsinjektion") zur Keimhaftung auf den vorgeschädigten Klappen und zu reaktiven Entzündungen im Sinne einer polypösen Endocarditis führt. Diese Vorbehandlungen bestehen in Tusche, Serum, abgetöteten Kulturen, kolloidalen Farbstoffen, verschiedenen Eiweißkörpern, Histamin, Vitamin C-Entzug, Pitressin usw. (99, 119, 123, 123a, 124, 125, 167, 261, 397, 398, 454, 455, 498, 499, 509, 549 u. a.). Histologisch wurde dabei eine mesenchymale Aktivierung im subendothelialen Klappengewebe mit Gewebsauflockerung, Verquellung, Zellansammlung usw. beobachtet. BÖHMIG (59) faßt diese Veränderungen zusammen unter dem Begriff der „serösen Endocarditis" (s. Weiteres darüber auch im Pathologie-Kapitel). Die eingespritzten Bakterien siedeln sich an derart veränderten Klappen besonders leicht an und führen je nach Verhältnis zwischen Virulenz und Resistenz zu verruköser, bakterienfreier oder ulceröser, bakterienhaltiger Endocarditis.

BÖHMIG und KLEIN (59) führten systematische Versuche bei mit Streptokokkenvaccinen, Pferdeserum, Pyrifer, Diphtherietoxin und Echinacin vorbehandelten Hunden durch. Nach einem Intervall verabreichten sie einzelnen Versuchsgruppen in einer zweiten Injektion Streptokokken-Lebendkulturen. Unabhängig von Methodik, Art und Dauer der Behandlung kam es vorerst zu einer Reaktion des Mesenchyms. Die celluläre Reaktion war dabei sekundär und folgte einer primären ödematösen Durchtränkung („Insudat") des Klappenbindegewebes allein oder mit Schwund des Kollagens, Untergang der Bindegewebskerne, Auftreten von Silberfibrillen und nur vereinzelt Degeneration von Endothelzellen. Eine vorhergehende Immunisierung mit Vaccinen und Lebendkulturen verhinderte die bakterielle Endocarditis nicht.

Diese histologischen Veränderungen wurden im Sinne RÖSSLEs (459, 460) als „*seröse Endocarditis*" und — wenn die Zwischenstufen bis zur subakuten bakteriellen Endocarditis auch nicht alle erfaßt werden konnten — als entscheidende erste Reaktion des Klappengewebes aller Endocarditiden überhaupt gedeutet. Von wesentlicher Bedeutung ist der *Beginn im Subendothelium* (59, 91, 122—125, 524a) als Reaktion des mesenchymalen Gewebes in den subendothelialen Endocardschichten infolge verstärkter resorptiver Beanspruchung des ganzen Speicher- und Uferzellsystems. Erst sekundär treten Endotheldefekte auf, die entweder wieder endothelisieren oder zu bakterieller Absiedlung und thrombotischen Auflagerungen führen.

Die 3. Gruppe experimenteller bakterieller Endocarditis basiert auf einzelnen oder wiederholten Bakterieninjektionen intravasculär, intrakardial, intraabdominal allein und ohne weitere Vorbereitungen (9, 34, 42, 48, 91, 99, 120, 121, 314, 347, 370, 371).

Das größte Interesse erweckten dabei die grundlegenden Arbeiten von v. ALBERTINI und GRUMBACH (9, 10). Diese Autoren erzeugten in ausgedehnten Tierexperimenten (9) in 21% der Versuchstiere (613 Kaninchen) durch einmalige massive intravenöse Injektion von aus menschlichen Foci gezüchteten Streptokokken eine teils verruköse, teils polypöse, aber nie rein ulceröse Endocarditis. Die polypöse Form glich auch histologisch stark der Lenta-Endocarditis des Menschen (geringe Reaktion und Organisationstendenz, starke Vermehrung der Streptokokken, später deutlichere Granulationsbildung und Nekrosen), der verruköse Typ weitgehend der rheumatischen Endocarditis mit sterilen Klappen (starke Organisationstendenz, keine Bakterien usw.). Alle Endocarditiden, auch die verrukösen, konnten bakteriell erzeugt werden und begannen mit einem Endotheldefekt. v. ALBERTINI und GRUMBACH schlossen daraus auf die einheitliche bakterielle Ätiologie der Endocarditiden.

Die Experimente von CLAWSON (91) an Ratten mit intrakardial gespritzten abgetöteten oder lebenden Streptokokken (α- oder β-Hämolyse) zeitigten ebenfalls sowohl Klappenveränderungen vom Rheuma-Typ als auch Bilder vom Lenta-Typ. Unterschiede zwischen Normaltieren (keine Vorbehandlung) und immunisierten Tieren (intraperitoneal oder subcutan mit Streptokokken vorbereitet, hoher Antikörpergehalt) waren in bezug auf das Auftreten einer sterilen oder bakteriellen Endocarditis nicht festzustellen.

In der 1. und 3. Gruppe experimenteller Endocarditiden ist das *primum movens die bakteriell, toxisch, mechanisch usw. bedingte Endothelschädigung*. Thrombotische Auflagerungen, produktive Entzündungsvorgänge usw. sind ihre Folgererscheinungen. Der Typus der Endocarditis hängt ab von Art, Quantität und Virulenz der Bakterien einerseits und Resistenz und Immunitätslage des Körpers anderseits (v. ALBERTINI, 8).

Überblickt man die experimentellen Ergebnisse, ist vorerst festzuhalten, daß mit verschiedensten Verfahren und mit allen der drei besprochenen Methoden eine subakute, dem Lenta-Typ des Menschen ähnliche bakterielle Endocarditis hervorgerufen werden kann. Gegensätzliche Ansichten bestehen aber über den Beginn der Endocarditis (endothelial oder subendothelial) und über die einheitliche Streptokokken-Genese der verrukösen und bakteriellen Endocarditis.

Aus den Tierversuchen kann allgemein gefolgert werden, 1. daß experimentell ohne präliminäre Klappenläsionen (d. h. am offenbar normergischen Tier) eine dem Lenta-Typ entsprechende Endocarditis erzeugt werden kann, und zwar mit relativ apathogenen, von Menschen stammenden Herdstreptokokken; deswegen braucht aber nicht jede Endocarditis bakteriell bedingt zu sein; 2. daß dabei nur in einem bestimmten, relativ kleinen Prozentsatz eine Endocarditis auftritt; 3. daß hämodynamische Überlastungen allein oder durch verschiedenste Vorbehandlungen lokal geschädigte oder sensibilisierte Klappen das Angehen einer bakteriellen Endocarditis wesentlich begünstigen; 4. daß der Beginn in den Versuchen v. ALBERTINIs und GRUMBACHs einem Endotheldefekt, also den Anfängen der menschlichen Endocarditis ulcerosa entsprach; aber nicht jede Endocarditis muß mit einem Endotheldefekt einsetzen; 5. daß ganz verschiedene Entwicklungen und Endresultate möglich sind, so daß auch beim Menschen keine sicheren Rückschlüsse auf die primäre Schädigung gezogen werden dürfen (gleiches Krankheitsbild mit hochvirulenten Keimen bei immunisiertem Makroorganismus und mit virulenzgedrosselten Keimen bei normergischem Makroorganismus). Die einzelnen Endocarditisformen gehen fließend ineinander über (8).

Wie die tierexperimentellen Ergebnisse zum Verständnis der Pathogenese der Krankheit beim Menschen herangezogen werden können, soll nach Besprechungen der pathologischen und klinischen Gesichtspunkte diskutiert werden.

b) Pathologische und klinische Beobachtungen

Wie erwähnt, ist die zur bakteriellen Besiedlung der Klappen führende Bakteriämie in der Regel kurz, diskontinuierlich und quantitativ gering. Nur ausnahmsweise ist sie von längerer Dauer und massiv. Die Phagocytose des reticuloendothelialen Systems (49, 59) und zweifellos auch die Blutbactericidie, welche wahrscheinlich bei wiederholten Streuungen durch Auftreten von Immunkörpern zunimmt, sorgen für ein rasches Verschwinden der relativ spärlichen und wenig pathogenen Erreger aus der Blutbahn. Für virulentere Keime ist die Verweildauer in der Blutbahn hingegen länger. Die valvuläre Besiedlung mit diesen relativ apathogenen und spärlichen Keimen wird durch *vorbestehende, gewebliche Klappenschädigungen* entscheidend begünstigt. Während diese im Experiment sehr vielfältig (entzündlich, traumatisch, allergisch usw.) sein können, sind sie beim Menschen in der Mehrzahl *narbig-rheumatisch* (eigene Beobachtungen in Tabelle 7: 67%), in der Minderzahl *kongenital* (11%) oder *degenerativ* (Arteriosklerose usw.) (10%). Die subakute bakterielle Endocarditis ist deshalb in der Regel ein *zweiphasiges Geschehen: Eine sekundäre Bakterienansiedlung virulenzgedrosselter Art vollzieht sich auf einem geweblich umgebauten Klappenapparat in einem biologisch umgestimmten Makroorganismus und führt so zu stark gesteigerten, im Endergebnis aber — ohne exogene Unterstützung — doch erfolglosen Abwehrreaktionen* (524a). Jede Klappenveränderung geweblicher Art begünstigt das Haftenbleiben von Keimen, die irgendwie ins Blut gelangen.

Sind die Keime zahlreicher oder virulenter, wird auch die *Besiedlung primär intakter Klappen* (12%) möglich. Die Endocarditis setzt dabei mit einem direkt bakteriell ausgelösten Endotheldefekt und mehr oder weniger tiefer Nekrose (9, 10, 452 u. a.) oder mit einer subendothelialen Reaktion (59, 90, 91, 122, 123, 508—510 u. a.), d. h. mit einer Aktivierung und Verquellung des subendothelialen Mesenchyms, ein. Diese „seröse Endocarditis" wird von Böhmig (59) als Grundlage jeder weiteren Endocarditisentwicklung bezeichnet. Sie kann nach innen aufbrechen oder zum Endotheldefekt, zum Abscheidungsthrombus usw. führen und in Nekrose oder Organisation übergehen. In ihrem Ausdehnungsbereich vermögen sich die Keime definitiv anzusiedeln.

Obschon beim Menschen die Anfänge der Krankheit eigentlich unbekannt und im Einzelfalle, besonders im Endstadium, weder der endotheliale noch subendotheliale Beginn abzugrenzen sind, scheint es naheliegend, daß der subendotheliale Weg eher der langsamen Entwicklung im Rahmen einer Sensibilisierung der Gewebe, einer immunbiologischen Umstimmung des ganzen Organismus und protahierten Auseinandersetzung des Klappengewebes mit den Keimen des Blutstromes und der endotheliale Weg entweder der hyperergischen Reaktion bei hochvirulenten Erregern oder der normergischen Reaktion bei Einschmelzungen der Klappen entspricht. In der Regel dürfte die subakute bakterielle Endocarditis, insbesondere die klassische Lenta — entsprechend ihrer Mittelstellung zwischen rheumatischer und ulceröser Endocarditis — zwischen diesen beiden Grundformen der Endocardreaktion auf bakterielle Einwirkungen stehen und in Funktion von Virulenz der Bakterien und Abwehrkraft des Organismus bald mehr endothelial, bald mehr subendothelial einsetzen.

Auf welchem Wege gelangen die Keime ins Endocard, und wie vollzieht sich die Keimansiedlung? Mehrheitlich wird angenommen, daß die Erreger sich aus dem Blut der Herzhöhle am Endocard implantieren.

Es ist natürlich nicht völlig ausgeschlossen, daß die Keime in Einzelfällen die in entzündlich-veränderten Klappen vorhandenen Gefäße benützen (191, 326). Die Capillaren dürften aber größenmäßig kaum genügen, um die im Innern der Klappen meist in ganzen Gruppen gefundenen Bakterien zu erklären. Auch sind die Tricuspidalklappen, welche normalerweise ziemlich vascularisiert sind, selten, die gefäßarmen Aortenklappen dagegen häufig befallen (332). Zudem ließe sich bei einer coronar-embolischen Implantation der Bakterien die Prädilektion der linken Herzseite kaum erklären ebenso wie die murale Endocarditis bei kongenitalen Vitien, deren Entstehung ebenfalls am einfachsten durch Bakterien-Ansiedlung von der Herzhöhle aus verstanden werden kann.

Damit die Bakterien an den Klappen persistieren, müssen sie der bactericiden Wirkung des Blutes möglichst rasch entzogen werden. Dies erfolgt durch *Abdeckung mit Fibrin und Plättchen*; der relativ schwachen örtlichen Reaktion an den Klappen selbst kommt geringere Bedeutung zu. Ist das Endothel massiver geschädigt oder sogar lokal zerstört, und kommt die Fibrinausscheidung sofort in Gang, haften die Erreger noch leichter und führen im Schutze der Fibrin- und Plättchenabdeckung zu den bekannten geweblichen Reaktionen der Endocarditis ulceropolyposa (S. 52). Das Angehen der bakteriellen Klappeninfektion wird so Funktion des Phagocytosevermögens des Blutes, der Phagocytoseresistenz der Keime, der Infektionsdosis, des Zeitpunktes der Infektion hinsichtlich Klappenabdeckung mit Fibrin usw.

Daß die Bakterien aber primär überhaupt einmal „haften", hängt in erster Linie mit den Unebenheiten und Unregelmäßigkeiten der vorgängig deformierten Klappen und mit den durch die Klappenfehler bedingten *mechanischen und hämodynamischen Verhältnissen* zusammen.

ALLEN hat sich besonders für die rein mechanischen Faktoren der bakteriellen Implantation, welche die Lokalisation bestimmen, interessiert. Nach seinen Untersuchungen zeigen die bakteriellen Vegetationen eine ausgesprochene Prädilektion für die dem Blutstrom zugewandte Klappenfläche (z. B. die dem linken Ventrikel zugewandte Fläche der Aortenklappen) und den Schließungsrand der Klappen. ALLEN spricht von „impact and contact" des Blutes mit den Klappen (13). Normale Klappen gehen bekanntlich im Blutstrom geschmeidig mit; starre Klappen dagegen sind dem „Anprall" des Blutstromes stärker ausgesetzt. Darüber hinaus ist der „Anprall" bei Klappenstenosen infolge höherer Druckwerte, bei Klappeninsuffizienzen infolge höheren Schlagvolumens und stärkerer Beschleunigung stärker als unter normalen Bedingungen. Der Kontakt der Klappe mit dem Blutstrom (Kubikzentimeter Blut pro Quadratzentimeter Klappenoberfläche) ist intensiver an der dem Blutstrom zugekehrten Klappenseite und bei pathologisch veränderten Klappen (Stenose, Insuffizienz) noch verstärkt. Bei Insuffizienz wiederholt sich der Kontakt zudem während des Refluxes. Ähnlich liegen die Verhältnisse bei den kongenitalen Vitien. An Stellen, wo der mit Bakterien beladene Blutstrahl auftritt, ist die Endocarditis am häufigsten. Beispiele hierfür sind die bakterielle Endocarditis beim offenen Ductus Botalli (bakterielle Vegetationen in der Arteria pulmonalis), bei der Aortenisthmusstenose (Excrescenzen häufig unterhalb der Stenose), bei der Aorteninsuffizienz (Auflagerung im Gebiete der Zahnschen Tasche oder auf dem aortalen Segel der Mitralis) usw. Auch beim Ventrikelseptumdefekt lokalisiert sich die Endocarditis häufiger an die dem Defekt gegenüberliegende Ventrikelwand als an die Ränder des Defektes selbst.

Die ausgesprochene *Prädilektion des linken Herzens* ist vor allem Folge des viel häufigeren Vorkommens der rheumatischen Vitien an den Aorten- und Mitralklappen. Aber auch der Druck im linken Herzen ist höher und deshalb die mechanische Belastung größer als im rechten Herzen, welches vor allem bei akuten Infektionen und virulenten Erregern, die auch intakte Klappen zu besiedeln vermögen, befallen ist (21, 26, 332, 539). Je virulenter die Keime sind, desto weniger wichtig oder nötig ist der mechanische Faktor für das Angehen der bakteriellen Endocarditis.

Schon LIBMAN (330, 332) hat auf die Seltenheit der subakuten bakteriellen Endocarditis bei vorbestehendem Vorhofflimmern hingewiesen. In unserem Material bestätigt sich seine Beobachtung (S. 74). Diese Eigentümlichkeit ist ebenfalls in Verbindung gebracht worden mit einer durch Fehlen der Vorhofkontraktion, Tachykardie usw. bedingten Minderung mechanischer Impulse an der Klappenoberfläche der Mitralis.

Überblickt man die aus Experiment, Klinik und Pathologie gewonnenen pathogenetischen Gesichtspunkte, stehen *Bakterienstreuung im Blut* aus latenten oder traumatisierten Herden und der lokale valvuläre Faktor *geweblich vorveränderter* oder *mechanisch besonders beanspruchter Endocardbezirke* im Zentrum aller Betrachtungen. Die *Virulenz* der relativ spärlich und nur transitorisch im Blut kreisenden Erreger ist „*gedrosselt*". Sie sind z. T. sogar als normale Symbionten des gesunden Menschen bekannt. Ihre Art, Quantität und Pathogenität prägen unter anderem Symptomatik und Verlauf der Krankheit. Ein weiterer, entscheidender Faktor ist die lokale und allgemeine *Abwehrreaktion des Makroorganismus*, welcher einerseits die endokardiale Keimimplantation nicht zu verhindern vermag, anderseits zu stark gesteigerten, aber doch erfolglosen Abwehrleistungen führt. Diese Abwehrreaktion besteht einerseits aus der in der individuellen Konstitution verankerten, unspezifischen *Resistenz*, deren celluläre und humorale Grundlagen mit Ausnahme des Properdins weitgehend unbekannt sind, anderseits aus der *Immunität*, welche durch das Zusammentreffen des Makroorganismus mit dem Mikroorganismus erworben wird und auf Grund spezifischer Antikörperbildung direkt meßbar ist. Resistenz und Immunität bilden das „Abwehrpotential", welches den Ausgang der primären Auseinandersetzung zwischen Mikro- und Makroorganismus bestimmt. Meist gelingt es, bei einer Bakteriämie den Erreger zu eliminieren; unter den diskutierten Verhältnissen wird aber eine bakterielle Klappenbesiedlung möglich. Ob diese zum Bild der akuten oder subakuten bakteriellen oder der rheumatischen Endocarditis führt, hängt vorwiegend von der durch viele Faktoren konditionierten *Reaktionslage*, heute in entscheidender Weise auch vom Zeitpunkt und der Intensität therapeutischer Eingriffe ab. Es kommt zu individuell sehr verschieden starken und verschieden raschen cellulären und humoralen Reaktionen, die in Bildung von spezifischen Antikörpern oder Antitoxinen gegen die ursächlichen Krankheitserreger oder in unspezifischen Umstellungen, die unter ganz verschiedenen Blickrichtungen (HESS, HOFF, SELYE) interpretiert werden können, bestehen. Die Wechselwirkung dieses ganzen Geschehens beim Zusammentreffen von Mikro- und Makroorganismus bestimmen Typus, Dauer und Intensität, eventuell sogar Organspezifität der Infektion und zusammen mit den therapeutischen Maßnahmen die Gesamtheit des klinischen und morphologischen Krankheitsbildes sowie seinen endgültigen Ausgang.

Für den Sonderfall der subakuten bakteriellen Endocarditis, insbesondere für die Viridans-Lenta, ist eine exakte, auf immunbiologischen Kriterien und Reaktionen begründete Definition leider nicht bekannt. Im allgemeinen beurteilen wir die Reaktionslage nur auf Grund recht variabler klinischer und morphlogischer Kriterien und schließen daraus indirekt auf die Abwehrleistung des Körpers.

Schon frühe experimentelle Beobachtungen (508, 549, 580 u. a.) haben auf die Bedeutung der „Sensibilisierung" hingewiesen. Die „unitaristische" Theorie der Streptokokken-Ätiologie verschiedener Typen akuter und subakuter Endocarditiden, wonach je nach Abwehrreaktion die Keime leicht zugrunde gehen (Rheuma-

Typ) oder persistieren (Lenta-Typ) (8—10, 90, 279), entspricht manchen klinischen Gesichtspunkten. Die relative Apathogenität der vergrünenden Streptokokken wurde als besondere Artvariante, welche als Folge einer durch ihr weitverbreitetes, saprophytäres Vorkommen verursachten besonderen Immunitätslage des Makroorganismus entsteht (9, 10, 208, 243, 249, 391, 484 u. a.), einleuchtend erklärt.

Anderseits sind die Immunitätsvorgänge selbst genauer kaum untersucht worden. Es sind wohl mit verschiedenen Methoden Antikörper im Blut von Lenta-Kranken gefunden worden. Die Zahl dieser Untersuchungen ist aber gering; ihr Entstehungsdatum liegt viele Jahre zurück, so daß neuere Verfahren nicht zur Anwendung kamen (248, 296, 305, 435, 579). Praktisch verwertbare Ergebnisse haben sich daraus nicht ergeben. Dabei wären serologische Methoden, vor allem bei den abakteriämischen Formen, auch diagnostisch außerordentlich wertvoll. Bei den vergrünenden Streptokokken sind nur typenspezifische Antikörper bekannt; die Antigenstruktur dieser Erreger entzieht sich weitgehend unseren Kenntnissen. Cutanreaktionen wurden wegen zu großer Unspezifität allerorts aufgegeben. Die positive Wassermannsche Reaktion (S. 89) ist ein unregelmäßiger Befund. Das Serumeiweißbild (Elektrophorese) zeigt wohl mehr oder weniger charakteristische, aber völlig unspezifische Verschiebungen. Schließlich hat früher jede Immuntherapie gänzlich versagt. Vor allem aber haben die therapeutischen Erfolge der Antibiotica, welche ausschließlich auf die bakterielle Komponente des Krankheitsgeschehens wirken, die Bedeutung der Erreger deutlich in den Vordergrund gerückt und die Rolle der schlecht faß- und beeinflußbaren Reaktionslage im klinischen Denken stark geschmälert.

Der Begriff der Reaktionslage wird deshalb gezwungenermaßen in der Literatur und auch von uns unabhängig von immunpathologischen Kriterien ganz allgemein mit den — lokal an den Klappen und generalisiert im Gesamtorganismus — die valvuläre Bakterienbesiedlung begünstigenden und mit der Krankheitsentwicklung in Richtung einer subakuten bakteriellen Endocarditis verbundenen humoralen und cellulären Reaktionen identifiziert. In ähnlichem Sinne werden Ausdrücke wie „Reaktionsfähigkeit", „Abwehrkraft", „Abwehrreaktion", „Umstimmung" usw. verwendet, alles Formulierungen, die bei der subakuten bakteriellen Endocarditis exakt-wissenschaftlich nicht befriedigen, in der Klinik sich aber nicht vermeiden lassen bzw. heuristisch ihre volle Daseinsberechtigung haben. Diese Denkweise basiert auch darauf, daß Aktivierungen des mesenchymalen Systems im ganzen Körper (Gefäße, Nieren usw.) auftreten und sich die Erkrankung nicht nur auf die Klappen beschränkt. Hierbei direkt von einer valvulär und vasculär lokalisierten Antigen-Antikörper-Reaktion (191) zu sprechen, scheint uns mangels direkter Beweise und angesichts des vielen Unbekannten und Unspezifischen aber zu weit gegangen.

Zu große praktische Bedeutung hat der Meinungsstreit, ob der Makroorganismus oder der Erreger in der Pathogenese der subakuten bakteriellen Endocarditis wichtiger sei, heute ohnehin nicht mehr, nachdem sich nun das bei jeder Infektion für das Endergebnis entscheidende Kräfteverhältnis zwischen Körperabwehr und bakteriellem Angriff durch antimikrobielle Therapie so eindrücklich zugunsten des Makroorganismus verschieben läßt. Die heftige Diskussion um die Reaktionslage der Endocarditis lenta stammt im wesentlichen aus jener Zeit, in der die Krankheit noch ihren spontanen Ablauf nahm. Sicher ist aber die Abwehrleistung des Makroorganismus für die bakterielle Besiedlung der Klappen an sich von ausschlaggebender Bedeutung, denn lange nicht bei jeder Bakteriämie kommt es zu bakterieller Endocarditis. Ist aber die Infektion einmal angegangen, entscheidet über den weiteren Verlauf wahrscheinlich in erster Linie die Erregerqualität, wie die früher nur in etwa 1% beobachteten Spontanheilungen der einmal diagnostizierten Fälle dartun. Glücklicherweise vermögen nun die Antibiotica die zur Heilung unzureichende Abwehrreaktion des Körpers auszugleichen.

G. Pathologische Anatomie

Eine ausführliche Darstellung der Pathologie und Histologie der subakuten bakteriellen Endocarditis würde den Rahmen der vorliegenden, vorwiegend klinischen Aspekten gewidmeten Monographie überschreiten. Eingehende Besprechungen finden sich bei BÖHMIG und KLEIN (59), GOULD (201) und STAEMMLER (524a). Wir beschränken uns deshalb auf die für die Klinik wichtigsten Gesichtspunkte.

Von den total 172 klinischen Beobachtungen standen uns 43 Sektionsprotokolle (4 Frauen, 39 Männer) zur Verfügung. In 6 Fällen wurde lediglich das Herz obduziert, so daß 37 Fälle vollständig verwertet werden konnten. In 7 Fällen bestand ein Status nach geheilter Endocarditis; in 36 Fällen erfolgte die Sektion im floriden Stadium.

I. Herz

a) Veränderungen der Klappen

1. Makroskopische Befunde

Pathologisch-anatomisch ergeben sich einerseits Analogien zu den destruierend-nekrotisierenden und akut-entzündlichen Veränderungen der ulcerösen Endocarditis, anderseits stark produktive granulierende und chronisch verlaufende Gewebsreaktionen und Thrombenbildung. An den Klappen, seltener am Endocard der Kammern, an der Aorta, Pulmonal- oder anderen Arterien finden sich relativ große, polypöse Auflagerungen, die oberflächlich stark zerklüftet sind und fast immer zahlreiche Bakterien enthalten (Abb. 4). Sie sind leicht zerreißbar, wodurch sich Bakteriämie und Embolie erklären. Die Polypen können ausnahmsweise sehr umfangreich und globulös werden, so daß sie das Klappenostium intermittierend verlegen oder als Kugelthromben den Vorhof ausfüllen (354a). Entsprechend diesen morphologischen Merkmalen wird das ganze Bild als *„Endocarditis ulceropolyposa"* bezeichnet

(Abb. 2, 3, 4). Verdickte, narbig verunstaltete Klappen, Ein- und Abriße, Perforationen und Klappenaneurysmen sind häufig. Da die Krankheit sich in der großen Mehrzahl auf entzündlich vorgeschädigte Klappen aufpfropft, sind gleichzeitig auch chronisch fibroplastische, selten akut rheumatische Klappenveränderungen nachweisbar. Seltener finden sich kongenitale Fehlbildungen der Klappen.

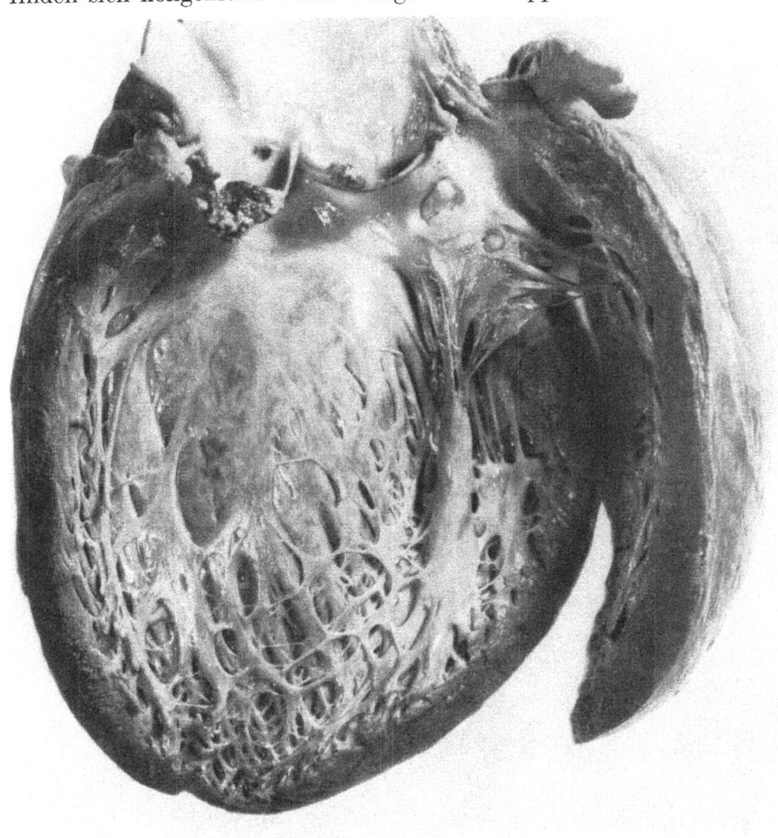

Abb. 2. Endocarditis ulceropolyposa auf dem Boden einer alten fibrösen Aortenendocarditis und exzentrische Hypertrophie der linken Herzkammer. P., Quinto, 23jährig (SN. 1898/54)

Wegen der prädisponierenden Wirkung derartiger Klappenläsionen und stärkerer hämodynamischer Belastung (s. S. 49) ist das *linke Herz* stark bevorzugt. In bezug auf den Befall der einzelnen Klappen weichen die Verhältnisse im Autopsiematerial insofern vom klinischen Ausgangsbefund (S. 35) ab, als die *Aortenklappen* die häufigste Lokalisation der Endocarditis ulceropolyposa darstellen (20 der 43 Fälle, d. h. 46%), während die klinisch an erster Stelle figurierenden Mitralklappen

nur 13mal (30%) betroffen waren. Diese Diskrepanz erklärt sich durch
die höhere Mortalität der subakuten bakteriellen Endocarditis bei
Männern (S. 132) und bei Aorteninsuffizienz (S. 140). In der Literatur
wird je nach Autor die bakterielle Besiedlung der Mitralis (90, 206, 332)

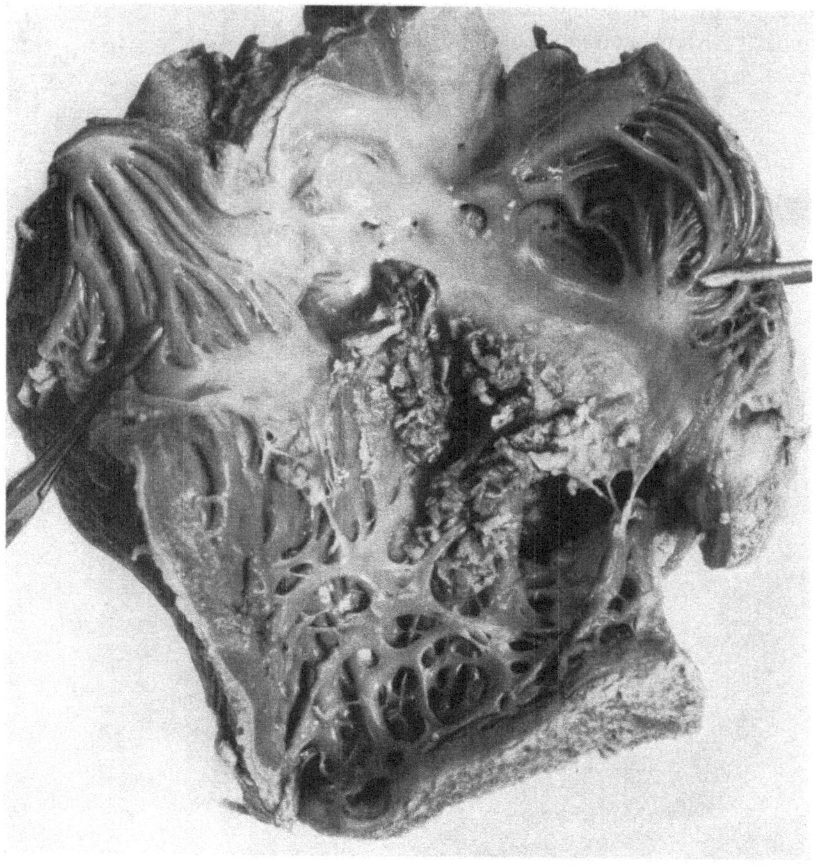

Abb. 3. Endocarditis ulceropolyposa valvulae tricuspidalis. Sch., Ingrid, 16jährig (SN. 809/52)

oder der Aorta (59) häufiger beobachtet. Mitral- und Aortenklappen
waren gleichzeitig in 10 der 43 Fälle (24%) betroffen. Nur ein einziges
Mal (Erreger unbekannt) waren gleichzeitig Tricuspidalklappen und
Aortenklappen befallen, ohne daß klinisch die Endocarditis des rechten
Herzens vermutet worden wäre.

Die isolierte oder mit linksseitiger Lokalisation kombinierte *Endocarditis ulceropolyposa des rechten Herzens* (Abb. 3) ist eine große Seltenheit. Dagegen befällt die akute bakterielle Endocarditis die Tricuspidal-
und Pulmonalklappen relativ häufig, und zwar auch isoliert. Wegen der

größeren Virulenz der Erreger werden hierbei auch primär intakte Klappen besiedelt. Ist der ursächliche Keim aber relativ apathogen (z. B. Viridans-Streptokokken), ist das typische Bild der Lenta-Endocarditis im rechten Herzen vorwiegend bei kongenitalen Vitien zu beobachten.

In einer kürzlich erschienenen Veröffentlichung von Bain u. Mitarb. (21) zeigten unter 15 Fällen von baterieller Endocarditis des rechten Herzens Vegetationen an den Tricuspidalklappen deren 15, an den Pulmonalklappen deren 5, in einem offenen Ductus Botalli (Pulmonalis-Seite) deren 2 und am Ventrikelseptumdefekt (inklusive septales Tricuspidalsegel und Vorderwand der rechten Kammer) deren 1. Entsprechend dem akuteren Verlauf wurden pyogene, virulente Keime wie Staphylokokken, Pneumokokken, Gonokokken, hämolytische Streptokokken gefunden; nur einmal hat eine rheumatische Klappenläsion vorbestanden.

Bei Übergreifen der Vegetationen auf die Chordae tendineae werden diese nekrotisch und zerreißen. 3mal (1mal bei geheilter Endocarditis lenta) waren die Sehnenfäden der Mitralis weitgehend zerstört und 23mal (5 geheilte Fälle) waren die Klappen stark destruiert mit großen Defekten, Perforationen, Fenestrationen, Ab- und Einrissen oder starken Schrumpfungen. Es resultieren daraus — besonders an der Aorta — schwere Klappeninsuffizienzen mit ungünstigen hämodynamischen Folgen, massiver Dilatation des linken Ventrikels und therapieresistenter Herzinsuffizienz. Valvuläre Nekrosen können durch Perforation in hohle thrombotische Massen und durch fibröse Organisation unter dem Einfluß einseitiger hämodynamischer Flächenbelastung zu typischen *Klappenaneurysmen* führen (in 4 Fällen an der Mitralis, 2mal an der Aorta). Diese lokalisieren sich am häufigsten am vorderen Segel der Mitralis bei gleichzeitiger Aorteninsuffizienz (Stelle des Abklatsches) (357, 476).

Die ulceropolypöse Endocarditis der Aortenklappen greift u. U. auf das *parietale Kammerendocard* über oder führt durch direkten Abklatsch (Reflux) zur sekundären Bakterienansiedlung an der ventrikulären Fläche des vorderen Mitralsegels. Der kraniale, subvalvuläre Abschnitt des Septums links ist bevorzugt und war in 7 Fällen unseres Materials betroffen. Von besonderem Interesse sind dabei die klinischen Folgeerscheinungen, indem die im oberen Septum sub- bzw. paraaortal gelegenen Nekrose- und Abszeßherdchen, Zellinfiltrate oder Hämorrhagien einen totalen (1 Fall) oder partiellen (2 Fälle) atrioventrikulären Block oder (Links-)Schenkelblockbilder (3 Fälle) verursachen können [s. auch Eugster (153) und Saphir u. Mitarb. (476a)]. Gelegentlich findet sich eine parietale Endocarditis ulceropolyposa im linken Vorhof, besonders bei Mitralklappenbefall (3 Fälle). Septumperforationen beobachteten wir nie, sind aber bekannt (325, 571). Dehnt sich der Krankheitsprozeß von den Klappen aortenbogenwärts aus, werden Aortenwand und Sinus valsalvae befallen und bilden sich daselbst

(mykotische) Aneurysmen. Dabei kann es unter klinisch dramatischen
Symptomen zur Ruptur ins Pericard, ins Mediastinum, in den rechten
Vorhof oder in eine andere Herzhöhle kommen (274, 287, 494).

Wie eingangs erwähnt, kombinieren sich die morphologischen Veränderungen der ulceropolypösen Endocarditis mit solchen der vorbestandenen Läsionen rheumatischer, kongenitaler oder degenerativer
Natur. Besiedlung primär intakter Klappen ist möglich, tritt aber
zahlenmäßig stark zurück. Im allgemeinen stimmen die frischen und
alten Veränderungen bezüglich Lokalisation überein.

Zahlenmäßig stehen die *rheumatischen* Klappenläsionen an erster
Stelle. Die 32 Fälle mit bakteriell besiedelten alten rheumatischen
Klappennarben betrafen 11mal die Aorta, 12mal die Mitralis und 9mal
gleichzeitig Mitralis und Aorta. Interessant ist aber, daß bei Endocarditis ulceropolyposa der Aortenklappen in 3 Fällen eine nicht besiedelte Endocarditis fibrosa valvulae mitralis bestand; umgekehrt fanden wir aber bei bakterieller Mitralklappen-Endocarditis nie alte rheumatische Veränderungen an der Aorta, ohne daß diese ebenfalls besiedelt
gewesen wären.

An *kongenitalen Vitien* finden sich in unserem Autopsiematerial nur
4 Fälle von *Aorta bicuspidalis* („Zweizipfligkeit" der Aortenklappen).
Ob diese wirklich stets kongenital oder doch entzündlich entsteht, bleibt
offen (205, 302). Die Tatsache, daß wir autoptisch keine anderen kongenitalen Herzfehler beobachten konnten, unterstreicht die auch schon
von anderen Autoren hervorgehobene Bedeutung der Aorta bicuspidalis
als „locus minoris resistentia" für bakterielle Besiedlung und ihre —
gegenüber andern, durch eine Endocarditis ulceropolyposa komplizierten angeborenen Anomalien — schlechtere Prognose (Aorta!). Über
subakute bakterielle Endocarditiden bei anderen kongenitalen Herzfehlern (Ductus Botalli apertus, Kammerseptumdefekt usw.) wird im
Zusammenhang mit den klinischen Befunden berichtet (S. 96).

Drei der sezierten Fälle betrafen ulceropolypöse Endocarditiden, die
sich auf dem Boden einer Aortensklerose bzw. Klappensklerose bei allgemeiner *Arteriosklerose* und *Hypertonie* entwickelten. Der Klappenbefall
war 2mal aortal, 1mal mitral.

Viermal fanden sich überhaupt keine Zeichen irgendeiner vorbestandenen Herz- oder Gefäßläsion *(primäre subakute bakterielle Endocarditis)*; stets waren die Aortenklappen, einmal gleichzeitig die Mitralklappen befallen.

In Übereinstimmung mit den klinischen Beobachtungen (S. 72) scheint auch
auf Grund der Autopsiebefunde die bakterielle Besiedlung der Aortenklappen an
sich leichter zu erfolgen als an der Mitralis, die überwiegend bei vorbestandenen
Vitien oder durch Reflux bei Aorteninsuffizienz betroffen wird.

2. Mikroskopische Befunde

Das *histologische Bild* (6, 11, 13a, 59, 122, 206, 262, 452, 524a u.a.) ist gekennzeichnet durch Verquellung des subendothelialen Gewebes mit Übergang in Nekrose und durch bakterielle Besiedlung. Auf die Endotheldefekte lagern sich Fibrin- und Plättchenthromben an. Im Gegensatz zur akuten ulcerösen Endocarditis sind die polynucleären Leukocyten nicht zahlreich. An der Defektbasis häufen sich die Histiocyten, gelegentlich auch phagocytierende Riesenzellen. Die Bakterien liegen in Rasen oder Haufen innerhalb der Fibrinmassen. Verkalkungen kommen vor allem in der Umgebung der Bakterien vor.

Bestehen die oberflächlichen Schichten der Polypen vorwiegend aus Fibrin, nimmt in den tieferen Schichten die Entzündung stark granulierenden Charakter an und setzt sich vor allem aus Histiocyten, Fibroblasten und zahlreichen Capillaren zusammen. Die elastischen Fasern werden aufgesplittert und schließlich zerstört. Das elastische Fasersystem bildet offenbar einen Schutz gegen das Vordringen der vorerst oberflächlichen Nekrose in tiefere Klappenschichten; erst bei ihrem Schwund kommt es zu Geschwürsbildung, Perforation oder Abriß von Klappengewebe (59).

Je größer die Heilungstendenz, desto stärker entwickeln sich Gewebsreaktionen (Fibrin, Histiocyten, Phagocytose) und Granulationsgewebe, und desto umfangreicher sind die Polypen, die daher als echte „Excrescenzen" der Klappen und nicht oder nur teilweise als Abscheidung aus dem strömenden Blut (13, 534) zu verstehen sind. Gerade die Fälle mit großen und dicken Polypen verlaufen einerseits abakteriämisch (weil die Bakterien durch die starke Gewebsreaktion abgedeckt werden) und verhindern anderseits die volle Einwirkung der Antibiotica auf die Erreger innerhalb der Vegetationen. Deshalb ist die Prognose trotz starker Tendenz zur „Spontanheilung" nicht unbedingt gut. Fibrinreiche Gewebsreaktionen und große Polypen neigen besonders zu Verkalkungen (Abb. 4) und können auf diese Weise enge Stenosen verursachen (11, 388).

Von besonderem Interesse sind natürlich die histologischen *Frühveränderungen* und die einzelnen Zwischenstufen des ganzen Ablaufes von der Infektion selbst bis zum Vollbild der Endocarditis ulceropolyposa. Gewisse Aspekte dieses Problems sind im Zusammenhang mit der Pathogenese bereits besprochen worden (S. 43 ff.). Die Auffassungen sind nicht einheitlich, ja umstritten.

Nach v. ALBERTINI (6), JAFFÉ (262), RIBBERT (452), SAPHIR (475) u.a. beginnt die Endocarditis mit einer *Endothel*-Schädigung (toxisch, bakteriell). Die Endothelzellen, besonders am Schließungsrand, verquellen, die Kerne verschwinden, und die Zellen werden nekrotisch. Bald darnach erscheinen subendokardial ovuläre Zellen mit bläschenartigem Kern,

meist in der Anordnung einer „Palisade", die Fibroblasten und Fibrocyten entsprechen, absterben und sich mit Plättchen der an dieser Stelle
aufgetretenen Thromben vereinigen. Circumscripte noduläre Exsudate
von ödematöser Grundsubstanz, Rund- und Riesenzellen treten auf, in
deren Peripherie die Nekrose einsetzt und destruierend auf das Klappengewebe übergreift. Am Rande der Nekrose erscheinen schließlich zur

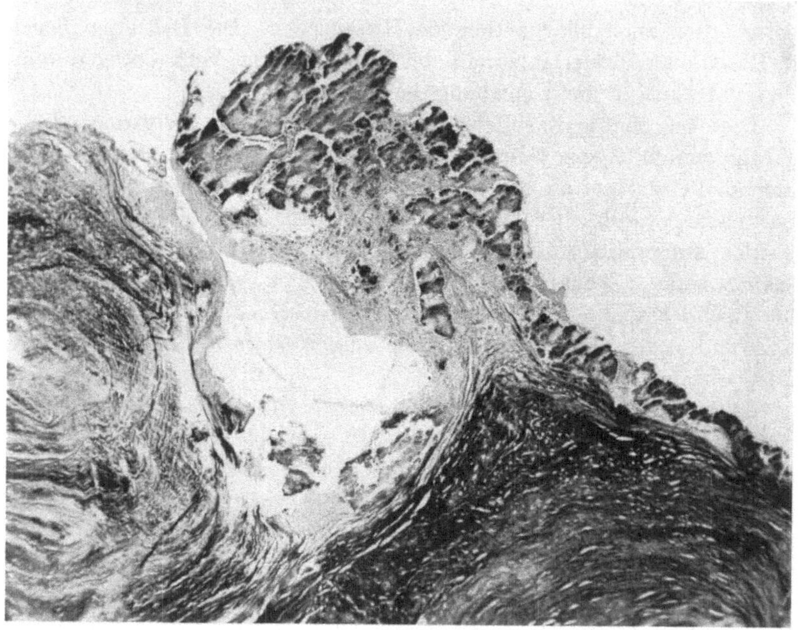

Abb. 4. Endocarditis ulceropolyposa recidivans valvulae mitralis. Charakteristisch die starke Klappen-
verkalkung und Zerklüftung der Oberfläche. Vergr. 35:1. M., Caecilia, 36jährig (SN. 521/46 SG.)

Abwehr und als erstes Zeichen einer Heilungstendenz Fibrocyten, Histiocyten und Capillaren.

Nach Böhmig und Klein (59), Clawson (90, 91), Dietrich (122),
Siegmund (509), Staemmler (524a) u. a. setzt die Endocarditis im
Subendothel ein. Primär ist die Reaktion des subendothelialen mesenchymalen Gewebes; erst sekundär kommt es zu Endotheldefekt, Bak-
terienhaftung und thrombotischen Auflagerungen. Böhmig bezeichnet
diese subendotheliale Reaktion als „*seröse Endocarditis*". Sie besteht in
subendothelialem Ödem, Kollagenschwund und Zelluntergang, denen
rasch fibrinöse Insudation („fibrinöse Entzündung") folgt. Histiocyten-
wucherung, Fibroblastenproliferation und Capillarisierung kennzeichnen
das nächste Stadium. Schließlich bildet sich, besonders in der Tiefe, an
Fibrocyten und Capillaren reiches, eigentliches Granulationsgewebe
(„granulierende Entzündung").

Heilungstendenzen (Abb. 5 und 6) sind histologisch schon früh erkennbar. Starke entzündliche Reaktionen mit Polypenbildung und Auftreten von granulierender Entzündung und Verkalkung können als Zeichen

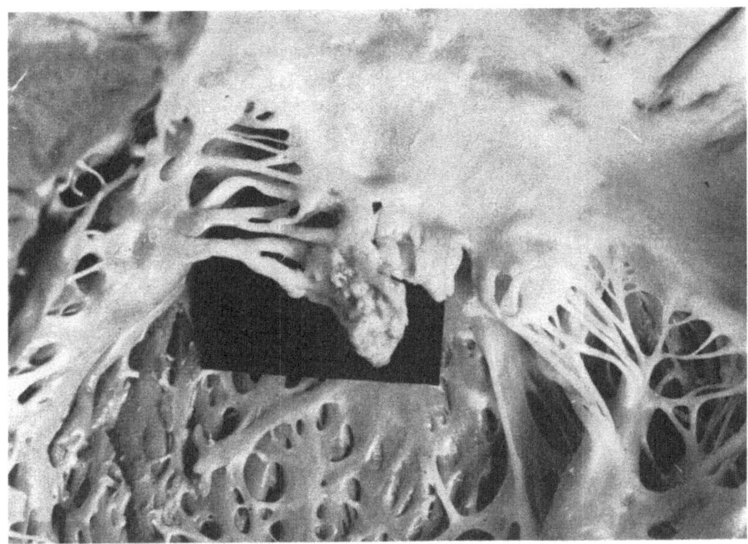

Abb. 5. Anbehandelte Endocarditis ulceropolyposa valvulae mitralis auf dem Boden einer alten fibrosierenden Endocarditis. M., Caecilia, 36jährig (SN. 521/46 SG.)

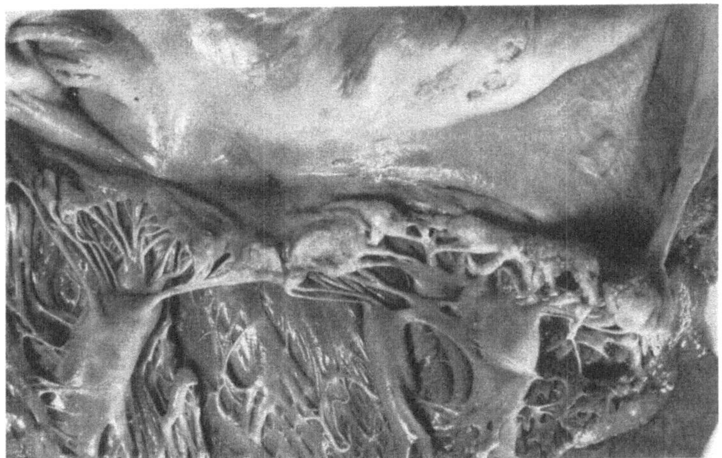

Abb. 6. Abgeheilte Endocarditis ulceropolyposa valvulae mitralis. C., Frieda, 53jährig (SN. 664/48)

von Spontanheilung aufgefaßt werden. Heute kennen wir auch die Histologie des therapeutisch herbeigeführten Heilungsablaufes (78, 182, 241, 388 u. a.). Penicillin und andere Antibiotica fördern und beschleunigen offenbar einfach die normalerweise schon vorhandenen reparativen

Vorgänge derart, daß es zu definitiver Heilung und Überwindung der Infektion kommt. Die Polypen werden allmählich fibrös organisiert, die Bakterien phagocytiert, eventuell calcifiziert. Sind Verkalkung und Schrumpfung besonders ausgeprägt, resultieren gelegentlich enge Klappenstenosen (11, 338). In schweren Fällen und bei besonders virulenten Erregern bleiben häufiger mehr oder minder große Klappendefekte und gar Abrisse, so daß starke Klappeninsuffizienzen entstehen. Auch ist bekannt, daß z. B. eine kongenitale Pulmonalstenose infolge einer Endocarditis lenta in eine Pulmonalklappeninsuffizienz verwandelt werden kann (429). Selbst nach Jahren sind in „geheilten" Fällen histologisch noch Bakterien, wenn auch alteriert, sowie Leukocyteninfiltrate nachgewiesen worden (11, 78, 79, 180, 212 u. a.). In günstigen Fällen bleibt ein relativ zellarmes Bindegewebe mit Kalkbröckel ohne Nekrose, Leukocyten oder Bakterien (78). Unter Umständen ist der Endzustand kaum mehr unterscheidbar von demjenigen einer abgeheilten rheumatischen Endocarditis (241).

b) Veränderungen des Myocards

Bedeutung und Häufigkeit der Myocardbeteiligung werden sehr verschieden beurteilt. Böhmig und Klein (59) erachten sie als gering; Corell u. Mitarb. (100), Perry u. Mitarb. (424), Saphir (474, 475, 476a) u. a. dagegen deuten die Herzinsuffizienz vorwiegend als Folgeerscheinung der Myocarditis und erachten diese als prognostisch ausschlaggebend. Klinisch kann sich die Myocardbeteiligung bald als Dekompensation oder Herzdilatation, bald als Rhythmus- oder Reizleitungsstörung oder anderweitiger EKG-Befund äußern (476a).

1. Aschoffsche Knötchen

werden je nach Autor [Literatur bei Böhmig und Klein (59), Gould (201) und MacIlwaine (356)] und Beobachtungsmaterial in 10—80% (—100%), in eigenen Untersuchungen in 20% (4 der 21 Fälle mit histologisch kontrolliertem Herzmuskel) gefunden und beweisen eine vorangegangene oder noch aktive rheumatische Myocarditis. Ob es sich dabei um einen frischen bzw. reaktivierten Morbus rheumaticus oder um Narben handelt, ist eine auch in anderem Zusammenhange (z. B. Mitralkommissurotomie) diskutierte, noch offene Frage.

2. Frische unspezifische Myocarditis

Die *frische unspezifische Myocarditis* wird in 20—50% nachgewiesen (88—90, 99, 424, 474, 475). Auch in unserem Material war sie in gut der Hälfte vorhanden (12 der 21 Fälle). Sie entsteht meistens mikroembolisch, seltener per continuitatem (z. B. im oberen Abschnitt des Septums in unmittelbarer Nähe der Mitral- und Aortenklappe).

Makroskopisch ist die Myocarditis meist nicht zu erkennen. Mikroskopisch finden sich Degenerationen der Muskelfasern, circumscripte Nekrosen und Absceßchen oder vorwiegend perivasculär gelegene, subendokardial (linker Ventrikel, Septum) lokalisierte subakute Entzündungsherde. Eine diffuse Myocarditis wird selten gefunden.

Im amerikanischen Schrifttum werden immer wieder die sog. *„Bracht-Wächter-Körperchen"* zitiert. Darunter werden umschriebene polymorph-, später rundzellige Infiltrate in Form kleiner Abscesse oder Nekrosen verstanden, welche das Muskelgewebe direkt zerstören und nicht nur im Interstitium liegen. Sie sollen typisch, ja spezifisch sein.

Bracht und Wächter (62) selbst beschrieben 1909 diese Veränderungen nicht etwa bei Lenta-Kranken, sondern bei Kaninchen, bei denen sie experimentell Aschoffsche Knötchen zu erzeugen versuchten. Zu diesem Zwecke hatten sie Streptokokken aus 2 menschlichen Herzen mit histologisch nachgewiesenen Aschoffschen Knötchen gezüchtet und 2 Kaninchen injiziert. Die postmortal aus dem Myocard dieser 2 Kaninchen isolierten Streptokokken wurden einem dritten Versuchstier verabreicht. Drei weitere „Kontrolltiere" erhielten Streptokokken, die aus menschlichen Tonsillen gewonnen worden waren. Das Myocard der 2 Kaninchen, welche die von an rheumatischer Myocarditis erkrankten Menschen stammenden Streptokokken erhielten, zeigte kleine nekrotische, von Lymphocyten und Fibroblasten umgebene Herdchen mit vereinzelten Riesenzellen. Das 3. Versuchstier wies im Myocard fibröse Narben und kleine Verkalkungen auf. Bei den 3 „Kontrolltieren" ließen sich ebenfalls Nekroseherde mit leukocytärem Hof feststellen.

Aus der Originalarbeit und den diesem Problem gewidmeten Publikationen geht u. E. eindeutig hervor, daß Bracht und Wächter selbst überhaupt nie das Myocard bei Lenta-Endocarditis untersucht haben, und daß diese Läsionen weder charakteristisch noch konstant oder spezifisch für die subakute bakterielle Endocarditis sind. Die starke Beachtung und Verbreitung, welche die sog. Bracht-Wächter Körperchen, selbst bei kritischen Autoren, gefunden haben, ist bei näherem Zusehen unverständlich. Unseres Erachtens sollte man sich auf eine rein deskriptive Bezeichnung der Myocardläsionen beschränken.

3. Infarkte

Am häufigsten [z. B. 80% (475)] werden im Myocard multiple, kleine ältere und frischere Embolien gefunden *(Mikroembolien)*. Nach Heilung entstehen daraus kleinfleckige Fibroseherde. Große Infarkte infolge (bakterieller) *Coronarembolien* sind selten, aber typisch und fast ausschließlich bei Endocarditis ulceropolyposa der Aortenklappen zu beobachten. In den letzten Jahren ist eine ganze Reihe coronarembolischer Myocardinfarkte kasuistisch mitgeteilt worden (71, 81, 128, 181, 193, 199, 219, 315, 343, 374, 389, 416, 506, 563 u. a.). In größeren Autopsieserien wurde ihre Häufigkeit mit 3—5% (475), 13% (79), 25% (491) und mehr (71, 117) angegeben. Wir selbst beobachteten autoptisch

große Infarzierungen des Herzmuskels infolge bakterieller Coronarembolie in 3 der 43 obduzierten Fälle (große, bröckelige Polypen der
Aortenklappen).

4. Blutungen

Blutungen im Myocard kamen entweder als kleine subendokardiale
Petechien oder als größere Hämorrhagien, vor allem im Septum sub-
aortal, in 8 Fällen vor.

c) Veränderungen des Pericards

Eine Pericarditis ist selten und wird bei alter oder frischer rheumatischer Pericarditis oder Komplikationen (Urämie, Myocardinfarkt, Absceß usw.) beobachtet. Ein Hämopericard kann nach Perforation eines
mykotischen Aneurysmas des Sinus valsalvae oder einer Coronararterie
auftreten. Nur 3 der 43 autopsierten Fälle zeigten ein Hydropericard;
einmal bestand eine Urämie, 2mal eine schwere Herzinsuffizienz mit
Körperhöhlenergüssen.

II. Gefäße

Die vasculären Läsionen sind ein wesentlicher Bestandteil der subakuten bakteriellen Endocarditis. Sie werden verursacht einerseits
durch *Embolien*, deren Quelle die Klappenpolypen darstellen, und
welche u. U. zu schweren Funktionsstörungen, Invalidität und nicht
so selten zum Exitus führen, aber auch völlig symptomlos verlaufen
können, anderseits durch *Arteriitiden* (5a, 7, 59, 127, 307, 380), die z. T.
als ein der Endocarditis parallel gehender Entzündungsprozeß, z. T.
als sekundär nach Embolien entstanden aufgefaßt werden.

a) Embolien

Diese erfolgen vor allem in die großen Gefäße des Gehirns, der
Nieren, der Milz, der Extremitäten und des Mesenteriums. Es kann
aber jeder Gefäßbezirk betroffen werden. Bei Befall des rechten Herzens lokalisieren sich die Embolien in den kleinen Kreislauf. In unserem
Material von total 37 Sektionen zeigten Embolien in die Milz und in die
Nieren je 18 Fälle, in das Gehirn 13 Fälle, in die Coronarien und in die
Extremitäten je 3 Fälle; total waren bei 28 Patienten, d. h. bei etwa
75%, Makroembolien nachweisbar. Die häufigen Milzinfarkte sind bezüglich ihrer Folgen die harmlosesten. Niereninfarkte können zu Anurie
und Urämie führen. Hirn- und Coronarembolien sind prognostisch die
ungünstigten. Embolien in die Extremitäten betreffen vor allem die
Arteria tibialis posterior (2 Fälle), die Arteria poplitea (1 Fall) und die
Arteria radialis.

Typisch für die Embolien bei Endocarditis lenta ist die Tatsache,
daß sie sozusagen nie einschmelzen [GRUMBACH und LÜTHY (208)],

sondern bland verlaufen. Bei der akuten bakteriellen Endocarditis hingegen sind embolische Abscesse häufig. Am ehesten tritt Vereiterung eines Lenta-Infarktes noch in der Milz (156, 195, 344, 430), bei Enterokokken und Staphylokokken ein. Auch wir beobachteten tatsächlich unter den 18 Milzinfarkten 4mal eitrige Abscedierung, 1mal mit Durchbruch in den subphrenischen Raum. Als Folge eines infizierten Niereninfarktes wurde in einem andern Falle ein perinephritischer Absceß gefunden. Solche Fälle heilen trotz adäquater Therapie nicht ab, solange die abgekapselten Abscesse nicht diagnostiziert und entleert bzw. entfernt (Splenektomie) werden. Milzinfarkte können ausnahmsweise rupturieren (344, 348, 578). Blutungen (Encephalorrhagie, Hämaturie usw.) im Gefolge der Embolien sind möglich, aber nicht so häufig und gefährlich wie bei den mykotischen Aneurysmen.

Lungenembolien sind bei links lokalisierter Lenta-Endocarditis nicht zu erwarten. Sie sind dagegen typisch bei Befall des rechten Herzens (Tricuspidal- und Pulmonalklappen, kongenitale Vitien). In der Tat bot der einzige Patient mit bakteriellen Vegetationen an der Tricuspidalis das Bild massiver rezidivierender Lungenembolien. Aber auch in 11 weiteren Fällen ohne bakterielle Besiedlung des rechten Herzens waren Lungenembolien als Folge peripherer Thrombophlebitiden aufgetreten. Die gelegentlich vertretene Ansicht, die Lenta-Sepsis sei nur selten kompliziert durch Thrombophlebitiden, scheint uns auf Grund dieser Erfahrungen unzutreffend.

Embolien können auch noch nach erfolgreicher Behandlung auftreten und zu schwerwiegenden Komplikationen relativ lange Zeit nach der bakteriellen Phase der Krankheit führen (s. auch S. 76) (5a, 79, 172, 391, 479).

b) Mykotische Aneurysmen

Diese entwickeln sich durch bakterielle Mikroembolien in die Vasa vasorum; bevorzugt sind die Arterien des Abdomens und des Gehirns. Wenn sie rupturieren, können lebensbedrohliche Blutungen auftreten. Eventuell erfolgt auch ein Durchbruch in eine benachbarte Vene mit konsekutivem arteriovenösem Aneurysma. Aneurysmen sind aber auch möglich durch direkte Infektion der Gefäßwand aus dem Blutstrom (475, 505).

Eine ausführliche Bearbeitung des ganzen Fragenkomplexes der mykotischen Aneurysmen bei subakuter bakterieller Endocarditis stammt von STENGEL und WOLFERTH (532), die 1923 217 Fälle der Weltliteratur zusammenstellten, und von SHNIDER und COTSONAS (505), die das englische Schrifttum von 1923 bis 1954 abermals durchgingen und zusammen mit 3 eigenen Beobachtungen weitere 62 Fälle sammelten. Unter unseren 37 vollständig obduzierten Fällen beobachteten wir

mykotische Aneurysmen 3mal an den Cerebralgefäßen, 1mal an der
Arteria tibialis posterior, 3mal im Sinus valsalvae und 1mal im Kammer-
septum (s. auch 571). Jedesmal fand sich eine mehr oder weniger ausgedehnte Blutung nach Ruptur; komplikationslos verliefen lediglich
die mykotischen Aneurysmen des Sinus valsalvae.

SHNIDER und COTSONAS (505) teilen die mykotischen Aneurysmen in 4 Haupt-
gruppen ein: 1. abdominale Lokalisation: häufigste; typischer Abdominalschmerz,
eventuell pulsierende Masse palpabel; gelegentlich akutes Abdomen mit Schock
und blutigen Durchfällen, besonders bei Befall der Arteria mesenterica superior.
HEDINGER (226) hat das mykotische Aneurysma der oberen Mesenterialarterie als
typische Lenta-Komplikation eingehend beschrieben (s. dort auch weitere Angaben),
McKAY (369a) kürzlich auf die Pankreasnekrose als Folge eines mykotischen
Aneurysmas hingewiesen; 2. intrakraniale Lokalisation: zweithäufigste; sehr oft
subarachnoidale Blutung oder Ventrikeldurchbruch; Hemiparese usw.; 3. Lokalisation in den Extremitäten: dritthäufigste; Ruptur meistens nicht so gefährlich,
da Blutung durch Fascien und Muskelmassen begrenzt wird; klinisch relativ leicht
erkennbar (pulsierende, schmerzhafte Resistenz); 4. thorakale Lokalisation: besonders Sinus valsalvae aortae oder Aorta descendens; häufig Ruptur unter dramatischen Symptomen ins Mediastinum oder Pericard, in eine Herz- oder in die
Pleurahöhle, in den Oesophagus; selten mykotische Aneurysmen der Pulmonal-
arterien bei bakterieller Besiedlung der Pulmonalklappen oder bei offenem Ductus
Botalli.

Als Kuriositäten seien mykotische Aneurysmen der Milzarterien (412, 502,
505, 532, 578) und der Coronarien (273, 413, 428) erwähnt.

Ebenso wie die Embolien können sich mykotische Aneurysmen noch Monate
nach der bakteriologischen Heilung entwickeln und eventuell rupturieren.

c) Arteriitiden

Entzündliche Wandveränderungen, besonders der kleinen Arterien
und Capillaren, werden von LIBMAN und FRIEDBERG (332) als häufig
bezeichnet. Ihre Genese soll toxisch, möglicherweise allergisch sein, da
Bakterien nicht nachzuweisen sind. Auch die sog. *Oslerschen Knötchen*
werden heute eher als entzündliche Veränderung der Gefäßwand mit
Endothelhyperplasie und Obliteration des Lumens denn als embolisch
verursacht betrachtet (98, 380). Das Zentrum ist nekrotisch, umgeben
von einer Leukocyteninfiltration.

Von verschiedenen Autoren (5a, 59, 127, 191, 244, 380, 547 u. a.) ist
besonders darauf hingewiesen worden, daß — unabhängig von Embolisierung und den oben besprochenen Beispielen — ausgedehnte Gefäß-
bezirke entzündlich verändert sein können. Es wurde sogar postuliert,
daß bei intensiver Nachforschung (histologische Serienschnitte, Angio-
graphie usw.) in jedem Falle periphere arteriitische Läsionen nachzuweisen seien (127). Die Arteriolitis sei vor allem in Milz und Niere
häufig (191, 236). Ihre Genese wird infektionsallergisch erklärt. Als
Folge eines Sensibilisierungsprozesses treten generalisierte Prolifera-
tionen des Endothels, exsudative und proliferative Entzündungszeichen

der Gefäßwände usw. (380) auf, welche sich als Petechien, Purpura oder durch Endothelzellen im peripheren Blute äußern.

In diesem Zusammenhang ist von Interesse, daß Lenta-Endocarditiden auch schon kombiniert mit Periarteriitis nodosa (230, 358) und Thrombendangiitis obliterans (145) beschrieben worden sind. Über entzündliche Gefäßveränderungen in der Leber (97, 354, 482), im Gehirn (5a, 90, 164, 295, 396), im Hoden (230), im Auge (230) usw. ist ebenfalls berichtet worden.

III. Nieren

Seit langem gilt als „klassisch", daß die Nieren häufig mit erkranken (13b, 19, 35, 65, 236 u. a.). In 24 der 37 Autopsien (etwa 70%) waren die 3 wichtigsten renalen Schädigungen, nämlich nichteitrige herdförmige Nephritis, diffuse Glomerulonephritis und Infarkt nachweisbar. Normale histologische Befunde lagen aber immerhin in etwa 30% vor.

a) Herdnephritis

Die zuerst von LÖHLEIN (353) 1910 beschriebene Herdnephritis wird im allgemeinen als eine beinahe spezifische (19, 19a, 332), für die Diagnose der Krankheit höchst signifikante Komplikation betrachtet. Wir konnten sie in 9 Fällen, d. h. nur in etwa 25%, nachweisen, was angesichts der meist fortgeschrittenen Krankheitsstadien der obduzierten Fälle überrascht. Ihre Genese wird in der klassischen Denkweise als embolisch erklärt. In letzter Zeit hat sich aber ein Wechsel in der pathogenetischen Deutung der Herdnephritis vollzogen.

Schon früh und in den letzten Jahren vermehrt wurde auf einzelne Befunde verwiesen, die einer embolischen Entstehung widersprechen (59, 65, 236, 453): Fehlen einer Beziehung zwischen Größe der Vegetationen und Auftreten bzw. Grad der Herdnephritis, Fehlen eines gesicherten Nachweises der Embolisierung und von Erregern in den Nieren, Auftreten der Herdnephritis bei anderen Erkrankungen, bei Fehlen einer Linksendocarditis und erst spät im Heilungsstadium, Ergebnisse der Tierversuche usw. Es wurden deshalb „bakterien-toxische" Schädigungen der Glomeruluscapillaren (453), eine „Irritation eventuell auch Schädigung des Glomerulusendothels durch verschiedenartige Agentien" zusammen mit einer „bestimmten Reaktionslage des Körpers, speziell des Schlingenendothels", welche „örtlich begrenzt bleibende fibrinoide Thrombosen" verursachen (65), angenommen. Heute werden die Nierenveränderungen allgemein als eine mit derjenigen am Endocard parallel verlaufenden Entzündung, deren Auftreten wesentlich durch die Reaktionslage des Makroorganismus bestimmt und deren Wesen in die Nähe einer in die Gefäßwand lokalisierten Antigen-Antikörper-Reaktion verlegt wird (13b, 191, 236), aufgefaßt. Damit ist die Brücke zum heute allgemein anerkannten „infektionsallergischen" Entstehungsmechanismus der Nephritiden geschlagen, ein Wesensunterschied zwischen Herdnephritis und diffuser Glomerulonephritis entfällt. Die Herdnephritis entspräche einfach der für die subakute bakterielle Endocarditis typischen glomerulären Endothelreaktion auf hämatogene Keimausbreitung.

b) Diffuse Glomerulonephritis

Klinisch läßt die spärliche Symptomatologie der diffusen Glomerulonephritis bei subakuter bakterieller Endocarditis Anhaltspunkte dafür
vermissen, daß die Nierenerkrankung a priori als diffuse einsetzt oder
daß eine generalisierte glomeruläre Störung vorliegt. Typisch sind
schleichender Verlauf, Hämaturie und meist normaler Blutdruck. Relativ oft wird vom Kliniker keine diffuse Glomerulonephritis erwartet,
wenn pathologisch-anatomisch eine solche besteht (236), möglicherweise deshalb, weil die „diffuse" Glomerulonephritis aus einem ursprünglich umschriebenen Prozeß hervorgeht, welche durch seine Progredienz
schließlich zur diffusen, aber nicht alle Glomeruli gleichmäßig und
gesamthaft erfassenden Krankheit wird. Wir fanden diffuse Glomerulonephritiden in 3 Fällen; jedesmal bestand gleichzeitig eine Urämie und
einmal auch ein nephrotisches Syndrom.

Die diffuse Glomerulonephritis war vor allem ein Merkmal der sog.
Nachkriegsendocarditis, bei welcher auch aus andern Gründen eine hyperergische Reaktionslage und gesteigerte Endothelreaktivität angenommen
wurde.

c) Niereninfarkt

Größere oder kleinere Infarkte waren die häufigsten Autopsiebefunde
an den Nieren (18 Fälle, etwa 50%) und sollten auch in der Klinik
mehr in den Vordergrund gerückt werden gegenüber der zu häufig
diagnostizierten Herdnephritis. Sie manifestieren sich durch Schmerz,
Hämaturie, Zeichen der renalen Dekompensation usw., können aber
auch symptomlos verlaufen.

Naheliegend ist, daß häufig Nierenstauungen anzutreffen sind. Selten-
heiten stellen Fälle mit interstitieller Nephritis [(508), 2 eigene Fälle],
nephrotischem Einschlag (1 eigene Beobachtung) und Amyloid (23) dar.

IV. Andere Befunde

Es ist nicht erstaunlich, daß bei der subakuten bakteriellen Endocarditis Milz- und andere Organveränderungen bestehen, die auch für
ätiologisch und klinisch differente Septicämien als typisch gelten. So
sind trübe Schwellung und Verfettung innerer Organe häufig. Eine
Splenomegalie ist obligat, sie kann sogar sehr groß werden. Sie entspricht der subakuten oder chronischen entzündlichen Milzschwellung,
häufig kompliziert durch Infarkte und Perisplenitis.

Eine *allgemeine Hyperplasie des reticuloendothelialen Systems* gehört
zum Wesen der Krankheit und führt oft zu entsprechenden, u. U. sehr
ausgesprochenen Veränderungen in der Milz, Leber, Knochenmark,
Lymphknoten. Ein spezifischer Befund liegt hier aber natürlich nicht
vor.

Pneumonische Infiltrate waren in 10 Autopsien nachweisbar. Einmal wurde eine als „Stress-ulcus" beurteilte Magenschleimhautulceration gefunden.

Andere pathologisch-anatomische Befunde werden später im Zusammenhang mit der klinischen Symptomatologie der einzelnen Organe besprochen.

H. Klinik

Die subakute bakterielle Endocarditis ist im fortgeschrittenen Stadium leicht zu diagnostizieren. Heute werden aber solche Fälle nicht mehr so häufig beobachtet wie vor der Einführung der Antibiotica, welche in der großen Mehrzahl die Entwicklung der Krankheit bis zum Vollbild zu verhindern und die Heilung herbeizuführen vermögen. Das Hauptgewicht unserer klinischen Darlegungen verlegen wir deshalb auf die Frühsymptome und Anamnese, auf die zahlenmäßig untermauerte Herausarbeitung der wichtigsten Symptome und Befunde, auf die diagnostisch entscheidenden Laborhilfen und auf besondere Verlaufstypen und Formen der Krankheit. Die zitierten Daten entsprechen — abgesehen von einigen Ausnahmen — stets denjenigen, welche bei der ersten Untersuchung, d. h. im Zeitpunkte des Spitaleintrittes, erhoben wurden.

I. Anamnese, Krankheitsbeginn

Die Krankheit beginnt im allgemeinen schleichend und mit völlig uncharakteristischen Symptomen. Allerdings vermögen auch solche Zeichen beim Arzt den richtigen Verdacht zu erwecken, wenn ein vorbestandener rheumatischer oder angeborener Herzfehler bekannt ist. Gewöhnlich hat dieser bis anhin keine oder nur geringe Beschwerden verursacht; denn in der Regel werden asymptomatische und nur ausnahmsweise dekompensierte Träger eines Vitiums befallen.

Die Beschwerden unserer Patienten sind in Tabelle 14 zusammengestellt. Diese ist insofern unvollständig, als die Untersuchung retrospektiv durchgeführt wurde und auf Eintragungen in den Krankengeschichten basiert. Dennoch dürfte sie eine instruktive Übersicht über die häufigsten, für den Patienten augenfälligsten und dem Arzt in erster Linie vorgetragenen Klagen vermitteln.

Daß dem Ausbruch der Endocarditis nicht selten eine Zahnextraktion, eine Tonsillitis oder Tonsillektomie, ein grippaler Infekt, eine Cystoskopie oder ein anderer Eingriff im Urogenitalsystem usw. vorausgeht ist, haben wir im Abschnitt „Herkunft der Erreger" (S. 27 ff.) diskutiert. Hier sei lediglich nochmals hervorgehoben, daß Störungen der im folgenden beschriebenen Art in unmittelbarem Anschluß an die genannten Vorkrankheiten oder Eingriffe besonders beachtet werden müssen. Wiederholt haben wir erlebt, daß Patient und Arzt eine solche Vorgeschichte entgangen oder von diesen, selbst wenn sie ausdrücklich

Tabelle 14. *Anamnestische Angaben der 172 Patienten mit subakuter bakterieller Endocarditis*

	Zahl der Patienten	%
Fiebrigkeit	164	95
Allgemeine Schwäche, Müdigkeit, Mattheit	118	68
Schwitzen, besonders Nachtschweiße	113	66
Gewichtsverlust	89	51
Anorexie	84	49
Schüttelfröste oder Frösteln	77	45
Gelenk- und Muskelschmerzen	72	41
Kardiale Symptome (Herzklopfen, Rhythmusstörungen, Dekompensationszeichen, Stenokardie, Synkopen)	66	38
Hautmanifestationen (Oslersche Knötchen, Petechien)	45	26
Makroembolien (Gehirn, Milz, Nieren, Lungen, Extremitäten)	43	25
Kopfschmerzen	36	20
Nausea, Erbrechen	26	15
Schlafstörung	21	12
Venenentzündungen	11	6
Durst	10	6
Blutiger Urin	10	6
Schwindel	8	5
Purpura	8	5
Nasenbluten	6	3
Durchfälle	6	3
Visusstörungen	5	3

angegeben worden war, in ihrer Bedeutung nicht genügend gewürdigt worden ist. Es muß deshalb stets ausdrücklich nach Zahnbehandlungen, Infekten usw. gefragt werden.

Die häufigste, fast konstante Angabe der Patienten (95%) ist *Fiebergefühl* oder objektiv festgestellt erhöhte Körpertemperatur in Kombination mit rascher Ermüdbarkeit (66%) und Schweißausbrüchen (66%). Die Temperatur ist gewöhnlich nicht stark (37—38°) oder nur abends erhöht und erreicht selten sehr hohe Werte. In knapp der Hälfte der Fälle ist sie vorübergehend oder wiederholt von leichtem Frösteln oder gar richtigen Schüttelfrösten begleitet. Fieberfreie Intervalle sind nicht selten. In ebenfalls etwa der Hälfte werden Abmagerung und Appetitlosigkeit angegeben. Etwa zwei Fünftel der Kranken leiden unter Muskel- oder Gelenkschmerzen, die zusammen mit dem Fieber gelegentlich Anlaß geben, den Beginn der Endocarditis entweder als Virusinfekt („Grippe") oder als echten Rheumatismus zu deuten. Erstaunlich selten (38%) werden von den Patienten unmittelbare kardiale Symptome vermerkt. Herzinsuffizienz, Synkopen usw. sind eventuell Erstsymptome. Ungefähr je ein Viertel der Kranken berichtet anamnestisch über Hautveränderungen, vor allem über die schmerzhaften Oslerschen Knötchen in den Fingerbeeren, Petechien und größere embolische Arterienverschlüsse in verschiedenen Organen (Gehirn, Abdomen, Extremitäten, Retina usw.). Gelegentlich führen sie den Patienten wegen ihrer Eindrücklichkeit überhaupt erst zum Arzt bzw. veranlassen diesen, den Patienten zu hospitalisieren. Am wichtigsten ist die Hirnembolie, die 5mal das erste Symptom darstellte.

Wesentlich scheint uns, daß die subakute bakterielle Endocarditis sozusagen immer mit Fiebrigkeit, welche das führende Symptom ist, beginnt. Viele oder die meisten der übrigen Symptome (Tabelle 14) sind dagegen, mit Ausnahme der embolischen und gewisser kardialer Erscheinungen, *recht unspezifisch.* Sozusagen jede der aufgezählten Störungen kann als erste oder allein das Einsetzen der Krankheit anzeigen. Im Frühstadium sind deswegen Fehlbeurteilungen und Fehlbehandlungen relativ häufig. Sie sind vermeidbar, wenn die genannten Bagatell- und allgemeinen Krankheitszeichen (Tabelle 14), besonders bei Trägern von Herzvitien, richtig interpretiert werden.

In diesem Zusammenhang ist die vom Auftreten der ersten Symtome bis zur Hospitalisation verstreichende Zeit von Interesse.

Tabelle 15. *Dauer der Anamnese (vom ersten Symptom bis Spitaleinweisung)*

Weniger als 3 Wochen	30 Patienten
4—6 Wochen	44 Patienten
7—12 Wochen	49 Patienten
13 Wochen bis 6 Monate	35 Patienten
7—12 Monate	12 Patienten
mehr als 1 Jahr	2 Patienten

Die Einweisung erfolgt im allgemeinen spät, in mehr als der Hälfte zwischen der 4.—12. Woche und nur in ungefähr knapp einem Sechstel innerhalb der ersten 3 Wochen. Mehr als ein Viertel der Kranken kam sogar erst nach 3 Monaten oder mehr ins Spital. Offensichtlich werden die Patienten durch die nur schleichend auftretenden, uncharakteristischen Symptome wenig beunruhigt; aber auch die Ärzte können sicher zur wichtigen Frühdiagnose vermehrt beitragen.

II. Das klinische Bild

Hat sich das Krankheitsbild einmal voll ausgebildet, kann praktisch jedes Organ direkt oder indirekt betroffen sein und eine Vielzahl von klinischen Symptomen bestehen.

a) Allgemeinsymptome

Die Allgemeinsymptome gehen auf die Infektion selbst und auf die Toxämie zurück.

Auch hier ist das *Fieber* (93%) der regelmäßigste Befund.

Von unseren 172 Patienten waren 160 (93%) febril; bei 7 Kranken wurden weder anamnestische noch bei Spitalbeobachtung (5 Tage bis 4 Wochen vor Therapiebeginn) erhöhte Temperaturen gemessen, 5 Kranke gaben anamnestisch Fieber an, welches im Spital (3—11 Tage Beobachtung bis Therapiebeginn) aber nicht bestätigt werden konnte. Unter den 7 anamnestisch und unter Spitalkontrolle „fieberfreien" Fällen hatten 5 Patienten kürzere oder längere Zeit zuvor eine Behandlung erhalten (3 Rezidive, 2 ambulante Anbehandlungen zu Hause). Zweimal waren keine besonderen Gründe für die Afebrilität erkennbar. Bemerkenswerterweise befanden sich 4 der afebrilen Patienten in einem Alter von über 65 Jahren; wir werden später (S. 96) noch eingehender die Merkmale der Krankheit im höheren Alter besprechen.

In mehr als zwei Dritteln verlief das Fieber remittierend, in ungefähr einem Viertel (vor allem bei Enterokokken und virulenteren Keimen) intermittierend-septisch. In einigen Fällen zeigte die Kurve eine richtige Continua. Sehr hohe Temperatursteigerungen sind selten, meist lagen die Schwankungen zwischen 37,5 und 39,0°.

Das Fieber reagiert u. U. schon auf sehr geringe Dosen von Antibiotica und Sulfonamiden. Es kann deshalb zur Verzögerung der richtigen Diagnose und der Behandlung kommen, wenn unter verschiedensten Annahmen (Grippe, Tonsillitis, Bronchitis usw.) eine unterdosierte Therapie mit Antibiotica begonnen und damit meist auch eine Remission erzielt wird. Regelmäßig tritt das Fieber aber einige Tage nach Absetzen der Mittel wieder auf. Allerdings lösen in gewissen Fällen auch spontan Perioden mit mäßig hoher Temperatur solche ohne Fieber ab, so daß die Fiebertabelle einen wellenförmigen Charakter bekommt. Die erwähnte prompte Reaktion auf Antibiotica mit sofortigem Rezidiv des Status febrilis nach Absetzen dieser Medikamente ist ein Warnsymptom und soll geradezu den Verdacht auf eine subakute bakterielle Endocarditis wecken.

Interessanterweise kann das Fieber auch auf eine völlig unspezifische Behandlung, z. B. Causyth, Pyramidon, Aspirin, Butazolidin usw. verschwinden. In der Regel rezidiviert es aber nach Absetzen dieser Mittel.

Andere, bereits im Abschnitt „Anamnese" besprochene, sehr häufige klinische Beobachtungen sind Schweißausbrüche, Frösteln oder Schüttelfrost, Kopfschmerz (vor allem Stirn-Kopfschmerz), abnorme Müdigkeit, Schlappheit, allgemeine Schwäche, Anorexie, Schlaflosigkeit oder erhöhtes Schlafbedürfnis usw. Gewöhnlich ist der Allgemeinzustand im Verhältnis zur Schwere der Erkrankung nicht stark reduziert, und die Symptome sind nur mäßig ausgeprägt. Im Endstadium dagegen können sich Kachexie und Erschöpfung einstellen. In einigen Fällen beobachteten wir schon früh im Verlauf der Krankheit raschen und schweren Gewichtsverlust. Oft waren wir beeindruckt durch profuse Schweißausbrüche und starke Arthralgien; solche Fälle erwecken zu Beginn klinisch leicht den Verdacht auf einen Rheumatismus oder auf eine Tuberkulose!

Zu den Allgemeinsymptomen gehören auch die psychischen Veränderungen, soweit sie nicht durch Hirnembolien, Encephalitis usw. bedingt sind. WEDGWOOD (558) erwähnt z. B. in 20% der Erkrankungen „nervöse oder psychische Störungen". Es sind auch Fälle mit akutem exogenem Reaktionstyp und toxischer Psychose (17) beschrieben, ohne daß autoptisch das Cerebrum pathologisch verändert war.

b) Herz und Kreislauf

Die *kardialen Befunde* werden in erster Linie durch die vorbestandene Herzläsion geprägt. Ihre Verteilung auf die einzelnen Klappen usw. in unserem Material ist in den Tabellen 7, 9—12 und S. 35 ff. dargelegt.

Wichtig erscheint uns, daß *ein Geräusch unter Umständen fehlen kann* (212, 369, 479). Damit wird die Diagnose natürlich erschwert. In der Tat war bei Spitaleintritt in 12 Fällen (7 primäre und 5 Fälle mit Hypertonie und Myodegeneratio cordis) kein pathologischer Auskultationsbefund zu erheben. Bei allen diesen Kranken entwickelte sich in der Folge aber doch noch ein Geräusch, welches dann sofort zur richtigen Diagnose führte. Bei diesen Fällen handelt es sich meist um primäre Klappenbesiedlungen, um eine Aorta bicuspidalis, die — wie erwähnt — ohne Auskultationsbefund einhergehen kann, oder um eine Endocarditis des rechten Herzens, die allgemein uncharakteristischer als diejenige des linken Herzens verläuft (26).

Bei der *primären Endocarditis* hinkt das Geräusch den übrigen Symptomen immer nach, oft um viele Wochen. Es entwickelt sich am häufigsten an der Aorta (Tabelle 11). Männer sind häufiger betroffen. Nach FRIEDBERG (172) gibt es Fälle, die überhaupt nie ein Herzgeräusch aufweisen. Die Erreger sind im allgemeinen virulentere Keime. In unseren 20 Fällen waren nur 9 durch anhämolytische Streptokokken (α- oder γ-Hämolyse) verursacht, dagegen 3 durch Enterokokken, je 2 durch hämolytische Streptokokken, Staphylokokken und Pneumokokken; 2mal blieben die Kulturen negativ.

Bei den 17 Kranken mit nichtrheumatischer oder kongenitaler vorbestandener Herzläsion, d. h. mit Hypertonie, Aortensklerose, Myodegeneratio cordis usw. waren wiederum die Aortenklappen bevorzugt (Tabelle 9). Dagegen finden sich in dieser Gruppe ungefähr die gleichen Erreger wie im Gesamtmaterial, nämlich 12mal anhämolytische Streptokokken, 2mal Enterokokken, 1mal Staphylokokken; 2mal verlief die Krankheit abakteriämisch.

Nicht selten ändert sich die Qualität des Geräusches im Verlaufe der Krankheit. Es kann lauter oder rauher werden. Gelegentlich vollzieht sich dieser Wechsel sehr abrupt, z. B. bei Ruptur eines Sehnenfadens oder Abriß einer Klappe. Es entstehen dabei meist ausgesprochen hochfrequente oder musikalische Geräusche. Ohnmachten oder Schocksymptome können Einriß oder Ruptur von Klappensegeln und Sehnenfäden begleiten. Eventuell tritt der Exitus nach akuter Herzinsuffizienz ein. Auch bei vorbestandenen Vitien entwickeln sich unter Umständen neue Geräusche an vorher nicht geschädigten Klappen. So haben wir die Entstehung einer zusätzlichen Aorteninsuffizienz bei 5 Mitralinsuffizienzen und je einmal bei Aortenstenose bzw. kombiniertem Mitralvitium und einer zusätzlichen Mitralinsuffizienz bei 4 Aorteninsuffizienzen und je 1 Aortenstenose bzw. kombiniertem Aortenvitium erlebt.

FULTON und LEVINE (178) und LIBMAN und FRIEDBERG (332) beschrieben das Auftreten eines präsystolischen Geräusches und eines lauten ersten Tones apikal, also den akustischen Befund einer Mitralstenose. Bei der Autopsie bestanden aber große Mitral-Vegetationen, Kugelthromben im linken Vorhof oder umfangreiche Mitralklappen-Aneurysmen, welche eine „funktionelle" Mitralstenose erzeugten.

Bei Insuffizienz des linken Ventrikels kann ein Galopp erscheinen. Die Ursachen des seltenen perikarditischen Reibens wurden im Kapitel der pathologischen Anatomie (S. 62) kurz besprochen.

In 2 Fällen haben wir feststellen können, daß ein unter Spitalbeobachtung frisch aufgetretenes Diastolicum im Sinne einer Aorteninsuffizienz nach 1 bzw. 2 Wochen Behandlung wieder verschwunden ist. Wir erklären diese Erscheinung damit, daß sich unter der Therapie reversible entzündliche Verklebungen usw. gelöst haben und die Klappen dadurch wieder voll beweglich und schließfähig geworden sind.

Auf ein auskultatorisches Kriterium zur Diagnose linksseitiger intrakardialer Thromben bei Endocarditis lenta hat kürzlich BERG (38) hingewiesen. Festhaftende Klappenthromben sollen über der rechten Carotis ein rauhes, konstantes systolisches Geräusch, welches über dem Herzen selbst nicht gehört werden kann, verursachen.

Wenn wir anhand klinischer Beobachtungen bei allen 172 Patienten den Befall der Aorten-, Mitral- und Aorten-Mitralklappen in irgend einem Zeitpunkte des Krankheitsablaufes zusammenfassen (Tabelle 16), gleicht sich — wie im Autopsiematerial (S. 53) — die primäre Prädilektion für die Mitralklappen (S. 36) beinahe vollständig aus. Denn durch das *häufige Auftreten einer Aorteninsuffizienz (zusätzlich)* bei Mitralvitien und bei Fällen ohne und mit vorbestandener, nicht rheumatischer Kardiopathie erreicht die aortale Lokalisation der subakuten bakteriellen Endocarditis zahlenmäßig ungefähr die Frequenz des Mitralklappenbefalles. Wir schließen daraus, daß die Mitralklappen bei der bakteriellen Endocarditis deshalb in erster Linie befallen werden, weil die Mitralfehler am häufigsten sind, daß die Krankheit an sich aber an den Aortenklappen leichter angeht. Wahrscheinlich spielt hier die größere hämodynamische Belastung der Aortenklappen eine Rolle.

Selbstverständlich ist nicht jedes hörbare systolische Geräusch einfach bakterieller Besiedlung gleichzusetzen, können hierfür doch auch extrakardiale Faktoren wie Fieber, Anämie usw. verantwortlich sein. Ist das Geräusch aber laut, rauh, konstant und mit anderen typischen klinischen und röntgenologischen Symptomen kombiniert, ist die Annahme einer Bakterienansiedlung höchst wahrscheinlich.

Tabelle 16. *Klappenbefall bei allen 172 Patienten auf Grund klinischer Befunde (in irgendeinem Zeitpunkt der Erkrankung)*

Mitralklappen
Rheumatische Vitien . . . . 46 ⎫
Vorbestandene, aber nicht rheumatische Kardiopathien . . . . . . 6 ⎬ 57
Keine vorbestandene Kardiopathie . . . . 5 ⎭

Aortenklappen
Rheumatische Vitien . . . . 28 ⎫
Vorbestandene, aber nicht rheumatische Kardiopathien . . . . . . 11 ⎬ 54
Keine vorbestandene Kardiopathie . . . . 15 ⎭

Aorten- und Mitralklappen kombiniert
Rheumatische Vitien . . . . 30 ⎫
Unter Beobachtung entweder Mitralis oder Aorta zusätzlich neu ⎬ 42
  befallen . . . . 12 ⎭

Kongenitale Vitien 19

Das extrem seltene Vorkommen bei Mitralstenose haben wir bereits S. 37 diskutiert.

Der *Blutdruck* zeigt kein spezifisches Verhalten. Er ist bestimmt durch das zugrunde liegende Vitium.

14mal schrieben wir eine Blutdrucksteigerung zusätzlichen Faktoren zu, nämlich 12mal dem gleichzeitigen Bestehen einer essentiellen Hypertonie und 2mal einer Blutdrucksteigerung bei diffuser Glomerulonephritis. Akut erniedrigt war der Blutdruck in 8 Fällen als Folge eines Kollapses nach besonderen Komplikationen (Embolien, Klappeneinrissen usw.).

Der *Puls* entspricht ebenfalls der bei den vorhandenen Herzfehlern zu erwartenden Qualität. Darüber hinaus bestand aber als direktes Symptom der akuten Herzschädigung in allen Fällen eine *Tachykardie*, die bei relativ niedriger Temperatur regelmäßig über der durch das Fieber verursachten Frequenzbeschleunigung lag, und die lange nicht immer mit einer Dekompensation einherging. Die Tachykardie überdauert zudem meist recht lange die therapeutisch herbeigeführte Entfieberung.

Die *Herzgröße* war in 158 Fällen röntgenologisch beurteilbar. Der Lungen-Herzquotient war normal ($\geq$ 1,9) in 82 Fällen (52%), abnorm ($<$ 1,9) in 76 Fällen (48%); die Herzvergrößerung war mittelschwer (Lungen-Herzquotient 1,7—1,9) in 46 Fällen (29%) und schwer (Lungen-Herzquotient $<$ 1,7) in 30 Fällen (19%). Dies entspricht der bereits erwähnten Beobachtung, daß sich die meisten Patienten vor der akuten Erkrankung in einem bezüglich Herzfunktion guten Zustand befinden, und daß nur etwa 55% der Patienten (s. unten) je eine Herzinsuffizienz entwickeln.

Die *Herzinsuffizienz* ist — wie erwähnt — in der ersten Phase der Erkrankung nicht häufig. Die bakterielle Endocarditis befällt gewöhnlich den gut kompensierten, jüngeren Herzpatienten, worauf 1918 schon LIBMAN (330) hingewiesen hatte. Nur 11 der 172 Fälle, d. h. 7%, zeigten schon vor der Erkrankung (leichte) Stauungserscheinungen. Relativ früh im Verlaufe der Erkrankung traten solche in 41 Fällen auf. Im Zeitpunkte des Spitaleintrittes lag somit bei total 52 (30%) Patienten eine gewöhnlich leichte Herzinsuffizienz vor. 42 (25%) weitere Kranke entwickelten während der Spitalbeobachtung frische Dekompensationszeichen, so daß die Endocarditis bei 83 Kranken (48%) eine kardiale Insuffizienz ausgelöst hatte. Es waren somit *total 94 (55%) Kranke im Verlaufe der ganzen Erkrankung irgendeinmal kardial dekompensiert, und 78 (45%) bewahrten trotz der schweren Herzschädigung eine normale Funktion.* Über ähnliche (137, 394 u. a.) oder höhere (281, 399 u. a.) Prozentsätze berichten auch andere Autoren.

Trotz der Tatsache, daß in 45% Herzinsuffizienz-Symptome fehlen, muß schon hier die später noch eingehend besprochene Bedeutung des Herzversagens für die Früh- und besonders für die Spätprognose hervorgehoben werden. Das Ausbleiben einer Herzinsuffizienz kennzeichnet die günstigen, das Auftreten einer solchen die ungünstigen Fälle. Denn seit der Möglichkeit, den infektiösen Prozeß durch Antibiotica zu heilen, ist die Herzinsuffizienz die entscheidende Komplikation und die weitaus wichtigste Todesursache.

EKG-Veränderungen

Arrhythmien sind nicht besonders häufig. Sie kommen im Vergleich zu den akuten rheumatischen Herzleiden relativ selten vor (52, 322, 367, 468, 495, 496, 553). Besonders Vorhofflimmern wird nur selten (etwa 2—7%) beobachtet [(52, 63, 102, 115, 137a, 178, 332, 367, 468) s. auch S. 49]. Die Feststellung eines Vorhofflimmerns, wenigstens im Frühstadium, spricht differentialdiagnostisch in unklaren Fällen gegen subakute bakterielle und für rheumatische Endocarditis (322, 332, 553).

Auch nach unserer Erfahrung ist *Vorhofflimmern* eine Seltenheit. Wir haben es nur einmal im Frühstadium beobachtet. In 18 weiteren Fällen war dieses erst nach progredienter Verschlechterung oder längerer Krankheitsdauer zusammen mit Herzinsuffizienz usw. aufgetreten. In 2 letal verlaufenen Fällen entwickelte sich Vorhofflattern. Das Auftreten von Vorhofflimmern und Vorhofflattern ist ein signum malum omnis (S. 136).

Extrasystolen sind ebenfalls nicht häufig. Ektopien supraventrikulären Ursprungs wurden in 14 (9%) Fällen, solche ventrikulärer Natur in 25 Fällen (15%) registriert. 5mal kamen *paroxysmale supraventrikuläre Tachykardien* vor. 4mal bestand eine ausgesprochene Sinusarrhythmie, 5mal vorübergehend ein Aschoff-Tavara-Knotenrhythmus.

Die häufigste Reizleitungsstörung ist der *partielle AV-Block 1. Grades* (AV-Verlängerung über 0,2 sec), die in 27 unserer 164 elektrokardiographisch kontrollierten Kranken festgestellt wurde. Diese Frequenz von 16% stimmt überein mit den Angaben FRIEDBERGs (172), der die Störung in 15% beobachtete. Sie hat — wie der in je einem Fall beobachtete partielle AV-Block 2. Grades und sinoauriculäre Block — insofern klinische Bedeutung, als daraus ohne vorangegangene Glykosidtherapie auf eine myokarditische Schädigung geschlossen werden darf. Entsprechende Beispiele sind S. 55 näher beschrieben. Wir haben den Eindruck, daß die AV-Reizleitungsstörungen seltener geworden sind, seit die Krankheit konsequent mit hohen Antibiotica-Dosen behandelt wird.

Ein *totaler AV-Block* lag in 5 Fällen vor. Alle litten an einer Endocarditis der Aortaklappen. Auf Grund anatomisch-pathologischer Beobachtungen (S. 55) (153, 476a) ist in solchen Fällen oft die Vorhofscheidewand bzw. die Gegend des Aschoff-Tawara-Knotens entzündlich infiltriert. Bei 2 Kranken war der totale AV-Block durch ein Adams-Stokes-Syndrom kompliziert, beide starben in einem solchen Anfall.

AV-Blockierungen verschiedenen Grades sind also nicht selten. Sie sind aber sicher nicht so häufig wie bei akuten rheumatischen Herzerkrankungen, für die ja der partielle AV-Block 1. Grades eine typische Komplikation darstellt.

Schenkelblockbilder im Elektrokardiogramm wurden 10mal festgestellt (6%), und zwar 6mal dasjenige des Linksschenkelblockes, 4mal dasjenige des Rechtsschenkelblockes. 3mal war diese Veränderung nur intermittierend vorhanden. Es ist bei der Endocarditis lenta auch über ein reversibles Wolff-Parkinson-White-Syndrom berichtet worden (586).

Die übrigen abnormen EKG-Befunde der 164 untersuchten Fälle betrafen eindeutig *pathologisch veränderte Nachschwankungen* (92 Fälle, 56%), *Linkshypertrophiebilder* (59 Fälle, 36%), *Rechtshypertrophiebilder* (2 Fälle von kongenitalen Vitien), *Infarkte* (9 Fälle, s. S. 61 und 78 über Coronarembolien), QT-Verlängerungen (6 Fälle) und Vorhofschädigungen (20 Fälle, 12%). DONZELOT u. Mitarb. (137a) verwerten in fraglichen Fällen die Seltenheit der Rechtshypertrophie, die zum seltenen Auftreten unserer Krankheit bei Mitrastenosen paßt, als differentialdiagnostisches Kriterium für eine rheumatische und gegen eine bakterielle Endocarditis.

Das Elektrokardiogramm blieb in 61 Fällen (37%) normal.

Unter 103 durch Kontrollen genügend belegten Verlaufsbeobachtungen kam es neu zum Auftreten einer pathologischen Nachschwankung bei initial normaler Kurve in 18 Fällen, zu einer vorübergehenden oder definitiven Verschlechterung des primär schon abnormen Befundes in 50 Fällen. Eine deutliche Besserung bzw. Normalisierung unter der Behandlung war in 52 Fällen zu beobachten.

Die *Bedeutung der elektrokardiographischen Befunde* liegt darin, daß sie einen Anhaltspunkt für das Ausmaß der Herzschädigung, vor allem der Myocarditis, geben und prognostisch verwertbar sind (S. 136). Bestehen eindeutig pathologische Nachschwankungen, intraventrikuläre und atrioventrikuläre Blockierungen, Vorhofflimmern oder Vorhofflattern, gehäufte Extrasystolen, oder verstärken sich diese Störungen trotz Behandlung bzw. treten sie neu auf, weist dies auf eine progressive Herzmuskelschädigung und erhöhte Gefährdung durch Herzinsuffizienz oder plötzlichen Exitus hin. Das Vorkommen von eindeutig pathologischen Herzstromkurven in 63% korreliert einigermaßen mit den pathologisch-anatomischen bzw. histologischen Myocardbefunden (Myocarditis in 57% der genauer untersuchten Fälle) und zum Auftreten der Herzinsuffizienz (55%).

Das Elektrokardiogramm soll in den abakteriämischen Fällen häufiger und stärker pathologisch verändert sein als in solchen mit positiven Blutkulturen (137a), was für unser Material nicht zutrifft.

Im Vergleich zu den elektrokardiographischen Veränderungen bei rheumatischen Herzkrankheiten ergeben sich differentialdiagnostisch verwertbare Unterschiede. Die relative Seltenheit von Arrhythmien, insbesondere von Vorhofflimmern, intraventrikulären und atrioventrikulären Blockierungen usw., die beim akuten Rheumatismus häufig vorkommen, ebenso der rechtsventrikulären Hypertrophie wurde bereits erwähnt. Im Gegensatz zu den rheumatischen Herzkrankheiten soll bei der subakuten bakteriellen Endocarditis die Entwicklung einer ST- oder T-Veränderung der Hypertrophie und/oder Dilatation nicht parallel gehen, so daß in strittigen Fällen eine abnorme ST-Strecke oder T-Zacke bei fehlender Herzvergrößerung diese Diagnose stützt. In den rechtspräkordialen Ableitungen sind angeblich bei bakterieller Endocarditis pathologische Nachschwankungen häufiger als bei anderen Typen von Klappenerkrankungen, ungewöhnlich hohe Amplituden dagegen seltener als bei unkomplizierten rheumatischen Vitien. Eine Low-Voltage soll prognostisch ungünstig sein (192a).

Ein einziges Elektrokardiogramm sagt naturgemäß nicht viel aus. *Reihenuntersuchungen* im Verlaufe der Krankheit dagegen zeigen eine gute Korrelation mit dem klinischen Ablauf. Besserungen gehen parallel der klinischen Erholung, Entwicklung eines Schenkelblockes, eines AV-Blockes, eines Vorhofflimmerns kennzeichnen vor allem ungünstige Fälle.

c) Embolische und vasculäre Manifestationen

Embolische Komplikationen gelten als pathognomonisch. Sie können als Erst- oder Frühsymptom auftreten, häufiger in fortgeschrittenen Stadien und selbst in der durch Antibiotica herbeigeführten Heilungsphase. Wir haben Embolien noch Wochen nach der im geheilten Zustand erfolgten Entlassung beobachtet, ohne daß ein Rezidiv aufgetreten war. Sicher ist die Natur dieser Spätembolien verschieden, indem sie keine Bakterien und frisch entzündliche nekrotische Klappen-Partikelchen mehr enthalten, sondern „sterilisierten", locker haftenden Bestandteilen der granulierend-fibrotisch heilenden Klappen entsprechen.

Ungefähr ein Viertel der Patienten (43 von 172 Fällen) gaben beim Eintritt ins Spital Makroembolien verschiedener Organe an (Tabelle 17).

Tabelle 17. *Auftreten von Makroembolien (82 von 172 Patienten)*

Milz	35 Fälle
Hirn	26 Fälle
Nieren	24 Fälle
Arterien der Extremitäten	18 Fälle
Lungen	15 Fälle
Coronarien	9 Fälle
Mesenterium	8 Fälle

Sie sollen bei Viridans-Endocarditiden häufiger sein als bei Enterokokken-Infektionen (351). Bei 9 Kranken (5mal Apoplexie, je 1mal Milzinfarkt, Embolie in die Arteria poplitea, Mesenterialembolie, Nierenembolie) kennzeichnete die Embolie den Ausbruch der Erkrankung.

Große bis mittelgroße Gefäße werden bevorzugt. Ebenfalls in ungefähr einem Viertel waren „Mikroembolien" in die Haut (sog. Oslersche Knötchen) aufgetreten (s. S. 80).

Im Verlaufe der ganzen Hospitalisation zeigten 82 Kranke (47%) embolische Komplikationen (Tabelle 17). Meist traten diese multipel oder rezidivierend auf, weshalb bei diesen 82 Patienten zumindest 135 Makroembolien diagnostiziert wurden.

Am häufigsten ist der von akutem Schmerz im linken Oberbauch, eventuell von Ausstrahlungen in die linke Schulter, ins Praecordium oder in den Rücken begleitete *Milzinfarkt* (35 Fälle, 25%). Lokal ist die Milzregion dolent; gelegentlich besteht während 1—2 Tage Perisplenitis mit Reiben. Ausnahmsweise rupturiert die Infarktmilz mit konsekutiver Peritonitis oder Peritonealblutung (172, 248, 391, 578). Milzinfarkte weisen eine etwas größere Disposition zur Einschmelzung und Abscedierung auf als die übrigen Infarkte (diese ist aber auch hier immer noch selten!). Im allgemeinen ist der Milzinfarkt harmlos und verursacht keine schwerwiegenderen Komplikationen.

Zahlenmäßig an zweiter Stelle folgt die wegen Mortalität und Invalidität wichtigere *Hirnembolie* (26 Fälle, 15%). Auch hier sind die großen Gefäße, besonders die Arteria cerebri media, bevorzugt, kam es doch in 20 Fällen zur Ausbildung von transitorischen oder bleibenden Hemi- oder Monoplegien mit oder ohne motorische Aphasie. Eine 22jährige Patientin zeigte klinisch Cerebralsymptome ohne Herdzeichen; autoptisch wurde eine Frontallappenembolie festgestellt. Bei einem anderen Kranken trat perakut heftiger Schwindel auf, der auf eine embolische zentrale Vestibularisschädigung zurückgeführt wurde. Multiple kleinere und größere Embolien mit Blutungen in beiden Hemisphären und einem Subduralhämatom wurden autoptisch bei einer im cerebralen Koma verstorbenen Frau festgestellt, bei der eine Thrombocytopenie bestanden hatte (S. 91).

In einem relativ großen Anteil diagnostizierten wir auf Grund eines lumbalen Schmerzes, einer Miktionsstörung (Passage eines Coagulums durch die Harnwege), einer Hämaturie *Niereninfarkte* (24 Fälle, 14%). Vorübergehende leichte bis mäßige Erhöhungen des Rest-N sind dabei häufig. Autoptisch ist der Infarkt der häufigste Nierenbefund (etwa 50%) (S. 66).

Extremitäten-Embolien traten in 18 Fällen (10%) auf. Obschon Blässe oder Cyanose, Unterkühlung usw. meist deutlich waren, entwickelte sich nie eine Gangrän. Die Embolien verteilen sich auf die Arteria femoralis oder Arteria femoralis profunda (6 Fälle), Arteria radialis (4 Fälle), Arteria tibialis posterior (3 Fälle), Arteria brachialis (2 Fälle), Arteria glutaeae (Hämatom, Ischialgien) (2 Fälle) und Arteria ulnaris (1 Fall).

Lungenembolien kamen in 15 Fällen (9%) vor, und zwar 7mal (d. h. in etwa der Hälfte) bei kongenitalen Vitien (Fallotsche Trilogie, offener Ductus Botalli, 5 Ventrikelseptumdefekte), 1mal bei einer klinisch nicht erfaßten Tricuspidalendocarditis und 6mal auch bei linksseitiger Endocarditis. Bei 3 dieser 6 Fälle war eine periphere Thrombophlebitis die Emboliequelle. Bei 3 Kranken blieb der Ursprung unbekannt; klinisch kann natürlich ein gleichzeitiger Befall der Tricuspidal- oder Pulmonalklappen nicht ausgeschlossen werden.

Die 9 Fälle von *Coronarembolien* (s. auch S. 61) lokalisierten sich 7mal in die Arteria coronaria dextra (Hinterwandinfarkt im Elektrokardiogramm, 3 Autopsien), und 2mal in die Arteria coronaria sinistra (1 ausgedehnter und 1 rudimentärer Vorderwandinfarkt). 3 Hinterwandinfarkte und der ausgedehnte Vorderwandinfarkt betrafen Patienten, die ihrer Krankheit erlegen sind. Klinisch wurde nur 3mal ein Infarktereignis registriert; denn in fortgeschrittenen Stadien standen meist andere Manifestationen wie Herzinsuffizienz, multiple Embolien in andere Organe, Urämie usw. im Vordergrund, so daß die Diagnose erst bei der nächsten Kontrolle des Elektrokardiogramms oder autoptisch gestellt wurde. Die embolische Entstehung des Infarktes beschränkt sich praktisch auf die ulceropolypöse Endocarditis. Embolisch-bakterielle Hinterwandinfarkte sollen die schlechtere Prognose haben als solche der Vorderwand.

Mesenterialembolien (akuter Schmerz, Haematemesis, Melaena, Durchfälle, Ileus usw.) komplizierten 8 (5%) der 172 Fälle. Selbstverständlich kann ein Abdominalschmerz auch anders entstehen, z. B. durch Leberstauung, durch Nieren-, Milz- oder Pankreasinfarkt usw. Fast immer ist die Arteria mesenterica superior betroffen. Eine eingehende Beschreibung dieser Komplikation stammt von HEDINGER (226) (s. auch S. 64).

Die *mykotischen Gefäßaneurysmen* (6 Fälle) sind klinisch zu vermuten, wenn eine Subarachnoidalblutung oder Zeichen einer Encephalorrhagie auftreten, wenn sich an typischer Stelle (Aorta, Arteria mesenterica superior, periphere Arterien) schmerzhafte, pulsierende Resistenzen entwickeln, oder wenn ein richtiges arterielles Aneurysma [Aorta thoracalis, Milz- (528), Coronararterien (502) usw.] entdeckt wird. Ruptur und Blutung verlaufen in der Regel tödlich, abgesehen von Aneurysmen der Extremitätenarterien, deren Hämatome durch Muskeln und Fascien abgekapselt werden; sie sind auch leichter zu operieren. Die Diagnose ist, falls das Aneurysma nicht relativ groß und wegen seiner anatomischen Lokalisation der Untersuchung nicht leicht zugänglich ist, schwierig. Wir nahmen ein mykotisches Hirnaneurysma in 3 Fällen auf Grund eines blutigen Liquors und cerebraler Symptome an. Tatsächlich bestanden bei der Autopsie stecknadelkopf- bis kirschgroße mykotische

Aneurysmen der Arteria cerebri media mit Durchbruch in den Subarachnoidalraum und massiver Blutung im ganzen Centrum semiovale. Zweimal war das mykotische Aneurysma der Arteria radialis bzw. der Arteria tibialis posterior direkt palpabel. Ein Aneurysma des rechten Sinus valsalvae aortae wurde zwar klinisch nicht diagnostiziert, konnte aber nach der Autopsie retrospektiv auf den Röntgenaufnahmen vermutet werden.

Einschmelzungen der Infarkte haben wir klinisch nie angenommen. Sie sind eine Ausnahme (208) und kommen noch am ehesten bei Enterokokken und in der Milz vor. Autoptisch dagegen wurden eine herdförmige eitrige Myocarditis (1 Fall), ein vereiterter Milzinfarkt mit Perforation und subphrenischem Absceß (1 Fall), embolische subcorticale Abscesse der Großhirnhemisphären mit purulenter Leptomeningitis (1 Fall) und ein Nierenabsceß (1 Fall) gefunden.

In 15 Fällen (etwa 10%) traten *Thrombophlebitiden* auf. Auch auf Grund der klinischen Beobachtungen scheinen uns Venenkomplikationen nicht so selten, wie in Lehrbüchern angegeben.

d) Milz, Leber, Gastrointestinaltrakt

In 100 der 172 Fälle konnte die *Milz* direkt palpiert werden, 8mal wurde lediglich perkussorisch und 5mal nur radiologisch eine vergrößerte Milz festgestellt. In 2 Fällen war die Milzgröße unbekannt. *In 57 Fällen (ein Drittel) fehlte klinisch die Splenomegalie.* Die Milz fühlt sich zu Beginn eher weich, in späteren Stadien derber an und ist meistens von mäßigem, nur selten von größerem Ausmaß Wir verfügen aber über die Beobachtung einer bis zum Nabel reichenden, sehr großen und derben Milz, welche klinisch als Splenomegalie bei Leukämie imponierte. Autoptisch ist die entzündliche Milzschwellung ein obligater Befund (S. 66), selbst wenn sie klinisch nicht festgestellt wird. Die Diskrepanz ergibt sich aus den Fehlerquellen der Milzpalpation bei Adipositas, bei nur geringgradig vergrößertem, relativ weichem oder nach oben an das Zwerchfell adhärentem Organ usw.

Die Milzinfarkte und ihre Komplikationen sind S. 77 besprochen.

In der Regel verkleinert sich unter wirksamer Therapie ein Milztumor mittlerer Größe in etwa 1—2 Wochen deutlich. Seltenerweise kann er Wochen bis Monate zusammen mit Dysproteinämie und reticulärer Reaktion im Knochenmark trotz bakteriologisch sanierter Endocarditis nachweisbar bleiben (s. auch S. 100).

Die *Leber* wurde in 47 Fällen, d. h. knapp einem Viertel, vergrößert gefunden. Meist war sie gleichzeitig erhöht konsistent und leicht dolent (Stauung). Auch ohne Dekompensation ist die Leber nicht selten leicht vergrößert und induriert. Hierfür ist eine intensive Reaktion des reticuloendothelialen Systems verantwortlich (97, 482). Die Leberfunktionsprüfungen fielen in gut einem Drittel bis zur Hälfte der untersuchten Fälle pathologisch aus.

Die alkalische Phosphatase war in 18 der 48, die Bromsulfaleinprobe in 6 der 12 untersuchten Fälle abnorm. Das Serumbilirubin dagegen war seltener (in 15 der 137 darauf kontrollierten Fälle) und stets nur geringgradig (maximal 2,8 mg-%) erhöht. Die Prothrombinkonzentration nach QUICK wurde in 71 Fällen bestimmt; 21mal war sie eindeutig erniedrigt. Diese Befunde sind als Leberparenchymschädigung oder als Stauung zu deuten.

In der Literatur werden seltene Fälle mit Ikterus, welcher ja bei der akuten bakteriellen Endocarditis oder bei der akuten Sepsis nicht so selten ist, erwähnt, besonders bei Gonokokken-Endocarditis (332) und bei massiver Hämolyse (383).

Störungen von seiten des *Magen-Darmtraktes* sind anamnestisch häufig (Tabelle 14). Anorexie, Nausea, Vomitus, Schmerzen, Durchfälle usw. können durch Stauung, Embolien, Urämie, Toxämie, cerebrale Komplikationen usw. bedingt sein.

e) Haut- und Schleimhautmanifestationen

Das *café au lait-Kolorit* gilt für die Endocarditis lenta als „klassisch" und wird durch das Zusammentreffen von Anämie und Cyanose erklärt. Nach unserer Erfahrung ist es aber seltener als die einfache, oft sehr ausgesprochene *Blässe*. Gelegentlich besteht auch eine mehr graufahle Blässe, ähnlich derjenigen bei Nierenkrankheiten.

Es ist eine ganze Reihe von Hautsymptomen beschrieben worden. Die wichtigsten sind die Oslerschen Knötchen, die Petechien, die Janeway-Flecken und die subungualen Splitterhämorrhagien.

Oslersche Knötchen [schon 1899 von HEUBNER (235) erwähnt, 1909 von OSLER (409) genau und als für die Lenta-Sepsis typisch beschrieben] sind pathognomonisch für die Erkrankung. Sie wurden in der Anamnese der 172 Fälle 45mal, d. h. in 25% angegeben und während der Spitalbeobachtung in 49 Fällen (28%) objektiviert. In früheren Literaturangaben ist der Prozentsatz höher [z. B. LIBMAN und FRIEDBERG (332): 50%]. Wahrscheinlich sind auch die Oslerschen Knötchen seit der Anwendung von Antibiotica seltener geworden (394). Angeblich sind sie bei Enterokokken-Endocarditis weniger häufig als bei der Viridans-Lenta. Sie entsprechen linsen- bis erbsengroßen, leicht erhabenen, bläulichrötlichen, stets sehr schmerzhaften Knötchen mit gelegentlich abgeblaßtem Zentrum. Sie treten meist plötzlich innerhalb Tagen oder Stunden auf, um ebenso rasch wieder zu verschwinden; am häufigsten sind sie an den Fingerbeeren, ferner am Thenar oder Hypothenar, an den Zehenspitzen und Fußsohlen. Wir haben sie einmal auch am Abdomen und am Vorderarm gefunden. Wegen der heftigen Schmerzen bemerkt der Patient diese Knötchen meist spontan oder kann ihr Auftreten voraussagen, selbst wenn sie noch nicht gesehen oder palpiert werden. Gelegentlich ist nur ein punktförmiger Schmerz vorhanden, ohne daß das Knötchen je direkt nachweisbar wird.

Subunguale Oslersche Knötchen werden gelegentlich mit Panaritien verwechselt. Sie sind wahrscheinlich auch Ursache der sog. Splitterhämorrhagien der Fingernägel (S. 82).

Die Oslerschen Knötchen enthalten keine Bakterien und vereitern praktisch nie. Ein einziges Mal haben wir Abscedierung und Aufbruch beobachtet.

OSLER (409) nahm eine Capillarembolie an. MERKLEN und WOLF (380) und später zahlreiche andere Autoren (s. Pathologie-Kapitel) dagegen glauben an eine oberflächlich gelegene, circumscripte, infektionsallergisch ausgelöste Arteriolitis bzw. Capillaritis. Auffällig ist die Tatsache, daß die Oslerschen Knötchen sonst bei keiner anderen Krankheit gefunden werden, obschon generalisierte Arteriitiden und Capillaritiden auf immunpathologischer Grundlage heute in der Klinik keine Seltenheit darstellen.

Petechien der Haut fanden sich bei 25 Patienten (4%). Nach FRIEDBERG (172) sind sie häufiger als die Oslerschen Knötchen. Sie sind unspezifisch und erinnern an die bei akuter Sepsis in schubweiser Aussaat auftretenden Petechien. Sie haben ein weißlich- oder gelblichgraues Zentrum, sind leicht über die Haut erhaben und befallen nicht selten auch Schleimhäute (besonders Conjunctiva, Mund- und Rachenschleimhaut) sowie den Augenhintergrund (S. 85). Im Vergleich zu den bei akuter Sepsis beobachteten Petechien sind diejenigen der Lenta-Sepsis im allgemeinen aber kleiner, weniger erhaben und meist vereinzelt auftretend. Sie bevorzugen die obere Thoraxapertur, die Hände und bei ambulanten Patienten die Unterschenkel. Ursache ist eine hämorrhagische Diathese auf Grund toxischer Capillarschädigung. Die embolische Genese wird allgemein abgelehnt, und Bakterien sind nie nachgewiesen worden. Im Gegensatz zu den Oslerschen Knötchen liegen u. W. keine histologischen Untersuchungen vor, welche auf eine Vasculitis hinweisen, so daß ein grundsätzlich verschiedenes Phänomen vorzuliegen scheint. Selten tritt eine allgemeine Purpura auf. Meist liegt dann eine Thrombocytopenie vor. Auf die latente oder manifeste hämorrhagische Diathese bei subakuter bakterieller Endocarditis kommen wir nochmals zurück (S. 92).

Amerikanische Autoren grenzen vom Oslerschen Knötchen noch die sog. *Janeway-Flecken* ab. Sie sollen größer (bis 4 und 5 mm), nie schmerzhaft, bisweilen recht deutlich über das Hautniveau erhöht sein und multipel (z. B. in der Zahl von 5—10), vor allem an Handtellern und Fußsohlen aufschießen, eventuell direkt ein erythematöses Bild

verursachend. In Europa wird diese Hautläsion, die übrigens typischer
für die akute als für die subakute bakterielle Endocarditis sein soll,
kaum je erwähnt und gewöhnlich nicht besonders von den Petechien
oder Oslerschen Knötchen unterschieden. Auch wir finden lediglich
in 2 Krankengeschichten Eintragungen, die der eben gegebenen Beschreibung entsprechen könnten.

BLUMER (52) hat 1923 auf die „splitter hemorrhages", d. h. *Splitter-
Hämorrhagien unter den Fingernägeln* (vertikal verlaufende hämorrhagische Streifen subungual) hingewiesen. In der Folge ist dieses Symptom
von zahlreichen Autoren immer wieder erwähnt worden. Wir selbst
sehen keine sichere Möglichkeit, diese „Splitter-Hämorrhagie" von
einem subungual gelegenen Oslerschen Knötchen zu differenzieren. Sie
können übrigens auch bei vielen anderen Krankheiten und auch bei
Gesunden gesehen werden.

Der Vollständigkeit wegen erwähnen wir, daß in 6 Fällen ein Herpes
labialis und 3mal bei sehr chronischem Verlauf ein Herpes zoster
bestand.

Die besprochenen spezifischen Hautläsionen der subakuten bakteriellen Endocarditis sind diagnostisch äußerst wertvoll. Besonders im
Frühstadium oder in Zweifelsfällen muß das ganze Integument täglich
genau darauf untersucht werden. Ebenso sorgfältig sind die Mund- und
Rachenschleimhaut, die Conjunctiva (inklusive Eversion der Lider) und
die Retina zu kontrollieren.

f) Nieren- und Urogenitalsystem

Die Nierenbeteiligung, vor allem die *Hämaturie,* ist ein charakteristi-
scher und regelmäßiger Befund. Die Pathogenese der entzündlichen
renalen Komplikationen, nämlich der Herdnephritis Löhlein und der
diffusen Glomerulonephritis wurde im pathologisch-anatomischen Abschnitt diskutiert (S. 65). Vor allem die „hyperergische" abakteriämische Nachkriegsendocarditis zeigte schwere und diffuse Nierenschäden

Tabelle 18. *Nierenbeteiligung bei 172 Fällen von Endocarditis lenta*

Herdnephritis	58 Fälle	(33%)
Infarkt	24 Fälle	(14%)
Diffuse Glomerulonephritis	6 Fälle	(3%)

inklusive Urämie (45, 46, 191, 236, 332, 485, 516). Renale Insuffizienz
— chronisch oder transitorisch — kommt häufiger vor, als der Kliniker
im allgemeinen vermutet (332, 479). Unter Umständen beherrscht die
renale Symptomatologie völlig das klinische Bild (46, 479).

Einer geringen *Albuminurie* allein braucht keine besondere Bedeutung
zuzukommen. Sie ist sehr häufig (nur bei 32 der 172 Patienten war sie

nicht nachweisbar), selbst wenn Nephritis und Infarkte fehlen, und erklärt sich durch Fieber, Stauung, Toxämie usw.

Hämaturie ist das Leitsymptom. Meist finden sich nur wenig Erythrocyten pro Gesichtsfeld. Ist dieser Befund konstant, mit Albuminurie und Cylindrurie kombiniert, und fehlen Blutdrucksteigerung oder erhebliche bzw. anhaltende Nierenfunktionsstörungen (zum mindesten initial), liegt eine sog. *Löhlein-Herdnephritis* vor. Die Cylinder treten im Sedimentbefund im allgemeinen gegenüber der Erythrocytenzahl stark zurück. Wir haben keinen Fall beobachtet, bei dem die Cylindrurie das Sedimentsbild beherrscht hätte. Hyaline Cylinder sind seltener als granulierte. Leukocyten sind in fast allen Fällen in geringer bis reichlicher Zahl nachweisbar, aber nicht so konstant und ausgeprägt wie die Erythrocyten. Die Häufigkeit der auf Grund dieser Kriterien diagnostizierten Herdnephritis betrug in unserem Material *33%* (58 der 172 Patienten). Wir müssen betonen, daß wir auch bei Herdnephritis nicht selten Rest-N-Erhöhungen sahen.

Die *diffuse Glomerulonephritis* wird von vielen Autoren überhaupt nicht erwähnt. Zweifellos kommt sie vor, wenn auch selten. Wir beobachteten 6 Fälle. Ist der Sedimentsbefund sehr ausgesprochen, enthält er vor allem viele Cylinder, kommt es zur Urämie, Ödembildung und Blutdrucksteigerung, ist die Diagnose einer diffusen Glomerulonephritis gegeben. Solche Fälle werden aber kaum beobachtet. Häufiger sind nur einzelne dieser Symptome vorhanden (236, 516). Relativ häufig fehlen Hypertonie und Ödembildung. Nur einmal stützte sich unsere Diagnose auf das klinische Vollbild der diffusen Glomerulonephritis (der Fall wurde auch lange als Endocarditis lenta verkannt).

Die häufigste renale Komplikation bei der Autopsie ist der Infarkt (S. 66), welcher in der klinischen Beobachtung an zweiter Stelle figuriert. Er wurde in 24 der 172 Fälle (14%) wegen eines Schmerzereignisses und einer meist akut auftretenden, gewöhnlich massiven Hämaturie diagnostiziert. Auf Grund der autoptischen Erfahrungen sind wir der Ansicht, daß klinisch eher zu viele Herdnephritiden und zu wenig Infarkte angenommen werden. Sicher können Niereninfarkte kleineren oder größeren Ausmaßes auch völlig symptomlos verlaufen.

Steigerungen des Rest-N oder des Harnstoffes im Blut bestanden in 36 Fällen der darauf kontrollierten 143 Fälle (etwa 25%). 20mal handelte es sich um eine vorübergehende Rest-N-Erhöhung, 16mal bestand eine chronische Urämie. Einmal erfolgte der Exitus im akuten Stadium der diffusen Glomerulonephritis mit Urämie; einmal ging die Nephritis über in eine chronische Schrumpfniere.

Kombinationen der drei hauptsächlichen Syndrome (besonders Herdnephritis und Infarkt) sind häufig.

*Klinisch keine Anhaltspunkte für irgendeine renale Schädigung hatten
98 Patienten, d. h. 57%.* Dieser Anteil erscheint bemerkenswert hoch.
Die meisten Statistiken der Literatur bewegen sich um 30—40%.

Symptome von seiten der *Harnwege* sind möglich, z. T. als Cysto-
pyelitis, z. T. als Folge der Passage von Blutcoagula durch die unteren
Harnwege (Koliken usw.). Sie können sogar die diagnostischen Überlegungen des erstbehandelnden Arztes irreführen. Die in einem Falle
festgestellte vorbestandene Hydronephrose bildete mit ihrer Superinfektion die Eintrittspforte der Enterokokken.

Die Nierenstauung braucht nicht besonders besprochen zu werden.

g) Zentralnervensystem

Störungen im Bereich des Zentralnervensystems betreffen *Embolien*
(26 Fälle), *mykotische Aneurysmen* (3 Fälle: S. 78), ferner *Arteriitiden*,
Thrombosen und ganz selten Hirnabscesse (208). Folgen der Embolien
und Thrombosen sind Encephalomalacien, die entsprechend ihrer
Lokalisation die verschiedensten, hier nicht weiter erörterten Ausfälle
erzeugen. Als Folge der Ruptur von mykotischen Aneurysmen, eventuell
auch der hämorrhagischen Diathese kommt es zu intracerebralen, intraventrikulären oder subarachnoidalen Blutungen. Wie häufig Gefäß-
verschlüsse infolge Arteriitis (5a, 307, 508) mit oder ohne sekundäre
Thrombose vorkommen, ist nicht genügend untersucht.

Encephalitis und *Myelitis* wurden in älteren Publikationen immer
wieder als typische Komplikationen genannt (164, 177, 295, 307, 327,
375, 396, 508, 514a, 585 u. a.). Metastatisch-entzündliche Herde sind
ihr morphologisches Substrat; auch eine allergische bzw. hyperergische
Reaktion (550) des Zentralnervensystems oder eine bakterientoxische
Schädigung (177) wurden diskutiert. Klinisch scheint uns aber die
Abgrenzung gegenüber den viel häufigeren vasculären Komplikationen
des Zentralnervensystems nicht immer möglich.

Wir haben in 2 Fällen die Diagnose einer Encephalitis gestellt. Im 1. Falle
(34jähriger Mann, Viridans-Endocarditis) bestanden Sopor während Tagen, Ataxie,
deutliche Eiweißvermehrung und pathologische Parenchymkurven in zellarmem
Liquor. Alle Störungen bildeten sich vollständig zurück. Im 2. Falle eines 56jähri-
gen Mannes erfolgte die Einweisung wegen Fieber, Hemiparese, Hemianaesthesie,
Astereognosie rechts und Facialisparese links, d. h. wegen eines linksseitigen
Parietallappensyndroms. Die erste Untersuchung ergab wasserklaren Liquor mit
39 Zellen (vorwiegend Lymphocyten) und pathologische Eiweißreaktionen bei
normalen Kolloidkurven; der Herzbefund war unauffällig; die Liquorkulturen
blieben steril. Der Patient entfieberte nicht, war meist somnolent, die neurologi-
schen Symptome änderten sich kaum. Ungefähr 3 Wochen später war der
Liquoreiweißgehalt noch stärker erhöht, die Kurven eindeutig pathologisch, die
Zellzahl betrug 130 (Lymphocyten). In den Liquorkulturen wuchsen überraschen-
derweise Viridans-Streptokokken. 4 Tage später wurde erstmals das Geräusch
einer Aorteninsuffizienz festgestellt, so daß auf Grund des Status febrilis, des
bakteriologischen Befundes im Liquor und der anderen klinischen Symptome an

der Diagnose einer Lenta-Endocarditis mit Encephalitis kein Zweifel mehr bestand, obschon nie Blutkulturen angelegt worden waren. Der Patient hat sich in der Folge unter Antibiotica ordentlich, wenn auch nicht vollständig, erholt.

Eine Myelitis haben wir nur bei einem 73jährigen Mann mit Hypertonie und Enterokokken-Endocarditis vermutet, der an einer Paraparese beider Beine litt. Die Lumbalpunktion ergab allerdings einen normalen Liquor.

Meningismus wird beobachtet bei Blutungen oder entzündlichen Veränderungen der Hirnhäute, aber auch bei normalem Liquor (332).

Eine eitrige Meningitis beobachteten wir ante exitum in einem desparaten Fall, der autoptisch embolische subcorticale Abscesse der Großhirnhemisphäre mit Übergreifen auf Pia und Dura zeigte. In einem anderen Falle (26jähriger Mann) erfolgte die Einweisung wegen Sopor, motorischer und sensorischer Aphasie und positiven Pyramidenzeichen; die erste Liquoruntersuchung ergab nur eine geringe Zell- und Eiweißvermehrung. Wegen einer Mitralinsuffizienz wurden Blutkulturen angelegt, die aber steril blieben. Trotz Penicillinbehandlung starb der Patient 2 Tage später mit deutlicher Genickstarre im cerebralen Koma. Die Autopsie ergab eine Endocarditis ulceropolyposa der Mitralklappen, eine Thrombophlebitis der oberflächen Hirngefäße und der venösen Sinus, eine Purpura cerebri und eine frische eitrige Begleitmeningitis.

Hirnabscesse, die sehr selten sind (208, 209), entstehen ebenfalls metastatisch; ihre Symptomatologie ist abhängig von Größe und Lokalisation.

Die cerebralen Symptome können das klinische Bild völlig beherrschen und den Arzt leicht irreführen. Apoplektische Insulte, Subarachnoidalblutungen, encephalitische Syndrome, Hirnabscesse sollen, falls andere Ursachen ausgeschlossen sind, besonders bei jüngeren Kranken stets genau im Hinblick auf eine subakute bakterielle Endocarditis überprüft werden.

h) Augen

Bereits S. 81 haben wir auf die Petechien der Conjunctiva verwiesen. Auch die Retina kann infolge Embolisierung oder hämorrhagischer Diathese *Blutungen* mit spindeliger Form (130) und weißlichem Zentrum (332) zeigen. Ferner kommen weißliche Rundherde in der Retina vor, die in der Literatur gelegentlich als *Rothsche Flecken* bezeichnet sind. Ihre Natur ist unspezifisch (sie sollen z. B. auch bei schwerer Anämie vorkommen); histologisch werden sie als perivasculäre Lymphocytenanhäufungen und Ödem, namentlich nach Mikroembolien (116), oder als Histiocytenherde (besonders der Choreoidea) (332) interpretiert.

In 102 Fällen verfügen wir über genaue Funduskontrollen. Hämorrhagien oder Petechien wurden bei 14 und weiße Herdchen bei 8 Kranken vermerkt. In einem Falle bestand eine schwere Netzhautablösung mit ausgedehnter Glaskörper- und retroretinaler Blutung. 2 Patienten, einmal als Frühsymptom schon vor der Hospitalisation, erblindeten an einem Auge plötzlich infolge Zentralarterienembolie.

Neuritis nervi optici und Stauungspapille werden toxischen oder vasculären Störungen zugeschrieben (286a). Eventuell sind dafür auch Hirndrucksteigerungen, z. B. infolge Blutung, verantwortlich. Sie sind selten und fehlen in unserem Beobachtungsgut. Hingegen bestand in einem Falle ein reversibles Papillenödem, obschon Liquor und Neuro-Status völlig normal waren.

Veränderungen im Bereiche der vorderen Augenabschnitte, insbesondere Iridocyclitis, haben wir nie beobachtet.

Selbstverständlich sind auch Visusstörungen infolge cerebraler Ausfälle (Zentralskotome, Amblyopie, Hemianopsie) möglich.

i) Skelet und Gelenke

Trommelschlegelfinger und *Uhrglasnägel* werden im allgemeinen zu wenig beobachtet. Sie kommen bei unkomplizierten rheumatischen Klappenfehlern sehr selten vor und sind deshalb differentialdiagnostisch verwertbar. Cotton (102) hat 1921 erstmals darauf besonders hingewiesen. Ihre Häufigkeit variert stark in der Literatur [zwei Drittel (172); etwa 50% (15); etwa 40% (52, 281, 399, 558)]. Wir selbst stellten Uhrglasnägel in 32 Fällen (18%) und Trommelschlegelfinger in 18 Fällen (10%) fest. Da beide Komplikationen häufiger sind in fortgeschrittenen Stadien, werden auch sie seit der Einführung der Antibiotica seltener beobachtet. Die Trommelschlegelfinger können übrigens in erstaunlich kurzer Zeit, d. h. in 2—3 Wochen, auftreten (153, 365); nach unserer Erfahrung bilden sie sich unter wirksamer Therapie auch relativ rasch wieder zurück.

Gelenk- und Gliederschmerzen sind sehr häufig (Tabelle 14), objektive entzündliche Gelenkveränderungen dagegen nie nachweisbar. Wir fanden nur einmal arthritische Befunde an mehreren Gelenken, die mit Bestimmtheit auf eine gleichzeitig vorhandene bzw. noch nicht völlig abgeklungene Polyarthritis rheumatica zurückzuführen waren. Dagegen kommen natürlich bei Gonokokken oder anderen pyogenen Erregern metastatische Arthritiden vor. Bezüglich Simultanerkrankung an Endocarditis lenta und Febris rheumatica s. S. 99.

Gelegentlich sind die Knochen (Sternum, Becken) und die Muskulatur diffus oder lokalisiert schmerzhaft (toxische, vasculäre, embolische, hämorrhagische Genese ?).

k) Respirationstrakt

Symptome von seiten der Lunge treten bei Linksinsuffizienz des Herzens, bei Lungenembolien oder bei komplizierenden Pneumonien auf.

l) Verschiedenes

Eine so schwere Krankheit kann, besonders im terminalen oder fortgeschrittenen Stadium, durch manche Sekundärerkrankungen kom-

pliziert werden: Parotitis, Soor (Antibiotica!), Thrombophlebitis (S. 79),
Herpes zoster (S. 82) usw. Sie kann auch mit häufigen Krankheiten
unserer Bevölkerung zufällig koincidieren: Diabetes, Emphysem usw.

III. Laborbefunde

a) Blutkulturen

Der Erregernachweis wurde eingehend im Kapitel über die Ätiologie
(S. 8ff.) behandelt.

b) Serumeiweißveränderungen (Dysproteinämie)

Serumeiweißveränderungen (Dysproteinämie) stärkeren Grades sind
die Regel.

Die *Senkungsreaktion der Erythrocyten* ist fast immer beschleunigt.
Sie ist nicht nur diagnostisch, sondern auch für die Kontrolle der Therapie
als Kriterium der entzündlichen Aktivität besonders wertvoll. Wie die
Splenomegalie, reticuläre Reaktion im Knochenmark usw. kann auch
die Senkung selbst bei vollwirksamer Behandlung nach anfänglich
deutlichem und promptem Rückgang noch während Wochen oder gar
Monaten mäßig beschleunigt bleiben.

Von 171 kontrollierten Fällen war die Senkungsreaktion beim Eintritt 161mal erhöht, in 10 Fällen (6%) normal, stieg aber bei 5 dieser
10 Patienten in der Folge doch noch deutlich an. Bei begründetem
Verdacht spricht demnach — ähnlich wie Fehlen von Fieber — eine
normale Senkung nicht absolut gegen die Diagnose; wiederholte Kontrollen sind nötig. In einem weiteren Falle war die Senkungsreaktion
wahrscheinlich wegen vorgängiger Steroidtherapie nicht beschleunigt.
In den übrigen Fällen mit normaler Senkungsreaktian war hierfür kein
Grund ersichtlich.

Die Beschleunigung der Senkungsreaktion ist meist stark bis sehr
stark. 90 Fälle (52%) zeigten eine Erhöhung zwischen 30—60 mm,
34 Fälle (20%) eine solche über 60 mm (maximal 145 mm). Nur bei
37 Fällen (21%) betrug die Senkungsbeschleunigung weniger als 30 mm
in der ersten Stunde.

Nach unserer Erfahrung besteht keine Parallele zwischen Senkungsbeschleunigung und Schwere des Krankheitsbildes bzw. Ausgang der
Krankheit. Mehrfach zeigten infauste Fälle nur mäßige Beschleunigun-
gen, und umgekehrt wurden Fälle mit hoher Senkungsreaktion geheilt.
Dagegen zeigen Fälle mit langer Anamnese in der Regel höhere Sen-
kungsreaktionen als frische Infektionen. Prognostisch negativ zu werten
ist eine fehlende oder sehr verzögerte Reaktion der Senkungsbeschleunigung auf die Therapie.

In Übereinstimmung mit der erhöhten Senkungsreaktion der Erythrocyten finden sich fast immer *pathologische Serumeiweißdiagramme bei der Elektrophorese* oder *positiver Ausfall der bekannten Eiweißlabilitätsproben*.

Cephalin-Cholesterin-Flockunsreaktion, Takata-Reaktion und Kadmiumreaktion fielen in 50—60% der untersuchten Fälle pathologisch aus. Das Weltmannsche Koagulationsband erwies sich in 75% als verschoben, und zwar in 55% verkürzt (akutere Fälle), in 20% verbreitert (chronische Fälle).

Genaueren Einblick in die Dysproteinämie bietet die *Serum-Elektrophorese* (40 Fälle). Alle Kurven waren pathologisch, und stets bot sich das Bild einer Albuminverminderung und Globulinvermehrung. Allerdings fanden sich relativ häufig unspezifische Bilder, und das Elektrophorese-Diagramm war nicht immer entweder im Sinne einer starken γ-Hyperglobulinämie für chronische Infekte oder der α-β-Hyperglobulinämie für akutere Fälle verändert (135, 192, 345, 448, 581).

Von den 40 Fällen wiesen 8 eine Vermehrung aller 3 Globulinfraktionen und 11 eine solche der γ- und β-Fraktion auf. Es handelte sich um Zwischenstadien mit Übergang aus einem subakuten zu einem chronischeren Verlauf. In 9 Fällen lag eine isolierte γ-Hyperglobulinämie vor. Es handelte sich 6mal um abakteriämische Fälle. Im Vergleich zum Gesamtmaterial waren ihre Prognose schlechter (Exitus in 6 Fällen), der Verlauf protrahierter, chronischer bzw. die Anamnese länger. Die 12 Fälle mit isolierter α- und β-Hyperglobulinämie bei (noch) normalen γ-Globulinen (Bild der subakuten Entzündung) betrafen vorwiegend frische Infektionen. In allen Verlaufsbeobachtungen stiegen die γ-Globuline vorerst noch deutlich an; mit Eintritt der therapeutischen Wirkung bildeten sie sich zusammen mit den anderen Fraktionen wieder zurück.

Das elektrophoretische Serumeiweißbild ist u. U. wertvoll für die Verlaufs- und Stadienbeurteilung der Krankheit (s. oben). Bei der abakteriämischen Nachkriegsendocarditis, die mit ausgedehnten humoralen und geweblichen Gegenäußerungen des Organismus einherging, war die Dysproteinämie besonders stark; das Vorliegen schwerer Eiweißveränderungen im Serum wurde allgemein als prognostisch ungünstig beurteilt (135, 448, 482, 516, 547 u. a.). Verwertbar ist die Serum-Elektrophorese auch in der Differentialdiagnose zur rheumatischen Endocarditis, die nicht so ausgeprägte γ-Hyperglobulinämie, sondern vielmehr das subakute Entzündungsbild mit α- und β-Hyperglobulinämie verursacht (537). Für die Therapie ist der unter regelmäßigen Kontrollen zu beobachtende Rückgang der Dysproteinämie als Verlaufskriterium wertvoll. Analog zur Senkungsreaktion normalisiert sich auch die Dysproteinämie im Elektrophorese-Diagramm nach bakteriologischer Sanierung gelegentlich verzögert.

Das *Serum-Gesamteiweiß* wurde in 85 Fällen bestimmt. Es war 61mal normal, 3mal erhöht (2mal ausgesprochene Dysproteinämie bzw. γ-Hyperglobulinämie und Plasmazellvermehrung im Knochenmark) und

21mal (25%) erniedrigt. Die Hypoproteinämie fassen wir als Folge der stark konsumierenden Erkrankung auf.

In den Rahmen der Dysproteinämie gehört auch das Auftreten von *Kryoglobulinen*, d. h. von Serumglobulinen, die in der Kälte ausfallen, in der Wärme prompt wieder in Lösung gehen (143, 531). Wir selbst haben nur 8 Fälle auf Kryoglobuline getestet, alle mit negativem Ergebnis; DREYFUSS und LIBRACH (143) dagegen wiesen diese in irgendeinem Zeitpunkt des Krankheitsablaufes in 42 von 50 Fällen nach!

Ebenfalls als Folge von Serumeiweißveränderungen müssen die *unspezifisch positiven Wassermann-, Kahn- und Citochol-Reaktionen im Blut* verstanden werden, die erstmals 1925 von LANDAU und HELD (311), in der Folge auch von anderen Autoren bestätigt oder näher untersucht worden sind [positive Reaktion in 30% bei HAYNAL und MOSONYI (224), 22% bei KAIPAINEN und SEPPÄLÄ (282a), 8% bei FULTON und LEVINE (178), 7% bei SPANG und GABELE (516)]. Von 157 Fällen, bei denen die serologischen Reaktionen auf Lues angestellt worden sind, hatten 10 (6%) Patienten eine als unspezifisch beurteilte positive Reaktion, welche im Verlaufe der Abheilung wieder negativ wurden (Tabelle 19).

Tabelle 19. *Unspezifisch positive Lues-Reaktionen im Serum bei 10 von 157 Patienten mit subakuter bakterieller Endocarditis*

		Wassermann-Reaktion	Kahn-Reaktion	Citochol-Reaktion	Cardiolipin-Reaktion	Meinicke-Reaktion
43jähr. ♀	1. Kontrolle	±	±			
	2. Kontrolle	−	−			
56jähr. ♀	1. Kontrolle	+	−	−		
	2. Kontrolle	−	−	−		
37jähr. ♂	1. Kontrolle	−	+	+		
	2. Kontrolle	−	±	−		
43jähr. ♂	1. Kontrolle	±	±	−		−
	2. Kontrolle	−	−	−		
47jähr. ♂	1. Kontrolle	±	−	−		−
	2. Kontrolle	−	−			−
57jähr. ♂	1. Kontrolle	±	±			−
	2. Kontrolle	−	−			−
58jähr. ♂	1. Kontrolle	+				+
	2. Kontrolle	−				−
63jähr. ♂	1. Kontrolle	+++	±	++		−
	2. Kontrolle	+	−	−		
	3. Kontrolle	+	−	−		
	4. Kontrolle	±	−	−		
67jähr. ♂	1. Kontrolle	−	±	−		
	2. Kontrolle	−	−	−		
67jähr. ♂	1. Kontrolle	−	−	−	+	
	keine Kontrolle					

Der Kälte-Agglutininnachweis war in allen 13 darauf kontrollierten Fällen negativ.

c) Blutbild

Sehr charakteristisch ist das Auftreten einer *Anämie*. Galt diese früher als obligat (52, 294, 332, 418, 423 u. a.), wird sie heute, da schwere fortgeschrittene Fälle dank der Antibiotica seltener zur Beobachtung kommen, lange nicht mehr so regelmäßig festgestellt. *Bei 54 (31%) unserer 172 Fälle fehlte die Anämie.* Bei den *118 (69%) anämischen Patienten* [vergleichsweise 90% Anämien bei LIBMAN und FRIEDBERG (332), 83% bei WEDGWOOD (558), 75% bei PARSONS (418)] fanden sich 92 hypochrome, 14 normochrome und 12 hyperchrome Formen. Die sekundäre, hypochrome Anämie ist also die häufigste. Sie muß als toxisch-infektiöse oder Eisenmangelanämie gedeutet werden. Zur letzteren Annahme paßt die Tatsache, daß der Serumeisengehalt in 38 der 60 darauf untersuchten Fälle erniedrigt war (s. auch 289 u. a.). Die Anämie und Hypochromie nehmen mit der Progredienz der Krankheit zu. Sie folgen weitgehend der Krankheitsentwicklung. Die Anämie erholt sich relativ rasch unter wirksamer Therapie und bildet sich oft schneller zurück als die Senkungsreaktion. Die Anämie ist mäßig bis mittelschwer (Hämoglobin meist zwischen 50 und 75% und Erythrocyten zwischen 3—4,5 Mill.). Im allgemeinen sinkt das Hämoglobin nur bei Blutungen tiefer (von uns beobachteter Minimalwert: 39%). Hyperchrome Anämien sind vor allem bei renalen Komplikationen anzutreffen. Hämolysen mit oder ohne positiven Coombs-Test haben wir nie beobachtet (Einzelbeobachtungen bei 107, 172, 383).

Das *weiße Blutbild* (in 168 Fällen kontrolliert) zeigt im allgemeinen nur geringe und recht variable Veränderungen; es ist u. E. für die Diagnose weniger wichtig als Serumeiweißveränderungen und Anämie.

Die *Leukocytenzahl* war normal (5000—8000) in 68 Fällen (41%), erniedrigt in 9 Fällen (5%), erhöht in 91 Fällen (54%). Der höchste Wert von 35000 trat bei dem Patienten mit eingeschmolzenem Milzinfarkt und subphrenischem Absceß ein; die anderen relativ hohen Werte zwischen 19000 und 25000 (6 Fälle) betrafen alles Patienten mit multiplen Infarkten. Die Großzahl der Leukocytosen schwankte zwischen 8000 und 12000. Die Leukopenie (5%) war nie bedrohlich (2800 bis 4200). Für die einzige Agranulocytose war eine Pyramidonmedikation verantwortlich. Aus der Literatur sind aber toxische Agranulocytosen bei subakuter bakterieller Endocarditis bekannt (471).

Das *Differentialblutbild* zeigte eine Linksverschiebung und war toxisch (meist leicht) in 103 (62%) bzw. in 123 (73%) der 168 Fälle. Gesamthaft waren also etwa zwei Drittel der Fälle gekennzeichnet durch eine mehr oder weniger deutliche Vermehrung der neutrophilen Granulocyten bei leicht erhöhter oder normaler Gesamtleukocytenzahl und durch geringe toxische Symptome der Neutrophilen. Die toxische Veränderung der Leukocyten ist häufiger nachweisbar als die Linksverschiebung, diese häufiger als die Leukocytose. In der Regel liegen mäßig starke oder geringe Abweichungen von der Norm vor. Nur in 5 Fällen kam es zum passageren Auftreten unreifer weißer Zellen im peripheren Blutbild. Eosinophile traten im Verlaufe der Behandlung häufig vermehrt auf. Postinfektiöse Lymphocytosen wurden in der Remission beobachtet.

Die *Thrombocyten* bleiben im allgemeinen normal. Sinken sie ausnahmsweise ab, verstärkt sich die hämorrhagische Diathese rapid sehr bedrohlich. Wir verfügen über 5 derartige Beobachtungen, wobei 3mal die Thrombocytopenie im Rahmen einer Pancytopenie (s. unten) auftrat. 2 Fälle litten an ausgedehnter Purpura (70jähriger Mann, Enterokokken-Endocarditis, 30000 Thrombocyten; 41jährige Frau, Enterokokken-Endocarditis, 35000 Thrombocyten) und starben.

Noch seltener kommt es zur *Pancytopenie* (Anämie, Leukopenie, Thrombocytopenie) (39, 418a), wie sie in 3 Fällen beobachtet wurde. Auffälligerweise betrafen 2 dieser Fälle Enterokokken-Infektionen (identisch mit den Kranken mit schwerer thrombocytopenischer Purpura). Pathogenetisch lag wahrscheinlich eine septisch-infektiöse Knochenmarkschädigung vor, da trotz Prednisontherapie Regenerationszeichen völlig fehlten. Zu diskutieren ist ferner ein gesteigerter peripherer, immunpathologisch ausgelöster Zelluntergang oder eine splenomegale Markhemmung. In einer eigenen Beobachtung von Thrombocytopenie bei Pancytopenie wurde ein Hemmkörper gegen Plättchenfaktor 3 nachgewiesen[1].

Diese hämatologischen Besonderheiten sind deshalb von Bedeutung, weil sie, falls nicht wegen anderer Befunde die richtige Diagnose gestellt wird, auf eine völlig falsche Fährte führen können.

Die Untersuchung des *Knochenmarkes* ist im allgemeinen wenig aufschlußreich. Aufgefallen sind uns vor allem gesteigerte Myelopoese und vorwiegend lymphoide, selten plasmacelluläre reticuläre Reaktionen. In einem Falle von Thrombocytopenie erschienen die Megakariocyten abnorm und vermindert. In den Fällen von Pancytopenie zeigte das Knochenmark eine allgemein reduzierte Aktivität. Das *Milzpunktat* ergibt im allgemeinen eine Vermehrung der Reticulumzellen, der Pulpazellen, der Makrophagen (386, 479).

Der Vollständigkeit wegen bemerken wir, daß nie ein positives LE-Zellen-Phänomen festgestellt worden ist (7 Fälle).

d) Endothelzellen im Blut

SCHILLING (480) hat schon 1919 das Auftreten von Makrophagen bzw. *Endothelzellen im strömenden Blut* neben der Anämie als typisches hämatologisches Symptom der Endocarditis lenta beschrieben.

---

[1] Untersuchung im Zentrallaboratorium des Blutspendedienstes des Schweizerischen Roten Kreuzes (Direktor: Dr. A. HÄSSIG) Bern.

Morphologisch handelt es sich um große, oft unregelmäßige Zellen länglicher Form mit feinnetzigem, schwach basophilem Protoplasma und ovalem, rundem, wabigem oder dichtem Kern. Häufig sind Granula sowie Erythro- und Leukophagie sichtbar. Sie kommen vor allem im Ohrläppchenabstrich vor.

Dieses leicht feststellbare und in einem hohen Prozentsatz positive Merkmal ist trotz wiederholten sporadischen Publikationen (47, 107, 191, 234, 278, 380, 411, 418, 481, 500 u. a.) zu Unrecht etwas in Vergessenheit geraten. Auch wir suchten die Endothelzellen lediglich in 29 Fällen, wobei diese 24mal im Ohrläppchenabstrich, davon 2mal auch spontan im peripheren Blut, nachweisbar waren. Über positive Ergebnisse in ungefähr gleichen Anteilen berichteten in den letzten Jahren auch DALAND (107), PARSONS (418) und GERMER (191).

Die Endothelzellen erscheinen im strömenden Blut als Folge und Ausdruck der allgemeinen Hyperaktivität des reticuloendothelialen Systems und der früher schon erwähnten ausgedehnten Endothelproliferation im peripheren Gefäßsystem (47, 380, 480), welche kaum nur auf direkter Einwirkung der Erreger, sondern vielmehr auf einer hyperergischen Reaktion der gesamten reticuloendothelialen Zellen beruht. Sie kommen auch bei anderen Krankheiten (Malaria, Typhus, Leukämie) vor. Eine direkte Relation zu Schweregrad oder Dauer der Infektion, Fieber, Prognose usw. besteht nicht. Die Zellen können Erythrocyten, Leukocyten, Thrombocyten und Bakterien phagocytieren. In größerer Anzahl werden sie nachgewiesen, wenn nach vorgängig kräftigem Reiben der erste Blutstropfen aus dem Ohrläppchen untersucht wird (47, 234, 418).

Die genaue Herkunft wird divergierend beurteilt. Einerseits wird Abschilferung geschädigter Capillarendothelien in loco angenommen (234, 380, 411); anderseits wird ihnen ein zentraler Ursprung im proliferierten Reticuloendothel der Leber, Milz und Knochenmark zugeschrieben (480, 481). Das Auftreten der Endothelzellen vorwiegend nach Reiben, d. h. nach Schädigung des Capillarendothels, und im ersten austretenden Blutstropfen spricht eher für eine periphere Genese.

Daß diese Endothelzellen im Ohrläppchenausstrich häufiger als in anderswo entnommenem Blute gefunden werden, ist ungeklärt, ebenso weshalb auch beim Gesunden die Zahl der Leukocyten im Ausstrich des Ohrläppchens höher ist als in demjenigen des Fingers. Dieser Unterschied ist bei der Lenta-Endocarditis besonders stark (107). Steigen die Endothelien im Ohrläppchenausstrich an, so sinken wechselsinnig die Granulo- und Lymphocyten (191).

e) Hämorrhagische Diathese

Wiederholt wurde auf die in manchen Fällen klinisch manifeste (Petechien, generalisierte Purpura, Blutungen), in anderen Fällen latente oder nur unter besonderen Verhältnissen (z. B. bei Embolien) erkennbare *erhöhte Blutungsneigung* hingewiesen. Im allgemeinen werden die mehrfach besprochenen histologischen Gefäßveränderungen, die Embolien und eine infektiös-toxische Capillarschädigung zur Erklärung der hämorrhagischen Diathese *e vitio vasorum* herangezogen. Das Rumpel-Leede-Phänomen war dann auch in 19 der 24 untersuchten Fälle positiv. Mit der erhöhten Gefäßfragilität können sich *Gerinnungsstörungen* kombinieren. Wie erwähnt, lag z. B. 5mal eine Thrombocytopenie vor, in einem Falle gleichzeitig ein Hemmkörper gegen Plättchenfaktor 3. In etwa 20% der kontrollierten Fälle war die Prothrombinkonzentration nach QUICK infolge Leberstauung oder Leberparenchymschädigung erniedrigt.

Die hämorrhagische Diathese der subakuten bakteriellen Endocarditis ist eine klinische Realität, die man sich vor allem vor Augen halten muß, wenn Embolien auftreten und eine Antikoagulantientherapie zur Diskussion steht (S. 129).

IV. Besondere Verlaufsformen

Die Klinik der Endocarditis lenta folgt im allgemeinen der im Abschnitt III aufgezeichneten Linie und weicht von dieser auch unter besonderen Verhältnissen kaum wesentlich ab. Einzelne Erreger oder individuelle Eigenheiten des Makroorganismus können aber zur Häufung oder besonders starker Ausprägung einzelner Symptome führen und den ganzen Verlauf spezifisch beeinflussen.

a) Enterokokken-Endocarditis

In unserem Beobachtungsgut sind die Enterokokken (Streptokokken Gr. D) in 11% der bakteriämischen Fälle die ursächlichen Krankheitserreger.

Andere Autoren geben ihr Vorkommen mit 2,2% (382), 3,8% (351), 6% (138), 7% (558), 10% (457), 17% (281), 20—40% (191, 485), 51% (165) an. Nach FRIEDBERG (172) und FINLAND soll die Enterokokken-Endocarditis zunehmen und heute in der Regel 15—20% ausmachen. In vielen Publikationen werden Enterokokken überhaupt nicht erwähnt, weil sie nicht durch Antigenanalysen besonders abgetrennt worden sind und so unter den Viridans-Streptokokken figurieren.

Die Bedeutung der Enterokokken-Endocarditis liegt weniger in ihrem zahlenmäßigen Vorkommen, sondern vielmehr in ihrer hohen therapeutischen Resistenz gegenüber den meisten Antibiotica (S. 22) und in ihrer schlechteren Prognose (S. 142). Enterokokken-Infektionen (14 Fälle) treten bevorzugt bei Männern (12 Fälle), in höherem Alter (Durchschnittsalter: 57 Jahre, für ganzes Material: 43 Jahre) und nach Eingriffen oder Erkrankungen im Urogenitalsystem oder Gastrointestinaltrakt auf. Sie sollen gelegentlich eitrige Abscesse setzen (332, 351, 444,

462, 512, keine eigene Beobachtung), wogegen bei Viridans-Strepto-kokken die Infarkte in der Regel bland verlaufen (208, 209). Entero-kokken befallen auch häufiger als andere Erreger primär intaktes Endo-card (3 eigene Fälle) und führen oft zu starken Klappendestruktionen (170, 351). Der Verlauf der Krankheit ist schwerer und akuter. Embo-lien und auch die Herdnephritis sollen seltener sein als bei Viridans-Infektionen (29, 150, 210, 351). Diese Unterschiede scheinen uns aber fraglich.

b) Staphylokokken-Endocarditis

Die Staphylokokken-Endocarditis ist besonders aktuell, weil sie zahlenmäßig zunimmt (142) und heute vor allem durch antibiotica-resistente Stämme verursacht wird. Ihre Häufigkeit beträgt 6% der Fälle mit positiven Blutkulturen, bei andern Autoren 8% (539), 10% (423), 28% (323).

Diese Zahlen variieren stark je nach Zusammensetzung des Krankengutes. In manchen, vor allem nordamerikanischen Spitälern haben die zahlreich festgestellten antibioticaresistenten Staphylokokkenstämme zu einer besorgniserregenden Zu-nahme auch der Staphylokokken-Endocarditiden geführt. Unter den von Patienten mit bakterieller Endocarditis isolierten Stämmen sind z. B. nach FISHER u. Mitarb. (163) bis 42% penicillinresistent. Für ein allgemeines Krankengut liegt ihr Anteil meist noch deutlich höher und steigt bis zu 70% (67, 518, 519). Auch anfänglich noch sensible Staphylokokken werden unter der Therapie rasch unempfindlich (189, 376 u. a.). Es sind diese Resistenzverhältnisse, welche die Prognose so ungünstig gestalten. Der Staphylococcus aureus wird häufiger gefunden als der Staphylococcus albus (142). Auch die sonst als apathogen betrachteten coagulase-negativen Staphylokokken sind als Krankheitserreger der bakteriellen Endocarditis isoliert worden (142, 163, 185, 364, 456, 519).

Anamnestisch finden sich bei Staphylokokken-Endocarditis nicht selten Pyodermien, Abscesse, Osteomyelitiden usw. In den letzten Jahren haben die Fälle nach Herzoperationen in mit penicillinresisten-ten Staphylokokken verseuchten Spitälern Aufsehen erregt (93a, 108, 243a, 407, 415). Klinisch ist der Verlauf akuter (142, 163, 172): Schüttel-fröste, septische Temperaturen, hohe Leukocytenwerte, Petechien, meta-statische Abscesse in verschiedenen Organen sind häufig. Wie bei den Enterokokken werden vermehrt vorher gesunde Klappen besiedelt [DOWLING u. Mitarb. (142): nur in 42% von 76 Fällen hatte eine rheumatische Klappenläsion vorbestanden] und ausgedehnte Klappen-destruktionen beobachtet. Auch das rechte Herz (besonders Tricuspidal-klappen) kann befallen werden.

Die subakute bakterielle Endocarditis infolge *Pneumokokken* (470), *Gonokokken* (111), *Meningokokken, hämolytischer Streptokokken* usw. erheischt keine besondere Besprechung. Sie ist im allgemeinen die Sekundärmanifestation eines das klinische Bild beherrschenden Grundf leidens (z. B. Pneumonie, Gonokokken-Sepsis, Meningitis usw.). Verlau-

und Symptome sind gewöhnlich akuter, primäre Klappenbesiedlungen, auch des rechten Herzens (Gonokokken!), keine Seltenheit.

Auch die Fälle von subakuter bakterieller Endocarditis durch *Klebsiellen, Pyocyaneus, Coli, Salmonellen* usw. zeigen — abgesehen von akuterem Verlauf und stärkerer Tendenz zu Klappendestruktion und pyämischer Metastasierung — keine sezpifischen Merkmale.

Sekundäre Endocarditiden im Rahmen schwerer bakterieller Infektionen werden heute wegen der ausgedehnten Verwendung der Antibiotica nur noch ausnahmsweise beobachtet, waren aber früher (z. B. bei der Pneumonie) nicht so selten. Eine Endocarditis bei generalisierter Infektion oder Systemerkrankung ist vor allem zu vermuten bei lange dauernder und trotz Abheilung der Primärinfektion peristierender Bakteriämie, bei Auftreten eines organischen Herzgeräusches und von Embolien.

Bezüglich *mykotischer Endocarditiden* verweisen wir auf die Ausführungen auf S. 13 ff.

c) Brucellen-Endocarditis

Die Brucellen-Endocarditis (s. auch S. 13), die heute kaum mehr beobachtet wird, zeigt einige Besonderheiten (75, 203, 222, 421, 438, 450, 513, 521, 522, 557). Es erkranken bevorzugt Männer und Berufsgruppen, welche mit Brucellen in Kontakt kommen (Metzger, Landwirte, Tierärzte usw.). Meist sind nur die Aortenklappen befallen. In der Heilungsphase besteht eine starke Tendenz zur Verkalkung und Schrumpfung, so daß schwere Aortenkalkstenosen resultieren. In der Klinik sollte deshalb bei calcifizierten Aortenstenosen vermehrt auf eine durchgemachte Brucellosis geachtet werden. Die Infektion dehnt sich von den Aortenklappen gerne ins Septum (atrioventrikuläre Blokkierungen), ins Myocard und Pericard (203, 222) aus. Der Verlauf ist protahiert, die Prognose relativ ungünstig.

d) Endocarditis des rechten Herzens

Diese wird bei kongenitalen Vitien, welche hierzu geeignete anatomische und hämodynamische Voraussetzungen bieten, oder bei virulenteren Erregern, welche auch intakte Klappen anzugreifen in der Lage sind, beobachtet. Das klinische Bild ist — falls kein kongenitales Vitium vorliegt — oft uncharakteristisch; vor allem können Geräusche fehlen (26). In einer kürzlichen Zusammenstellung von 32 Fällen aus der Mayo-Klinik durch BAIN u. Mitarb. werden folgende Punkte hervorgehoben: meist akuter Beginn und Verlauf, positive Blutkulturen in fast 100%, pyogene Staphylokokken in 75%, Herzgeräusche hörbar nur in 35%, Tricuspidalklappenbefall in 65%, septische Lungeninfarkte sehr häufig, periphere Embolien und Splenomegalie dagegen selten nachweisbar. Die häufigsten Todesursachen waren Lungenembolien oder die Sepsis selbst; die Herzinsuffizienz dagegen spielte eine untergeordnete Rolle. Die Eintrittspforte der Erreger war meist evident (Pyodermie, Gonorrhoe, chirurgische Eingriffe). Trat die Endocarditis „spontan" auf, hatte gewöhnlich ein rheumatisches Vitium vorbestanden und sich die im rechten Herzen lokalisierte Endocarditis zusammen mit einer solchen der Aorta oder Mitralis entwickelt; in diesen Fällen waren vergrünende Streptokokken vorhanden. Bei unklarem Status febrilis ist differentialdiagnostisch — auch bei Fehlen eines Herzgeräusches — an die rechtsseitige Endocarditis zu denken!

e) Subakute bakterielle Endocarditis bei kongenitalen Vitien

Die Bedeutung der kongenitalen Vitien als prädisponierender Faktor wurde bereits besprochen und die Prädilektion der einzelnen Anomalien (Kammerseptumdefekte, Ductus Botalli apertus, Aorta bicuspidalis) dargelegt (S. 38, Tabelle 12). Frauen und Männer sind ungefähr gleichmäßig betroffen. Die Patienten sind relativ jung. Wie eben erwähnt, lokalisiert sich die Endocarditis gewöhnlich ins rechte Herz (Tricuspidal-, Pulmonalklappen, Ventrikelendocard) oder in die Lungenarterien (besonders beim offenen Ductus Botalli). Septische Lungeninfarkte aus diesen Vegetationen sind häufig und typisch, Infarkte im großen Kreislauf dagegen selten. Diese werden bei Besiedlung einer Aorta bicuspidalis, einer Aortenisthmusstenose, bei einem Rechts-Links-Shunt, oder wenn ausnahmsweise bei einem offenen Ductus Botalli oder bei einem Ventrikelseptumdefekt gleichzeitig die Mitral- oder Aortenklappen befallen werden, beobachtet. Die Prognose der Lenta-Endocarditis bei Trägern von kongenitalen Vitien ist im allgemeinen gut (S. 139).

f) Subakute bakterielle Endocarditis im höheren Alter

Diese stellt der Klinik besondere Probleme. Vorab muß betont werden, daß sie keineswegs selten ist. Von unseren 172 Patienten waren 27 (16%) über 60 Jahre [3% bei CATES und CHRISTIE (79); 13% bei PERRY (423); 18,5% bei ANDERSON und STAFFURTH (15)] und 9 (5%) über 70 Jahre alt [6,6% bei ANDERSON und STAFFURTH (15)]. Im höheren Alter erkranken Männer noch häufiger als Frauen; wahrscheinlich sind hierfür die urologischen Komplikationen verantwortlich. Die Bedeutung der rheumatischen Klappenfehler als prädisponierender Faktor ist nicht mehr so dominierend (z. B. 12 rheumatische Vitien unter 36 Patienten über 60 Jahre), aber immer noch relativ wichtig (30, 198, 545). Aortensklerose, Myodegeneratio cordis, Hypertonie, d. h. degenerative Veränderungen, dagegen stehen an erster Stelle (14 Fälle). Auch die primäre Endocarditis ist im höheren Alter stärker vertreten als im Gesamtmaterial (10 Fälle).

Klinisch ist die subakute bakterielle Endocarditis des höheren Alters nicht prinzipiell verschieden. Ihre Manifestationen sind aber allgemein abgeschwächt, meist unvollständig und atypisch ausgebildet, so daß die Diagnose gerne verpaßt wird, um so mehr zu wenig bekannt ist, daß die Krankheit auch bei alten Leuten auftreten kann. Sie beginnt noch schleichender, uncharakteristischer; bis zur Diagnosestellung verstreicht noch eine längere Zeit als bei jungen. Oft finden sich gleichzeitig andere pathologische Befunde, welche manche Symptome (arteriosklerotisches Geräusch, Herzinsuffizienz, Harnwegsinfckt usw.) scheinbar befriedigend zu erklären vermögen. Embolien, nicht aber Hautpetechien sind seltener. Nach CATES und CHRISTIE (79) und nach ANDERSON und STAFFURTH (15) sind vor allem die Mitralklappen, nach unserer Erfahrung die Aortenklappen, befallen. Die Geräusche sind oft laut und rauh. Blutbild (Leukocytose) und Körpertemperatur (afebrile Fälle S. 69) zeigen nur eine geringe Reaktion. Die Herzinsuffizienz ist wegen der a priori geringeren Myocardreserven häufiger, die Prognose deshalb schlechter (S. 137). Relativ oft soll die Leber klinisch im Vordergrund stehen und das Serumeiweißbild besonders stark verändert sein (198, 545). Nach WALLACH u. Mitarb. (554) beherrschen häufig renale Komplikationen das Bild. Die anhämolytischen Streptokokken sind nicht mehr so wichtig (15 der 36 Fälle, 42%); andere Erreger gewinnen an Bedeutung, nämlich Enterokokken (4 Fälle), Staphylokokken (3 Fälle), Pneumokokken (1 Fall), hämolytische Streptokokken (1 Fall), Proteus (1 Fall). 11 Fälle (30%) verliefen abakteriämisch.

g) Abakteriämische Verlaufsform

Wir verstehen darunter jene Form der Endocarditis lenta, bei der sich trotz adäquater Technik und genügender Blutkulturen nie Erreger züchten lassen (S. 23). Wegen der pathologisch-anatomischen und klinischen Identität müssen auch diese Fälle als bakteriell, und zwar mehrheitlich als durch Viridans-Streptokokken verursacht betrachtet werden. In der Klinik hat sich immer wieder bestätigt, daß diese Fälle prognostisch schlechter beurteilt und deshalb besonders intensiv behandelt werden müssen (S. 126).

Ursachen und Problematik des fehlenden Erregernachweises und manche der besonderen Merkmale der abakteriämischen Verlaufsform der Endocarditis lenta sind im Ätiologie-Kapitel (S. 8ff.) besprochen. Auch die interessante Erscheinung der sog. Nachkriegsendocarditiden ist bereits diskutiert worden (S. 25). In den letzten Jahren sind diese nicht mehr beobachtet worden. Die abakteriämischen Fälle machen heute je nach Statistik noch 10—30% aller subakuten bakteriellen

Endocarditiden aus. Ihre Zahl ist abhängig vor allem von der Qualität des Erregernachweises, von der Zahl der Blutkulturen, von der Tatsache, daß heute viele Patienten anbehandelt ins Spital kommen, und daß die Zahl der vorhandenen Erreger stark variiert. Diese sind wohl vorhanden, aber nicht zu jeder Zeit und in jedem der untersuchten Gewebsschnitte. Kranke mit exquisit guter humoraler und geweblicher Abwehr vermögen die relativ avirulenten und spärlichen Erreger abzutöten, so daß wohl bestimmte klinische Lenta-Symptome auftreten, die Erreger sich aber dem Nachweis entziehen. LIBMAN und FRIEDBERG (332) sprechen auch von „mild cases", d. h. von „leichten" Verlaufsformen mit sehr guter Abwehr des Makroorganismus und/oder benigner Infektion. Ihre Kulturen sind meist negativ oder höchstens ganz zu Beginn positiv. Die Kranken zeigen nur wenige, gering ausgeprägte klinische Störungen, reagieren auf Antibiotica mit rasch einsetzender Heilung und sind in der Ära vor den Antibiotica wohl selten auch einmal spontan ausgeheilt. Gelegentlich bereiten sie diagnostische Schwierigkeiten gegenüber rheumatischen Herzerkrankungen, falls nicht doch eine positive Kultur oder ein spezifisches Symptom (z. B. Embolien) nachgewiesen wird.

Die Endocarditis mit negativen Blutkulturen bewahrt manche ungeklärte Aspekte. Wenn wir auch durchaus verstehen, daß die Bakterien nicht immer im Blut nachzuweisen sind, erstaunt dennoch die schlechtere Prognose dieser Fälle. Dieses paradoxe Phänomen wird gerne durch die Hypothese einer besonders starken Abwehrreaktion, welche die Bakterien an den Klappen fibrinös und geweblich abdeckt und so der antibiotischen Wirkung entzieht, aber doch nicht zur definitiven Vernichtung oder Abkapselung der Erreger genügt, erklärt.

h) Fälle mit „rheumatischem Einschlag"

Bei hyperergischer Allergielage des Makroorganismus verlagern sich die klinischen Symptome der Endocarditis lenta aus dem „septischen" in den „rheumatischen" Formenkreis („Übergangsformen"), so daß ihr Erscheinungsbild sich in gewisser Beziehung demjenigen der rheumatischen Endocarditis angleicht (129a, 191, 485a). Der Beginn ist heftiger und akuter, das Fieber höher; eine Anämie fehlt, dagegen findet sich eine deutlichere Leukocytose, eventuell mit Eosinophilie. Anatomisch ist die Endocarditis vorwiegend polypös-verrukös (und weniger polypösulcerös); der Erregernachwies bleibt oft negativ.

Sind die Kulturen positiv, ergeben sie eine spärliche Ausbeute oder Verlustmutationen der Keime. Es bestehen also gewisse Analogien zur eben besprochenen „leichten" und zur Endocarditis mit negativen Blutkulturen bei ausgesprochen guter Abwehrlage des Makroorganismus. Eine allgemein gültige Erklärung der abakteriämischen Verlaufsform liefert der „rheumatische Einschlag" aber sicher nicht, da jene häufiger als dieser beobachtet wird und auch klinisch und prognostisch deutliche Unterschiede bestehen. Therapeutisch reagieren die Fälle mit rheumatischem Einschlag ebenfalls gut auf Penicillin; gewisse Symptome bilden sich aber unter zusätzlicher antirheumatischer Therapie schneller zurück.

Gelegentlich liegt ein akuter Rheumatismus nur kurze Zeit zurück oder ist überhaupt nie vollständig abgeklungen, so daß die Bakterienansiedlung auf einer noch floriden rheumatischen Endocarditis erfolgt (206). Es kann dann gleichzeitig eine richtige Polyarthritis rheumatica bestehen und klinisch eine echte Simultanerkrankung an rheumatischer und bakterieller Endocarditis und nicht nur ein „rheumatischer Einschlag" vorliegen. Übrigens vermag die frische bakterielle Endocarditis — wie andere Infekte und insbesondere solche mit Streptokokken — einen latenten oder früheren Rheumatismus auch direkt zu „reaktivieren". Dieses Vorkommnis ist bei der ätiologischen „Verwandtschaft" zwischen rheumatischer und Lenta-Endocarditis nicht erstaunlich, bei kritischer Betrachtung in der Klinik aber sicher eine große Ausnahme.

Wir haben wiederholt betont, daß Arthralgien für die Endocarditis lenta typisch sind; Gelenkschmerzen allein genügen zur Annahme eines aktiven Rheumatismus deshalb nicht. Umgekehrt sind objektive arthritische Veränderungen bei der Viridans-Lenta (anders bei pyogenen Erregern, z. B. Gonokokken) nicht anzutreffen, so daß sie im allgemeinen als echte rheumatische Polyarthritis zu deuten sind.

Wir diagnostizierten einen „rheumatischen Einschlag" auf Grund der oben zitierten Kriterien nur in 7 von 172 Fällen (5 Fälle mit negativen Kulturen) und nur ein einziges Mal eine sicher mit aktivem Rheumatismus kombinierte Lenta-Endocarditis. Es handelte sich dabei um ein 18jähriges Mädchen, bei dem die Polyarthritis und Endocarditis rheumatica subjektiv und objektiv noch nicht abgeklungen war, als sich durch plötzlichen Wiederanstieg von Fieber und Senkung, Schüttelfröste und Embolien eine zweite Erkrankung abzeichnete, die wegen des wiederholt positiven Viridans-Nachweises im Blut als sichere Lenta-Sepsis beurteilt werden mußte.

Ist die rheumatische Komponente sehr ausgeprägt, nimmt sie im Verlauf der Erkrankung zu, oder besteht gleichzeitig ein akuter Rheumatismus, ist die Indikation zur Verwendung der Steroide gegeben.

i) Fälle mit starker reticulärer Reaktion

Eine mehr oder weniger starke Reaktion des reticuloendothelialen Systems gehört zur klassischen Endocarditis lenta. In gewissen, besonders chronischen Fällen mit starker mesenchymaler Reizantwort kann diese reticuläre Reaktion sehr ausgesprochen werden. Es ergeben sich dabei auch gewisse Beziehungen zum Formenkreis chronisch rheumatischer Erkrankungen. Die „reaktive Retikulose" (482) kennzeichnet sich

7*

durch deutliche Vergrößerung von Milz und Leber, durch starke Dys- und eventuell Hyperproteinämie, durch ausgeprägte Reaktion des lymphoiden, weniger auch des plasmacellulären Reticulums im Knochenmark. Wenn diese reticuläre Reaktion über die bakteriologische Sanierung der Lenta-Sepsis hinaus persistiert (was gelegentlich beobachtet werden kann) und eine therapieresistente Anämie oder Leukopenie verursacht, können in Einzelfällen Glucocorticoide die Rückbildung dieser Veränderugnen beschleunigen.

V. Rezidive

Rezidive sind um so seltener, je intensiver und länger behandelt wird, und je sorgfältiger allfällige Infektionsherde saniert werden (Beispiele auf S. 32 und 33).

Die Häufigkeit der Rezidive beträgt in unserem Material 8% (13 der 156 behandelten Patienten erkrankten 2—3mal, total 28 Erkrankungen), bei anderen Autoren 2% (79, 288), 2,4% (136), 6% (257), 8,5% (391), 14% (85), 18% (138) und 29% (100). Sie sind Folge entweder eines Wiederaufflackerns der lokal nicht vollständig überwundenen Krankheit (Persistieren der Keime in den Klappenpolypen (11, 79, 180, 212 u. a.) oder einer Reinfektion aus einem nicht sanierten oder frischen Infektionsherd. Der erste Mechanismus dürfte vor allem zutreffen für Rezidive innerhalb relativ kurzer Frist (einige Wochen bis etwa 3 Monate) nach der Ersterkrankung und bei identischen Erregern. Nur hier handelt es sich eigentlich um *echte Rezidive* (6 Patienten). Dagegen sind *Re- oder Nachinfekte* (7 Patienten) wahrscheinlich verantwortlich für später (bis nach 7 Jahren) auftretende Zweit- (5 Fälle) oder Dritterkrankungen (2 Fälle) oder für Fälle mit andersartigen Keimen.

In der klinischen Symptomatologie bestanden keine prinzipiellen Unterschiede. Es kommt aber häufiger zu kardialer und renaler Insuffizienz infolge der ausgedehnteren Gewebsschäden. Die Rezidive traten nicht bevorzugt bei einem bestimmten Erreger auf.

Rezidive bedeuten entweder, daß mit der ersten Behandlung keine bakteriologische Sanierung erreicht worden ist und deshalb höhere Antibioticadosen über einen längeren Zeitraum zu geben sind, oder daß ein alter bzw. neuer Herd, welcher unbedingt beseitigt werden muß, weiter bzw. frisch streut.

Die Prognose der Rezidive ist in unserer Untersuchungsreihe (2 Todesfälle auf 13 Patienten) interessanterweise nicht schlechter als für die übrigen Fälle.

Ein Rezidiv ist stets sofort mit Blutkulturen auszuschließen, wenn nach kürzerer oder längerer Zeit bei einem Patienten mit durchgemachter Endocarditis erneut irgendwelche verdächtige Symptome bemerkt werden.

VI. Diagnose und Differentialdiagnose

An der Diagnose bestehen keine Zweifel, wenn ein organisches Herz-geräusch, Fieber, Embolien und positive Blutkulturen vorliegen. In Frühstadien und in atypischen oder anbehandelten Fällen können sich dagegen sehr wohl diagnostische Schwierigkeiten ergeben. Viele der führenden und typischen Symptome wie Embolien, Anämie, Hämaturie, Splenomegalie sind zu Beginn der Erkrankung nur in einem geringen Prozentsatz und wechselnd vorhanden und kommen — wird die hier angegebene Häufigkeit der verschiedenen Symptome mit derjenigen der Publikationen vor 10 oder mehr Jahren verglichen — heute seltener vor als früher. Sicher ist hierfur die ausgedehnte Anwendung der Anti-biotica verantwortlich. Das Ziel bleibt aber gerade die Frühdiagnose, da heute, nachdem die Infektion selbst mit Antibiotica in der Regel voll beherrscht werden kann, nur die Frühbehandlung imstande ist, die Mortalität weiter zu senken und die für die Prognose entscheidenden sekundären valvulären und myokardialen Läsionen mit konsekutiver Herzinsuffizienz usw. zu verhindern (169). Auch Embolien und Nieren-insuffizienz sind in früh und intensiv behandelten Fällen, bei denen sich umfangreiche Klappenpolypen und ausgedehnte Gewebsreaktionen gar nicht entwickeln können, seltener. Im Kapitel über die Prognose wird noch gezeigt werden, welche Bedeutung Spätdiagnose und Spätbehand-lung als Ursachen des Exitus letalis oder schwerer Komplikationen haben. All diese Gründe unterstreichen die Notwendigkeit der *Früh-diagnose*, d. h. *der diagnostisch richtigen Beurteilung der Krankheits-symptome in den ersten 2—3 Wochen nach Ausbruch der ersten Sym-ptome.*

In der Tabelle 20 haben wir die im Zeitpunkt der Hospitalisation gefundenen Symptomenkomplexe der subakuten bakteriellen Endocar-ditis zusammengestellt.

In erster Linie führen die Assoziationen von Herzgeräusch, Fieber und Senkungsbeschleunigung auf die richtige Fährte. Anämie, Milz-schwellung und Leukocytose folgen in Abstand. Relativ selten können wir uns auf Herzinsuffizienz, Embolien und Hämaturie stützen.

Aus dieser Übersicht ergibt sich in völliger Übereinstimmung mit FRIEDBERG (169) die Schlußfolgerung, daß die Diagnose einer subakuten bakteriellen Endocarditis vor allem erwogen werden muß, *wenn bei einem Patienten mit organischem Herzgeräusch ein Status febrilis unklarer Genese während mehr als einer Woche besteht.* In solchen Fällen ist sehr sorgfältig und wiederholt auf Petechien (Konjunktiven, Fundus, Gaumen), Oslersche Knötchen, Hämaturie usw. zu untersuchen, und sind mehrere Blutkulturen, im Minimum 5, anzulegen. Die kritische Dauer des Status febrilis wird deshalb mit 8 Tagen angegeben, weil die meisten fieberhaften Erkrankungen innerhalb dieser Frist entweder ursächlich geklärt werden können oder bei banaler Ätiologie spontan abklingen. Dauert der Status febrilis länger und/oder ist seine Natur bei einem Träger eines organischen Herzgeräusches nicht sicher erkennbar, ist in praxi die Diagnose als sehr wahrscheinlich aufrechtzuerhalten und so zu behandeln, bis der Gegenbeweis erbracht oder die Heilung erreicht ist.

Tabelle 20. *Diagnostische Wertigkeit der häufigeren Symptomenkomplexe bei 172 Fällen von subakuter bakterieller Endocarditis im Zeitpunkte des Spitaleintrittes*

Fieber und Herzgeräusch	87%
Herzgeräusch und erhöhte Senkung	87%
Fieber, Herzgeräusch und erhöhte Senkung	81%
Fieber und Anämie	64%
Herzgeräusch und Anämie	64%
Fieber, Herzgeräusch und Anämie	60%
Fieber und Splenomegalie	56%
Fieber, Herzgeräusch und Splenomegalie	52%
Herzgeräusch und Leukocytose	51%
Fieber, Herzgeräusch und Leukocytose	48%
Fieber, Anämie und Splenomegalie	39%
Fieber, Herzgeräusch und Embolien	36%
Fieber und Herzinsuffizienz	28%
Fieber, Geräusch und Herzinsuffizienz	26%
Fieber, Herzinsuffizienz und erhöhte Senkung	26%
Fieber und Embolien	24%
Fieber, Splenomegalie und Hämaturie	24%
Fieber, Splenomegalie und Embolie	23%

Selbstverständlich müssen der Status febrilis von 8 Tagen (Temperaturerhöhung auf 38°) und die organische Natur des Herzgeräusches gesichert und eine andere Genese des Fiebers mit entsprechenden Untersuchungen ausgeschlossen sein, damit nicht Patienten mit einer rheumatischen Endocarditis, mit banaler Tonsillitis bei unkompliziertem Vitium usw. zu Lenta-Patienten gestempelt werden. Angesichts der Bedeutung der Frühdiagnose und Frühbehandlung scheint uns aber die oben gegebene, bewußt scharf formulierte Richtlinie für das praktische Procedere die einzig logische Konsequenz. Blutkulturen sind immer angezeigt, schon bei entferntem Verdacht. Sind diese negativ, ist zu bedenken, daß 10—30% der Lenta-Endocarditiden abakteriämisch verlaufen, und daß — entsprechend unseren Ausführungen im Kapitel über den Erregernachweis — die positive Ausbeute nach mehr als 4—5 aufeinanderfolgenden Blutkulturen kaum mehr viel größer wird. Deshalb ist weiteres Zuwarten nicht berechtigt. Bei Befolgung der zitierten Regeln sind die Konsequenzen einer Fehldiagnose gering. Liegt nur eine rheumatische Endocarditis vor, führen die Antibiotica allein zu keiner Entfieberung oder klinischen Besserung. Entsteht der Eindruck, daß die Entfieberung zufällig und unabhängig von der antibiotischen Therapie erfolgt, können die Mittel nach einigen Tagen wieder abgesetzt werden. Bei einer bakteriellen Endocarditis tritt dann das Fieber nach einigen Tagen gewöhnlich wieder auf. Man bedenke, daß die subakute bakterielle Endocarditis unwahrscheinlich ist, wenn schon längere Zeit eine sichere Herzinsuffizienz oder Vorhofflimmern bestanden haben (S. 73ff.), oder wenn eine reine Mitralstenose vorliegt (S. 37). In solchen Fällen sind vor der definitiven Diagnose positive Kulturen zu fordern. Gleiche Vorsicht ist am Platze bei Jugendlichen, die innerhalb der letzten 5 Jahre eine akute Polyarthritis rheumatica durchgemacht haben und bei denen vor allem ein Rezidiv der Febris rheumatica auszuschließen ist. Anderseits sei man sich der Seltenheit der rheumatischen Endocarditis bei älteren Patienten bewußt, ebenso der Möglichkeit der bakteriellen Endocarditis selbst im höheren Alter. Daß primäre Endocarditiden verpaßt werden, beruht gelegentlich darauf, daß zu Beginn Herzgeräusche fehlen (S. 71). In der Regel entwickelt sich aber im Verlaufe der Krankheit doch noch ein Geräusch, am häufigsten über der Aorta, so daß die Diagnose sicher wird. Auch bakterielle Endocarditiden des rechten Herzens lassen meist einen charakteristischen Auskultationsbefund vermissen.

Wir verzichten auf eine detaillierte Diskussion der sehr zahlreichen *differentialdiagnostischen Möglichkeiten*. Wir zitieren in der Tabelle 21 lediglich die im eigenen Beobachtungsgut erlebten Fehldiagnosen in der Reihenfolge ihrer Häufigkeit.

Tabelle 21. *Fehldiagnose bei subakuter bakterieller Endocarditis*

Grippe, Influenza, Bronchitis, Virusinfekt;
Rheumatische Endocarditis, Febris rheumatica;
Brucellose, Salmonellen-Erkrankung;
Tuberkulose;
Tumor;
Unklare Abdominalaffektion, Cholecyctitis, Cholangitis, Enteritis,
   Appendicitis;
Apoplexie, Meningitis;
Nephritis, Urosepsis, Urämie, Nephrolithiasis;
Myodegeneratio et Insufficientia cordis, dekompensierte Hypertonie;
Anämie, Purpura unklarer Genese, Thrombocytopenie;
Periarteriitis nodosa, Lupus erythematodes;
Psychopathie, neurovegetative Dystonie;
Hyperthyreose

Am häufigsten wird — entsprechend den uncharakteristischen Symptomen — die Krankheit zu Beginn als banale „Grippe" oder als „Virusinfekt" fehlgedeutet. Fast ebenso oft wird eine Febris rheumatica oder eine Endocarditis rheumatica vermutet. Häufiger wird an Brucellen und Salmonellen gedacht als an eine bakterielle Endocarditis. Fehldiagnosen mit unklarer Abdominalaffektion ergeben sich aus Milz-, Nieren- und Mesenterialinfarkten, Leberstauung, Milzschwellung usw., mit Cerebralthrombose bzw. -blutung und Meningitis bei Hirnembolien, Ruptur eines mykotischen Aneurysmas und Encephalitis. Als renale oder urogenitale Störung imponiert die Endocarditis, wenn sie mit Niereninfarkt, mit einer Hämaturie usw. einsetzt oder zu einer diffusen Glomerulonephritis führt. Tumoren werden wegen Abmagerung, Anorexie, Anämie usw. diagnostiziert. Herzinsuffizienzen auf arteriosklerotischer Grundlage geben besonders bei älteren Leuten Anlaß zu Fehldiagnosen. Eine Tuberkulose wird wegen Fieber, Nachtschweißen und Gewichtsverlust erwogen usw.

Auch bei dem oft atypischen Beginn kann die richtige Diagnose — selbst im Frühstadium — gestellt werden, wenn beim Vorliegen der Kombination Herzgeräusch-Fieber sofort und konsequent Blutkulturen angelegt werden und sorgfältig auf Feinsymptome wie Oslersche Knötchen, Petechien, Hämaturie, Anämie, Splenomegalie usw. untersucht wird.

J. Behandlung

Vor der Einführung des Penicillins galt die subakute bakterielle
Endocarditis als eine praktisch in 100% tödlich verlaufende Krankheit.
Alle Behandlungsversuche, die heute nur noch „historisches" Interesse
haben, waren nutzlos. Spontanheilungen wurden ganz vereinzelt, etwa
in 1% aller Fälle beobachtet (168, 172, 321, 331, 332, 334, 488, 566), von
anderen Autoren (46, 487a) aber bestritten. Den ersten schwachen
Lichtblick in diese Situation brachten um 1938 die Sulfonamide, welche
in Einzelbeobachtungen eine Heilung herbeizuführen vermochten (120,
158, 228, 229, 334, 406, 447, 555, 561, 566). Die anfänglich hohen Er-
wartungen wurden aber nicht erfüllt, und in den besten Statistiken
konnten höchstens 6% der Fälle mit Sulfonamiden geheilt werden. Das
Penicillin hingegen erwies sich schon bei der ersten Anwendung 1944
[Loewe u. Mitarb. (349)] als höchst wirksam und hat bis heute trotz
Einführung zahlreicher neuer Antibiotica seine führende Stellung voll
behauptet. Die damit erzielten Heilungen konnten durch Kombination
mit anderen Antibiotica nochmals erhöht werden.

Heute werden etwa 60—80%, unter günstigen Bedingungen sogar
90% und mehr der Patienten, deren Endocarditis rechtzeitig erfaßt und
adäquat behandelt wird, geheilt (15a, 159, 162, 169, 172, 185, 232, 265,
282, 288, 292, 321, 391, 477, 524 u. a.). Die Heilungsquote ist am größten
für die Viridans-Streptokokken, kleiner für die Enterokokken und abakteriämischen Fälle. Die in früheren Arbeiten mitgeteilten Behandlungsergebnisse mit relativ großer Mortalität stammen aus der Zeit, in der
die Notwendigkeit hoher oder kombinierter Antibioticadosen noch nicht
bekannt war oder wegen äußerer Schwierigkeiten (Nachkriegsjahre)
Penicillin nicht in ausreichender Menge zur Verfügung stand (28, 56, 57,
136, 175, 176, 224, 373, 485, 485a, 525 u. a.).

Aber auch in den besten Statistiken bleibt eine erhebliche Mortalität.
Gründe eines Mißerfolges sind: 1. verzögerte Diagnose mit zu spät einsetzender Behandlung, 2. zu niedrige Dosierung oder zu kurze Dauer der
Antibioticabehandlung, 3. schicksalshafte Todesfälle (Hirnembolien,
Urämie usw.), 4. Herzinsuffizienz, 5. Resistenz der Bakterien,
6. Fehldiagnosen. Die Faktoren 1—4 können durch adäquate Therapie und besonders durch *Früh*-Diagnose und -Behandlung direkt
und indirekt beeinflußt werden. Umfangreiche Klappenvegetationen,
die losbrechen und als Embolien verschleppt werden, ausgedehnte
Klappenverwachsungen oder -destruktionen, welche zu Herzinsuffizienz
und schweren Klappenfehlern führen, sowie andere Komplikationen
treten bei intensiver Frühbehandlung nicht oder weniger häufig auf.

*Das Ziel der Behandlung ist die Vernichtung aller Erreger im Blut-
strom und in den Geweben, vor allem in den endokardialen Sepsisherden,*

und die Verhinderung irreversibler Organschäden. Es liegt im Wesen der Krankheit, daß dieses Ziel nur unter bestimmten Voraussetzungen erreicht werden kann.

I. Behandlungsprinzipien

α) Frühbehandlung. Die Antibiotica vermögen die Infektion im Frühstadium sozusagen immer und selbst in inveterierten Fällen in einer großen Mehrheit zu beseitigen. Sie haben aber keine unmittelbare Wirkung auf die prognostisch wichtigen, eventuell letalen oder nur unter Hinterlassung großer Defekte abheilenden Klappenläsionen und auf die sekundären Komplikationen wie Embolien, Niereninsuffizienz usw. Daraus ergibt sich die Forderung, *die Behandlung so früh als möglich zu beginnen.* Vorbedingung hierfür ist die S. 101 diskutierte *Frühdiagnose.*

β) Bezüglich Art und Empfindlichkeit der Erreger gezielte und dem Einzelfalle angepaßte Behandlung. Bei jedem Verdacht auf subakute bakterielle Endocarditis sind der direkte Nachweis des ursächlichen Krankheitserregers und die Prüfung seiner Empfindlichkeit gegenüber den verfügbaren Antibiotica (Antibiogramm) anzustreben. Denn der Behandlungserfolg ist in erster Linie abhängig von der richtigen Wahl, Kombination, Tages- und Gesamtdosis der Antibiotica. Kann der Erreger nicht ermittelt werden, ist die antibiotische Therapie auf Grund allgemeiner Erfahrung und des wahrscheinlich vorhandenen Keimes durchzuführen. Selbstverständlich ist aber die Behandlung vor allem der klinischen und bakteriologischen Reaktion anzupassen, d. h. zu intensivieren und auszudehnen bei mangelhaftem Ansprechen. Prognostisch ungünstige Faktoren sind von Anfang an gebührend zu berücksichtigen. Fälle mit negativen Blutkulturen, langer Vorgeschichte, Herzinsuffizienz, renalen und embolischen Komplikationen, hohem Alter usw. müssen a priori mit höheren Dosen behandelt werden.

γ) Ausreichende Behandlungsdauer. Die Antibiotica müssen über einen genügend langen Zeitraum verabfolgt werden zwecks endgültiger Sterilisierung aller bakteriellen Herde. In den tiefen, unzugänglichen, wenig vascularisierten Schichten der Klappenvegetationen werden die Erreger von den Antibiotica schlecht erreicht und persistieren leicht (11, 79, 180, 212). Ausreichend lang durchgeführte, hochdosierte Therapie wirkt dieser Erregerpersistenz und damit der Rezidivgefahr entgegen.

Über die zulässige Begrenzung der Behandlungsdauer siehe später (S. 121).

δ) Beseitigung der verantwortlichen Infektionsherde oder Eintrittspforten. Gesicherte oder wahrscheinliche Infektionsherde müssen beseitigt werden, um Reinfektionen zu verhindern. Falls hierfür operative Eingriffe notwendig sind, ist antibiotisch abzuschirmen.

ε) Prophylaktische, eventuell therapeutische Korrektur kongenitaler Herzfehler oder erworbener Gefäßanomalien. Manche der zu bakterieller Endocarditis prädisponierenden oder bereits durch eine solche komplizierten Herzfehler (offener Ductus Botalli, Aortenisthmusstenose) oder Gefäßanomalien (arteriovenöse Aneurysmen) können und müssen chirurgisch behandelt werden. In gewissen Fällen haben diese Operationen direkt zur Heilung geführt oder wesentlich dazu beigetragen.

ζ) Antibiotische Prophylaxe. Träger von kongenitalen oder erworbenen Vitien sollen bei Zahnextraktionen, akuter Tonsillitis, Tonsillektomien, Cystoskopien oder anderen kritischen Infekten und Eingriffen antibiotisch ausreichend abgeschirmt werden zwecks Vermeidung hämatogener Bakterienstreuung mit konsekutiver Besiedlung der Klappen.

η) Verbesserung der Abwehrlage des Organismus. Die Möglichkeit, die Reaktionslage des Makroorganismus zu verbessern, wäre höchst erwünscht; unsere Hilfsmittel diesbezüglich sind aber sehr bescheiden. Selbstverständlich sind Folgeerscheinungen und Komplikationen soweit möglich auch symptomatisch zu behandeln.

II. Theoretische Voraussetzungen der antibiotischen Therapie

Bei der subakuten bakteriellen Endocarditis ist — wie früher dargelegt — die gewebliche Abwehrreaktion an den Klappen gering und langsam. Die allgemeine immunologische Reaktion wird durch die relativ avirulenten Erreger nur in beschränktem Umfange stimuliert. Spezifische Immunitätsreaktionen fehlen weitgehend. Bei diesen begrenzten Verteidigungsmöglichkeiten sind Maßnahmen und Mittel, welche dem Organismus nur dadurch zu helfen versuchen, daß sie das Bakterienwachstum hemmen, zum voraus zu einem halben Erfolg verurteilt. Unsere Behandlung muß vielmehr die mangelhafte Abwehrreaktion des Körpers ganz übernehmen, d. h. die Erreger vollständig und an jeder Stelle des Körpers direkt vernichten. Mit anderen Worten: *Die Mittel der Wahl sind die bactericiden und nicht oder auf alle Fälle nicht allein die bakteriostatischen Antibiotica.*

Andere entscheidende Momente sind die besondere Struktur der ulceropolypösen Vegetationen und die geringe Virulenz der Erreger. Die Bakterien liegen tief in dichten, für die Leukocyten, Antikörper und Antibiotica des strömenden Blutes schlecht zugänglichen Fibrinschichten, und die Vegetationen selbst sitzen nur wenig vascularisierten Klappen auf. Die relativ apathogenen Bakterien vermehren sich nur langsam, so daß die antimikrobiellen Mittel ihre Wirkung schlecht entfalten. Mit fortschreitender Organisation und Endothelisierung der Excrescenzen gleichen die endokardialen Sepsisherde gut geschützten Keimnestern.

Diese Umstände unterstreichen abermals die Bedeutung der Bactericidie, vor allem aber der *hohen Dosierung*. Selbst bei bester in vitro-Sensibilität der Keime sind u. U. sehr hohe Dosen notwendig, um das Antibioticum in ausreichender Menge an die derart abgeschirmten Keime heranzubringen. Antibiotica, welche ein gutes Diffusionsvermögen aufweisen und ohne Nebenerscheinungen in maximalen Mengen verabreichbar sind, so daß selbst ungünstige gewebliche oder mechanische Diffusionsbedingungen dank hoher Serumkonzentrationen überwunden werden, sind deshalb bei gleicher in vitro-Sensibilität anderen Mitteln, denen diese Eigenschaften abgehen, stets überlegen. Penicillin, besonders in Kombination mit Streptomycin (251, 256), besitzt in ausgesprochenem Maße Bactericidie und praktisch unbeschränkt hohe Dosierungsmöglichkeit bei bester Verträglichkeit.

Experimentell ist gezeigt worden, daß Antibioticamengen, welche gegenüber den isolierten Keimen in vitro voll wirksam waren, gegenüber Bakterien, welche in Fibrinklümpchen verbracht wurden, nicht mehr genügten (255). Dem Fibrin selbst käme demnach eine diffusionsvermindernde Wirkung (chemisch, mechanisch) zu. Andere experimentelle Untersuchungen (148) bewiesen, daß die Zahl der Keime, welche innerhalb eines Infektionsherdes abgetötet werden, direkt von der Konzentration und der Dauer der Einwirkung des Antibioticums abhängt, und daß in vivo zur Vernichtung der Bakterien bis zu 20mal höhere Konzentrationen als in vitro erforderlich waren.

Die praktisch therapeutische Konsequenz ist die einer 5—10 20mal höheren Dosierung, als in vitro-Verhältnissen entsprechen würde (148, 172, 321).

III. Resistenzbestimmungen

Die Isolierung des ursächlichen Erregers sichert die Diagnose und ist Richtschnur für die Wahl des bzw. der Antibiotica und Durchführung des ganzen Behandlungsprogramms. Daß hierbei der Resistenzbestimmung (s. Abschnitt „Resistenzprobleme", S. 20) des isolierten Keims gegenüber den heute verfügbaren Antibiotica (Antibiogramm) besondere Bedeutung zukommt, ist bereits mehrfach betont worden. Ebenso wichtig oder wichtiger ist aber die Kenntnis der Bakteriologie und Klinik der zugrunde liegenden Krankheit einerseits und der Wirkungsspektra der Antibiotica anderseits. Sensibilitätsbestimmungen erübrigen sich, wenn Keime gefunden werden, deren Resistenzverhältnisse konstant und bekannt sind (162). Dies trifft zu für Pneumokokken, hämolytische Streptokokken Gr. A, Gonokokken, Meningokokken usw., welche alle gegenüber Penicillin hochempfindlich sind. Sensibilitätsteste sind aber notwenig bei Erregern, bei denen Resistenzentwicklung oder unterschiedliche Empfindlichkeit häufig oder geradezu typisch sind, nämlich Enterokokken, Staphylokokken usw. In sehr geringem Grade variert die Sensibilität der vergrünenden Streptokokken, die auf Penicillin regelmäßig gut ansprechen und auch im Verlaufe einer Behandlung nur selten Resistenz entwickeln (40, 162, 185, 479); Sensibilitätsprüfungen sind wünschenswert, aber nicht von so ausschlaggebender Bedeutung.

Empfindlichkeitsprüfungen für jedes einzelne Antibioticum der Tetracyclingruppe und für Chloramphenicol einerseits, Erythromycin, Novobiocin und verwandte Antibiotica anderseits sind nach FINLAND (162) von beschränktem Wert, indem das Testergebnis eines dieser Antibiotica im allgemeinen representativ ist für alle anderen der gleichen Gruppe. Dazu kommt, daß diese Antibiotica in der Behandlung der subakuten bakteriellen Endocarditis ohnehin nur sekundäre Bedeutung haben und stets nur in Kombinationen und prinzipiell in der höchsten, noch tolerierten Dosis verwendet werden sollen. Schlechtes Ansprechen auf Penicillin soll vorerst zu höherer Dosierung und Kombination mit Streptomycin und nicht zum Wechsel des Mittels veranlassen.

Wir haben schon im Abschnitt III des Kapitels E ("Ätiologie") die Leistungsfähigkeit der Plättchenmethode zur Resistenzbestimmung der Endocarditis-Erreger kritisch beleuchtet. Mit dieser Methode wird der bactericide Effekt des Antibioticums nicht erfaßt. Auch kann nicht überprüft werden, ob z. B. wenig empfindliche Enterokokken oder Viridans-Streptokokken durch hohe Penicillindosen doch noch abgetötet werden können. Die nur bakteriostatisch wirkenden Antibiotica schneiden relativ zu günstig ab, indem ihr Hemmhof eine gute Wirkung vortäuscht, die Bakterien aber persistieren. Die *Reihenverdünnungsmethode* (Röhrchentest) hingegen, bei welcher innerhalb einer Verdünnungsreihe der zu testenden Antibiotica die niedrigste Antibioticakonzentration, welche gerade noch das Wachstum der Bakterien (Trübung) hemmt, ermittelt wird, liefert wesentlich zuverlässigere Angaben über die zu verwendenden Antibiotica. Sie orientiert auch über die bacericiden Konzentrationen, wenn die Kulturen, welche kein Wachstum mehr gezeigt haben, nach einem Intervall, welches ein erneutes Bakterienwachstum ermöglicht, in frischen Medien ein zweites Mal ausgesetzt werden. In den Teströhrchen, in denen die Penicillinkonzentration bactericid war, bleibt dann die Kultur steril.

Um die ungünstigen lokalen Verhältnisse in den Klappenherden (s. oben) zu kompensieren, sind die Antibiotica (fast immer handelt es sich um das Penicillin) so zu dosieren, daß im Plasma eine etwa 5—10mal höhere Konzentration vorliegt, als der bakteriostatischen Konzentration bei der Empfindlichkeitsprüfung in vitro entspricht (172). Solche Antibioticaspiegel dürften dann bactericid wirken. Tritt auch dann noch keine befriedigende klinische und bakteriologische Reaktion ein, ist die Dosis nochmals zu erhöhen [z. B. 20fache Erhöhung der in vitro bakteriostatischen Konzentration (321)] oder das besprochene Verfahren zur Ermittlung der bacericiden Konzentration selbst einzuleiten.

Wenn Bestimmungen des *Serumpenicillinspiegels* oder des *bacericiden Effekts des Serums* möglich sind, kann in schlecht reagierenden Fällen (Enterokokken, resistente Staphylokokken) direkt kontrolliert werden, ob der erzielte Penicillinserumspiegel wirklich bactericid wirkt oder nicht. Für bactericide Konzentrationen in den Geweben und Klappenvegetationen sind nochmals 4—5mal höhere Konzentrationen notwendig, als dem minimalen bacericiden Serumspiegel entspricht. Der bactericide Effekt des Serums muß also in einer Verdünnung von 1:4 bis 1:5 (bei Enterokokken eventuell noch höher) nachweisbar sein.

Da Bestimmungen des Penicillinspiegels oder des bactericiden Effektes des Serums nur in wenigen Spitälern durchführbar sind, kann für praktische Zwecke eventuell auch die Relation der intramuskulären Penicillindosis zum Penicillinserumspiegel verwertet werden. Die Injektion von 1 Mill. E Penicillin intramuskulär pro Tag führt im allgemeinen zu einer Penicillinkonzentration von 0,5—0,6 E pro cm³, während mit 10 Mill. E Penicillin intramuskulär pro Tag Konzentrationen von 6—51 E Penicillin pro cm³ Serum erzielt werden können (321).

IV. Eigene Behandlungsergebnisse

Die Behandlungsergebnisse, welche später auch für die prognostische Beurteilung verwertet werden sollen, wurden — abgesehen von 4 Patienten, deren Aufenthalt unbekannt ist — 1—11¹/₂ Jahre nach der akuten Krankheitsphase durch persönliche Nachuntersuchung, Mitarbeit der Hausärzte oder Korrespondenz kontrolliert.

Naturgemäß beeinflussen zahlreiche prognostische Faktoren wie Alter, Dauer der Anamnese, Erreger, prämorbider Herzstatus, Klappenbefall, embolische und renale Komplikationen usw. entscheidend den Verlauf der Krankheit. Diese Faktoren werden im Kapitel über die Prognose (S. 131 ff.) diskutiert, im Rahmen dieses der antibiotischen Therapie gewidmeten Kapitels aber nicht speziell verarbeitet. Es soll vielmehr versucht werden, auf Grund von Beobachtungen während des Spitalaufenthaltes und des weiteren Verlaufes allgemeingültige Richtlinien für die Wahl und Dosierung der Antibiotica sowie Behandlungsdauer zu geben.

Bei 16 unserer 172 Fälle (120 Männer und 52 Frauen) wurde eine Behandlung entweder wegen Fehldiagnose überhaupt nicht durchgeführt oder war a priori wegen zu kurzer Dauer (schicksalshafter Exitus: Cerebralembolie, Ruptur eines mykotischen Aneurysmas usw.), fortgeschrittenen Krankheitsstadiums mit irreversiblen Schäden usw. gezwungenermaßen ohne Wirkung. Diese 16 Fälle entfallen für die Auswertung der therapeutischen Ergebnisse. Die Wirkung der antibiotischen Therapie war somit in 156 Fällen (108 Männer und 48 Frauen) mit aller wünschbaren Sicherheit abzuschätzen.

Der Begriff der *Heilung* wird definiert mit definitiver bakteriologischer Sanierung und Rückbildung aller Symptome der subakuten bakteriellen Endocarditis selbst 1—11¹/₂ Jahre nach Krankheitsbeginn. Die Residuen, z. B. Klappenfehler, Herzinsuffizienz, neurologische Ausfälle nach Hirnembolien, chronische Nephropathie, sind im Begriffe der Heilung nicht subsummiert, da sie wohl Folgen der Krankheit sind, aber als Dauerzustände und Defektheilungen mit dem infektiösen Prozeß nicht mehr in direktem Zusammenhange stehen. Wir gehen später (S. 144 ff.) auf diese Fragen ein, wenn Zustand und Leistungsgrad der geheilten Patienten besprochen werden. Da von Heilung im oben zitierten Sinne nur gesprochen werden kann, wenn die bakteriologische Sanierung durch ein genügend langes, rezidivfreies Intervall gesichert ist, wurden nur minimal 1 Jahr zurückliegende Fälle als definitiv geheilt betrachtet.

Da prognostisch die Unterscheidung zwischen bakteriologischer Sanierung bzw. Überstehen der akuten oder subakuten Krankheitsphase einerseits und definitivem Ausgang der Krankheit anderseits wesentlich ist, werden *Frühprognose*, welche den Zeitabschnitt bis 2 Monate nach Therapiebeginn (im allgemeinen identisch mit Spitalentlassung) umfaßt, und *Spätprognose*, welche die Zeit bis zum Abschluß der Untersuchung (Juni 1958) betrifft, gesondert betrachtet.

Die Untersuchung wurde retrospektiv durchgeführt, so daß sich relativ stark divergierende Behandlungsgruppen ergaben, welche geordnet nach Art und Dosierung der Antibiotica in den nächsten Tabellen zusammengefaßt sind.

Von den 156 Behandelten lebten beim Abschluß der Untersuchung 101 Patienten (65%). 51 Patienten (33%) sind gestorben. Bei 4 Kranken (2%) ist das Schicksal unbekannt (s. auch Abb. 7, S. 132). *Rückfälle oder Reinfektionen traten — wie erwähnt — bei 13 Kranken (8%) auf*, wovon 2 starben (inbegriffen in den 33%).

Bei der Heilungsquote von 65% ist — im Vergleich mit manchen Statistiken der Literatur — zu bemerken, daß die Untersuchung auf $11^1/_2$ Jahre zurückgeht. Die ersten, hier verarbeiteten Jahres-Patientengruppen wurden noch ohne die heutigen Erkenntnisse und Erfahrungen in der antibiotischen Therapie behandelt. Die Ergebnisse der letzten Jahre sind deshalb auch wesentlich günstiger (Abb. 8). Ferner wurde das Krankengut willkürlich aus verschiedenen Spitälern zusammengefaßt und der Begriff der Heilung („Dauerheilung") streng gefaßt. Die Auswertung eines so heterogenen Beobachtungsgutes vermittelt aber ein getreueres Bild über die allgemein gültige Prognose als (kleine) Statistiken einzelner, am Endocarditis-Problem besonders interessierter und erfahrener Autoren. Behandlungsergebnisse spezialisierter Zentren und Forscher (162, 172, 185, 257) erteilen hingegen Auskunft über die unter günstigsten Bedingungen überhaupt erreichbaren Heilungsraten.

Von den 51 Verstorbenen (33%) kamen 24 (15%) in den ersten 2 Monaten, weitere 27 (17%) bis zum Abschluß der Untersuchung ad exitum. Bei den 24 Frühverstorbenen war die Endocarditis 15mal (10%) bakteriologisch nicht geheilt. *Die Krankheit konnte demnach in 90% der Fälle bakteriologisch saniert werden.*

Die besten Erfolge wurden eindeutig mit der kombinierten *Penicillin-Streptomycin-Behandlung* erzielt (Tabelle 22). Von den 49 derart behandelten Patienten lebten minimal 1 Jahr nach der Erkrankung deren 40, d. h. *die Dauerheilungsquote beträgt 82%.* Nur 3 (6%) dieser Kranken starben in der akuten Phase und nur noch 5 (10%) nach der Spitalentlassung, so daß *die Gesamtmortalität* nur *16%* ausmacht (Schicksal unbekannt in 2%). Über ähnliche Behandlungsergebnisse (Heilung in etwa 80%) mit Penicillin/Streptomycin berichten FINLAND (162), FRIEDBERG (168, 169, 172), GERACI (185), HUNTER und PATERSON (257), JAWETZ (265), KELLOW und DOWLING (292), STAEHELIN (524) u. a.

An zweiter Stelle (Tabelle 22) figuriert die mit Penicillin/Streptomycin/Breitspektrum-Antibiotica behandelte Gruppe (23 Patienten) mit einer Frühmortalität von 9%, einer Spätmortalität von 17%, d. h. einer Gesamtmortalität von 26%. Geheilt sind 16 der 23 Patienten, d. h. 70%.

Tabelle 22. *Behandlungsergebnisse mit den verschiedenen Antibiotica bzw. Antibiotica-Kombinationen (156 Fälle)*

	Gesamtzahl der Patienten (100%)	Gestorben innerhalb 2 Monaten nach Hospitalisation		Gestorben nach 2 Monaten bis Abschluß der Untersuchung		Gestorben total		Lebend		Schicksal nicht bekannt	
			%		%		%		%		%
Penicillin/Streptomycin .	49	3	6	5	10	8	16	40	82	1	2
Penicillin allein	32	7	22	5	10	12	38	19	59	1	3
Penicillin/Sulfonamid . .	25	6	24	9	36	15	60	9	36	1	4
Penicillin/Streptomycin/ Tetracycline	23	2	9	4	17	6	26	16	70	1	4
Penicillin/Tetracycline .	13	4	31	1	8	5	39	8	61	—	—
Penicillin/Streptomycin/ Sulfonamid	3	—	—	—	—	—	—	3	100	—	—
Penicillin/Streptomycin/ Tetracycline/Sulfonamid	3	—	—	1	33	1	33	2	67	—	—
Penicillin/Tetracycline/ Sulfonamid	2	—	—	1	50	1	50	1	50	—	—
Streptomycin/Tetracycline	1	—	—	1	100	1	100	—	—	—	—
Tetracycline bzw. Erythro- mycin allein	5	2	40	—	—	2	40	3	60	—	—

Ungefähr gleichwertig erscheinen die Ergebnisse mit Penicillin/Tetracycline bzw. Chloramphenicol (8 der 13 Patienten geheilt: 61%) und mit Penicillin allein (19 der 32 Patienten geheilt: 59%). Dagegen fällt die Behandlungsgruppe mit Penicillin/Sulfonamid deutlich ab, indem von 25 Patienten nur 9 (36%) überleben und 15 (60%) gestorben sind (1 Patient mit unbekanntem Schicksal). Die anderen Behandlungsgruppen erlauben wegen kleinen Zahlen keine Stellungnahme.

Das Wesentliche der Tabelle 22 zusammenfassend kann gesagt werden: 1. *daß die kombinierte Penicillin/Streptomycin-Therapie weitaus die größte Zahl an Heilungen erbringt,* nämlich 82%; 2. daß die zusätzliche Verabreichung weiterer Antibiotica (Tetracycline, Chloramphenicol, Erythromycin usw.) oder gar von Sulfonamiden in der Regel die Heilungschance nicht verbessert (die Überlebensquote dieser Gruppe ist sogar niedriger); 3. daß im allgemeinen die Verabreichung von Penicillin allein kaum ein schlechteres Ergebnis erwarten läßt als die Kombination mit einem Breitspektrumantibioticum (oder Sulfonamid), indem die Gruppen „Penicillin allein" und „Penicillin/Tetracycline" gleiche Heilungsraten (60% bzw. 61%) aufweisen.

Daß die mehrfache Kombination von Penicillin mit anderen Antibiotica keine höhere Heilungsquote als Penicillin allein oder Penicillin/ Streptomycin ergibt, erklärt sich z. T. wohl dadurch, daß bei schweren

Fällen a priori mehrere Antibiotica gleichzeitig oder am Ende der
Behandlung noch oral anwendbare Breitspektrum-Antibiotica zur
Konsolidierung zugefügt wurden. Auf alle Fälle bestehen keine Anhaltspunkte dafür, daß der Unterschied zwischen der Heilungsquote von
82% der Gruppe Penicillin/Streptomycin zu derjenigen von 70% der
Gruppe Penicillin/Streptomycin/Tetracycline durch den experimentell
nachgewiesenen Antagonismus zwischen Penicillin, Streptomycin, Bacitracin, Neomycin einerseits, welche bactericid wirken, und Tetracycline,
Chloramphenicol, Erythromycin, Novobiocin anderseits, welche zu-
mindesten in den klinisch-therapeutisch anwendbaren Dosen nur bakteriostatischen Effekt haben, erklärt werden kann (211, 268, 269, 517,
518). Klinisch ist u. W. dieser Antagonismus nie bewiesen worden und
dürfte auch schwierig zu erbringen sein. Daß dennoch in bestimmten
Situationen (gramnegative Stäbchen, Resistenz, Allergie usw.) Breitspektrum-Antibiotica, Erythromycin usw. das Penicillin bzw. die Peni-
cillin/Streptomycin-Kombination wertvoll zu ergänzen oder zu ersetzen
vermögen, liegt auf der Hand.

Nur in 5 Fällen wurden mit Tetracyclinen bzw. Erythromycin oder
erythromycinähnlichen Antibiotica allein behandelt; 2 davon starben,
3 wurden geheilt.

Von den 3 nur mit Erythromycin behandelten Kranken wurden 2 (Streptococcus viridans) mit kleinen Dosen von 34,6 g in 34 Tagen und 28 g in 16 Tagen
geheilt. Ein mit 44 g Erythromycin in 22 Tagen behandelter Patient starb an
Herzinsuffizienz und Morbus embolicus. Die Endocarditis lenta war autoptisch
nicht geheilt. Erythromycin wurde gegeben, weil der aus der Blutkultur isolierte
Streptococcus anhaemolyticus im Plättchentest auf Penicillin unempfindlich
schien. Bei einem in 19 Tagen mit 51 g Oleandomycin behandelten Kranken trat
bei persistierend positiver Blutkultur der Exitus an Herzinsuffizienz ein. In einem
weiteren Falle konnte mit 52 g Erythromycin und 180 g Oleandomycin während
86 Tagen mühsam eine Defektheilung (Herzinsuffizienz als Residuum) erreicht
werden. Bei den mit Erythromycin geheilten 3 Fällen handelte es sich um sehr
leichte Streptococcus viridans-Endocarditiden; dies ergibt sich aus den sehr
geringen Dosen, welche zur Heilung genügten. Auf Grund der heutigen Erfahrungen müßte — wenn schon Erythromycin aus bestimmten Gründen verabreicht
würde — mit ganz wesentlich höheren Dosen (z. B. 3—4 g Erythromycin per os
täglich und zur Resistenzverhinderung kombiniert mit anderen Antibiotica über
einen längeren Zeitraum, d. h. 4—6 Wochen), behandelt werden.

In der Literatur wurde mit zunehmender Erfahrung übereinstimmend über — im Vergleich zur Penicillin- oder Penicillin/Streptomycin-
Therapie — eindeutig schlechtere Behandlungsergebnisse mit Breitspektrum-Antibiotica oder Erythromycin bzw. erythromycinähnlichen
Antibiotica allein berichtet (28, 138, 159—162, 172, 185, 187, 188, 238,
256, 275, 284, 292, 321, 323, 456). Darüber können die vorwiegend aus
der Zeit der Einführung dieser Antibiotica stammenden Berichte über
erfolgreich behandelte Einzelfälle oder kleinere Serien (5, 111, 128, 132,

171, 194, 273, 317, 518 u. a.) nicht hinwegtäuschen. Die Inferiorität der alleinigen Breitspektrum-Therapie bestätigt sich nachdrücklich auch in unserer Erfahrung. 15 der 42 Patienten, welchen neben Penicillin und Streptomycin auch Tetracycline, Chloramphenicol oder Erythromycin bzw. erythromycinähnliche Antibiotica verabreicht worden sind, erhielten anfänglich diese Antibiotica allein. Alle diese 15 Fälle zeigten klinisch und bakteriologisch eine mangelhafte oder gar keine Reaktion und mußten schließlich doch noch mit Penicillin und Streptomycin behandelt werden. Es konnten demnach unter insgesamt 20 Kranken (15 sekundär kombiniert, 5 mit Breitspektrum-Antibiotica allein behandelt) nur 3mal eine Heilung herbeigeführt werden, ohne daß doch noch Penicillin und Streptomycin zusätzlich verabfolgt wurden. Dieses Resultat unterstreicht mit aller Deutlichkeit die *sehr begrenzte Indikation der Breitspektrum-Antibiotica* bei der subakuten bakteriellen Endocarditis. Liegen besondere Erreger (gramnegative Stäbchen, Brucellen usw.) oder sonst spezielle Verhältnisse (s. später) vor, ist ihre Anwendung aber u. U. indiziert.

Die Behandlungsergebnisse hängen nicht nur von der richtigen Wahl des Antibioticums, sondern auch von der richtigen *Gesamt-* und *Tagesdosis* ab. In den ersten Jahren der Penicillin-Behandlung waren viele der therapeutischen Mißerfolge durch ungenügende Dosierung bedingt. In der Tat ließ sich der Anteil der geheilten Patienten mit zunehmender Erhöhung der Penicillin-Dosen und später durch Kombination mit Streptomycin von anfänglich 30—40% sukzessive bis auf den heutigen Prozentsatz verbessern (51, 56, 57, 63, 72, 79, 80, 84, 85, 113, 138, 175, 176, 200, 224, 232, 281, 282, 288, 299, 399, 524, 525, 572 u. a.).

Tabelle 23 belegt vorerst einmal die Bedeutung der Gesamt- und Tagesdosis für die Behandlungsergebnisse mit Penicillin allein. Die in

Tabelle 23. *Bedeutung der Gesamt- und Tagesdosis für die Behandlungsergebnisse mit Penicillin bei 32 Patienten*

Behandlung mit total	Einheiten Penicillin pro die			Gesamtzahl der Patienten (100%)	Gestorben	%	Lebend	%	Schicksal nicht bekannt	%
	≦ 1 ME	< 2 ME	> 2 ME							
< 20 ME Penicillin	14	—	—	14	8	57	5[1]	36	1	7
20— 49 ME Penicillin	6	2	1	8	3[2]	37	5	63	—	—
50—100 ME Penicillin	1	—	5	6	—	—	6	100	—	—
> 100 ME Penicillin	—	2	2	4	1	25	3	75	—	—

[1] Totaldosen: 4 ME (1 ME = 1 000 000 E) in 20 Tagen bei 2 Patienten; 5,8 ME Penicillin in 21 Tagen; 6,2 ME Penicillin in 31 Tagen.

[2] Alle 3 Patienten erhielten weniger als 1 ME Penicillin pro die.

den frühen Jahren dieser Untersuchungsreihe mit relativ kleinen Penicillindosen, d. h. mit weniger als 20 Mill. E total und weniger als 150000 bis 500000 E pro die behandelten Patienten sind mit der hohen Mortalität von 57% belastet. Bemerkenswert sind aber die in 3 günstigen Einzelfällen (Frühbehandlung, „leichte" Fälle, S. 98) mit sehr kleinen Dosen von Penicillin erzielten Heilungen (4 Mill. E in 20 Tagen; 5,8 Mill. E in 21 Tagen; 6,2 Mill. E in 31 Tagen). Anderseits ist aber aus Tabelle 23 ersichtlich, daß eine Penicillin-Totaldosis von 50 Mill. E oder mehr und eine Tagesdosis von etwa 2 Mill. E oder mehr in etwa drei Vierteln der Fälle die Heilung ermöglichen. Weitreichende Schlüsse möchten wir aber wegen der kleinen Zahlen nicht ziehen.

Tabelle 24. *Bedeutung der Gesamt- und Tagesdosis für die Behandlungsergebnisse mit Penicillin (Pc) und Streptomycin (Str) bei 49 Patienten.*
(ME = Millionen Einheiten)

Behandlung mit total	Einheiten Penicillin pro die			Streptomycin pro die		Gesamtzahl der Patienten (100%)	Gestorben		Lebend		Schicksal nicht bekannt	
	$\leqq$ 1 ME	< 2 ME	> 2 ME	1 g	2 g			%		%		%
< 20 ME Pc < 40 g Str	1	—	—	1	—	1[1]	—	—	1	100		
< 20 ME Pc < 45 g Str	2	—	—	2	—	2	1[3]	50	1[2]	50		
20—49 ME Pc < 40 g Str	—	4	—	4	—	4	—	—	4	100		
50—100 ME Pc 41—59 g Str	1	8	7	14	2	16	3	19	12	75	1	6
50—100 ME Pc 60—100 g Str	—	1	1	2	—	2	1	50	1	50		
100—300 ME Pc < 40 g Str	3	2	12	14	3	17	3	18	14	82		
> 300 ME Pc[4] > 100 g Str	—	—	7	3	4	7	—	—	7	100		

[1] 17 ME Pc und 38 g Str.   [2] 8,2 ME Pc und 42 g Str.
[3] 19,2 ME Pc und 43 g Str.   [4] Bis maximal 1178 ME Pc.

Tabelle 24 dokumentiert die Bedeutung der Dosis für die kombinierte Penicillin/Streptomycin-Therapie. Nur wenige Patienten sind mit kleinen Dosen behandelt worden, so daß Aussagen über die für eine Heilung notwendigen Minimaldosen nicht möglich sind. In den ersten Jahren der Untersuchungsreihe, als das Streptomycin nur kurze Zeit eingeführt war, wurden mehrmals relativ hohe Dosen Streptomycin und relativ kleine Dosen Penicillin gegeben. In Einzelfällen ist damit eine Heilung möglich. Im allgemeinen ist aber bei der kombinierten Behandlung das Hauptgewicht unbedingt auf das Penicillin zu legen wegen seiner höheren Wirksamkeit gegenüber den üblichen Endocarditis-Erregern, rascherer Resistenzentwicklung gegenüber Streptomycin und stärkerer Toxicität des letzteren. Wird ausreichend dosiert, gestattet — HUNTER (254) hat 1947 als erster darauf hingewiesen — die Zugabe von Streptomycin zum Penicillin eine weitere deutliche Senkung der Mortalität (Tabelle 24) (57, 80, 103, 162, 169, 175, 176, 224, 251, 254, 256, 292, 299, 304, 524, 551, 575 u. a.). Diese trifft vor allem für die Enterokokken-Infektionen zu (160, 256, 266, 351, 426, 457). Dieser günstige Effekt der Kombination Streptomycin/Penicillin beruht auf einer echten synergistischen Wirkung (59, 80, 162, 211, 254, 266, 457, 517), wie experimentelle Beobachtungen an Tieren und klinische Erfahrungen, besonders bei Enterokokken, die im allgemeinen weder mit Penicillin noch Streptomycin allein befriedigend, aber mit der Kombination beider Antibiotica in einem beachtlichen Anteil erfolgreich behandelt werden können, mehrfach bewiesen haben. *Die Kombination von Streptomycin 1—2 g intramuskulär täglich und 40—60 g total mit Penicillin minimal 2 Mill. E pro die und minimal 50 Mill. E oder mehr total erbrachte eine Heilung in mindestens 75%.* Im Durchschnitt kann mit einer Heilung in 80% (4 letzte Zeilen der Tabelle 24) und bei noch höherer Dosierung in 90% bis theoretisch 100% gerechnet werden (2 letzte Zeilen der Tabelle 24). Wir erachten deshalb die eben zitierten Total- und Tagesdosen als *Standard-Therapie*. Diese Dosen entsprechen auch den in den letzten Jahren andernorts gemachten Erfahrungen (162, 172, 257, 292, 321).

Tabelle 25 orientiert über die therapeutische Kombination Penicillin/ Sulfonamide. Die wesentlich schlechteren Ergebnisse sind evident. Zu einem gewissen Teil sind sie durch niedrige Penicillindosen bedingt; die Notwendigkeit hoher Penicillindosen war in den ersten Jahresgruppen dieser Behandlungsgruppe noch nicht durchwegs bekannt, und die geringen Penicillinmengen konnten durch die Sulfonamide nicht aufgewogen werden. Die 13 Fälle, welche mit weniger als 20 Mill. E Penicillin und weniger als 150 g Sulfonamide behandelt wurden, zeigen eine Mortalität von 70%! Besondere Erwähnung verdienen 2 Fälle, welche mit nur 900000 E Penicillin, aber 801 g Sulfonamide bzw. 2,5 Mill. E Penicillin, aber 2120 g Sulfonamide definitiv geheilt werden konnten. Diese Beobachtungen beweisen, daß Sulfonamide in Einzelfällen tatsächlich einen gewissen Wirkungsgrad entfalten können (56, 227, 229, 334, 555, 566). Angesichts der vielfach überlegenen Ergebnisse der Penicillin/Streptomycin-Kombination und der allgemeinen schlechten Erfahrungen sollten heute die Sulfonamide nicht mehr (auch nicht in

Tabelle 25. *Bedeutung der Gesamt- und Tagesdosis für die Behandlungsergebnisse mit Penicillin (Pc) und Sulfonamide (Sa) bei 25 Patienten.*
(ME = Millionen Einheiten)

Behandlung mit total	Einheiten Penicillin pro die			Gesamtzahl der Patienten (100%)	Gestorben		Lebend		Schicksal nicht bekannt	
	$\leq$ 1 ME	< 2 ME	> 2 ME			%		%		%
< 2,5 ME Pc < 800 g Sa	2	—	—	2	—	—	2[1]	100	—	—
< 20 ME Pc < 150 g Sa	13	—	—	13	9	69	3	23	1	8
20—49 ME Pc < 150 g Sa	4	—	—	4	4	100	—	—	—	—
50—100 ME Pc < 150 g Sa	2	—	—	2	1	50	1	50	—	—
> 100 ME Pc < 150 g Sa	2	—	2	4	1	25	3	75	—	—

[1] Gesamtdosen: 900000 ME Pc und 801 g Sa, bzw. 2,5 ME Pc und 2120 g Sa.

Kombination mit Penicillin) verwendet werden. Eine Ausnahme bilden lediglich Meningokokken-Endocarditiden (S. 121).

Die Frage, ob die Antibiotica (z. B. Penicillin) intermittierend (intramuskuläre oder intravenöse Injektionen in mehrstündigen Abständen) oder kontinuierlich (intravenöse Dauertropfinfusion) verabreicht die bessere antibakterielle Wirkung entfalten, ist aus unserem Material nicht zu beantworten.

Tierexperimentelle Untersuchungen von EAGLE u. Mitarb. (147, 148) zeitigten eindeutig bessere Ergebnisse bei kontinuierlicher Verabreichung, da bei gleichen Versuchsbedingungen mit intermittierend verabreichten Dosen eine größere Zahl von Injektionen, eine höhere totale Penicillinmenge und eine längere Behandlungsdauer notwendig waren als bei kontinuierlicher Verabfolgung und Erzeugung einer konstanten Serumkonzentration. Der bactericide Effekt des Penicillins war nämlich direkt abhängig von der Einwirkungsdauer des Antibioticums am Infektionsherd („curative penicillin time"). Je größer die Zahl der Erreger, desto länger mußte behandelt werden.

FINLAND u. Mitarb. (160, 162, 400) empfehlen auf Grund theoretischer Überlegung und klinischer Erfahrung ein Behandlungsschema, welches die Vorteile eines konstanten, nie unter ein bestimmtes Minimum sinkenden Blutspiegels und hoher Konzentrationsspitzen vereinigt: wasserlösliches Procain-Penicillin 1,2 Mill. E intramuskulär alle 6 Std kombiniert mit Benemid (S. 118) per os und Penicillin G (Natrium oder Kaliumsalz) 1 Mill. aufgelöst in 20—30 cm³ 5% Glucoselösung intravenös 3—4mal täglich. Damit lassen sich einerseits ein Dauerspiegel, welcher wirkungsfreie Behandlungsintervalle mit der Gefahr einer Erholung eventuell noch überlebender Bakterien verhindert, anderseits sehr hohe, bactericide Penicillinkonzentrationen erreichen. Entschließt man sich a priori zu einer sehr hoch dosierten Penicillintherapie (z. B. mehr als 10 Mill. E pro die), dürfte sich die Frage der kontinuierlichen oder diskontinuierlichen Behandlung erübrigen, da derartige Antibioticamengen auf die Dauer nur mit intravenösen Dauerinfusionen zu applizieren sind.

V. Allgemeine Richtlinien zur Wahl und Dosierung der einzelnen Antibiotica

Wahl und Dosierung der Antibiotica sind abhängig von der Art der isolierten Krankheitserreger und ihrer Empfindlichkeit (Antibiogramm) gegenüber den verfügbaren Antibiotica. Trotzdem darf die Behandlung nicht nur auf diesen Befunden basieren. Von gleichem oder größerem Gewicht ist die eingehende Kenntnis des Krankheitsbildes und der Wirkungsspektra der Antibiotica. In letzter Instanz entscheidet stets die sorgfältige Beobachtung der therapeutischen Wirkung auf die klinischen Symptome.

Folgende allgemeine Richtlinien bilden die Grundlage für eine wirksame Behandlung der subakuten bakteriellen Endocarditis:

1. **Penicillin** kann als Antibioticum der Wahl für alle Fälle, deren Erreger darauf empfindlich sind (Streptokokken, Staphylokokken, Pneumokokken, Gonokokken, Meningokokken usw), betrachtet werden. Seine entscheidenden Qualitäten sind — neben der prompten und vollständigen Wirkung auf die genannten Erreger — bactericide Wirkung, geringe Nebenerscheinungen und große therapeutische Breite (Dosen bis zu 100 Mill. E intravenös pro die sind in hartnäckigen Fällen durchaus möglich). Die in etwa 90% angetroffenen Streptokokken sind mit Ausnahme der Enterokokken gegenüber Penicillin praktisch immer hochempfindlich (40, 216, 479).

Natrium- und Kaliumsalze des Penicillin G in wäßriger (nicht in öliger) Lösung mit oder ohne Procain können bis zu 8 Mill. E pro die (z. B. 1 Mill. E alle 3 Std) ohne Schwierigkeiten während 2—3 Wochen intramuskulär gegeben werden. Es sind vor allem wasserlösliche Penicilline zu verwenden, weil sie höhere Blutkonzentrationen ermöglichen. Depotpräparate sind weniger geeignet. Bei Nebenerscheinungen (z. B. bei mageren Leuten) oder wenn größere Mengen indiziert sind, empfiehlt sich eine intravenöse Dauertropfinfusion mit liegendem, in eine große Vene vorgeschobenem Polyethylenkatheter und kleiner Liquemingabe zwecks Verhinderung lokaler Thrombosen.

Bekanntlich ist heute mit Phenoxymethylpenicillin *(Penicillin V)* eine wirksame perorale Penicillintherapie möglich. Lenta-Endocarditiden penicillinempfindlicher vergrünender Streptokokken sind damit erfolgreich behandelt worden (185, 186, 217, 439, 472, 473). Unter besonderen Verhältnissen, z. B. wenn Injektionen verweigert werden oder unmöglich sind, kann Penicillin V sicher nützliche Dienste leisten. Als allgemeine Routinebehandlung der Lenta-Endocarditis ist Penicillin V-Anwendung u. E. aber nicht angezeigt, da sie einstweilen noch zu wenig erprobt ist und besonders bezüglich hoher Penicillin-Blutspiegel zu geringe Sicherheit bietet. Die Schwierigkeiten der oralen Therapie (gastrointestinale Unverträglichkeit, Erbrechen, konstante Resorption) nehmen mit höheren Dosen (mehr als 3—4 g täglich) notwendigerweise zu.

In der Literatur und in der eigenen Erfahrung hat sich das Problem der *Penicillinüberempfindlichkeit* im Verlaufe einer Endocarditis-Behandlung erstaunlicherweise nur sehr selten gestellt. Besteht tatsächlich eine Allergie, ist selbstverständlich das Antibioticum zu wechseln oder zu desensibilisieren; die allergischen Komplikationen sind — wenn nötig — zu behandeln (Antihistaminica, Glucocorticoide, Penicillininaktivatoren usw.). Für Penicillin gibt es aber in der Behandlung der subakuten bakteriellen Endocarditis keinen vollwertigen Ersatz. Es soll deshalb nicht leichter Hand umgestellt werden, solange die Penicillin-Allergie nicht gesichert ist oder lediglich in harmlosen Komplikationen besteht wie Pruritus, Urticaria, welche sich u. U. durch Verabreichung von Antihistaminica, Weglassen des Procains usw. beherrschen lassen.

In schweren Fällen kann mit *Benemid* (Probenecid), eventuell mit Caronamid der Penicillinspiegel durch Hemmung der tubulären Nierenausscheidung zusätzlich bedeutend erhöht werden (22, 60, 74, 139, 151, 162, 260, 352, 400). Caronamid muß in großen Dosen gegeben werden, verursacht subjektiv ziemlich Nebenerscheinungen und eventuell auch Nierenschäden; es hat sich nicht richtig durchsetzen können. Benemid hingegen, welches allgemein sehr gut verträglich ist, wird — seltener in Europa, häufiger in den USA — als Adjuvans (4mal 500 mg per os täglich) der Penicillintherapie benützt. Es ist unwirksam bei allen anderen Antibiotica.

Dosierungs- und Behandlungsdauer des Penicillins siehe später.

2. Streptomycin und **Dihydrostreptomycin** sollen — abgesehen von bestimmten Erregern [Haemophilus influenzae, Friedländer-Bacillus (172, 384)] — nie allein gebraucht werden, da sich rasch bakterielle Resistenz entwickelt. Am besten wird es zusammen mit Penicillin (S. 115) verabreicht. Diese Kombination ist obligat bei Enterokokken, relativ unempfindlichen anhämolytischen Streptokokken und klinisch a priori ungünstigen Fällen (Herzinsuffizienz, lange Anamnese, hohes Alter usw.). Kombinationen mit einem Breitspektrum-Antibioticum sind angezeigt bei Brucellen, Salmonellen und bei gramnegativen Stäbchen. Dosierung: 1—2 g intramuskulär pro die, bei gramnegativen Erregern bis 3 g pro die zu Beginn, total 40 g oder mehr bei schweren Fällen.

Die Toxicität des Streptomycins für den Nervus vestibularis und diejenige des Dihydrostreptomycins für den Nervus cochlearis ist zu beachten, vor allem wenn gleichzeitig eine Niereninsuffizienz besteht. Mit kombiniertem oder alternierendem, vorsichtigem Gebrauch der beiden Mittel (z. B. je 0,5 g Strepto- und Dihydrostreptomycin intramuskulär täglich) und durch Pantothensäurederivate (Streptothenat, Didrothenat und Protothenat) sind diese Nebenerscheinungen leichter und seltener.

3. Tetracycline und **Chloramphenicol** (Achromycin, Tetracyn, Hostacyclin, Sulfamycetin, Reverin, Chloromycetin, Leukomycin) sollen — selbst wenn sie in vitro gute Empfindlichkeit aufweisen — bei grampositiven Erregern prinzipiell nie primär und nie allein verwendet werden. Heilungen sind einmal möglich. Im allgemeinen wird damit aber nur eine symptomatische Besserung oder eine Negativierung der Blutkulturen erreicht. Exacerbationen der klinischen Symptome und der Bakteriämie noch unter der Therapie oder bald nach Absetzen der Antibiotica sind häufig. Ursache hierfür sind die nur bakteriostatische Wirkung und die durch Nebenerscheinungen begrenzten Maximaldosen, welche nie an die Möglichkeiten der Dosissteigerungen des Penicillins heranreichen. Verschieden ist die Situation bei empfindlichen gramnegativen Stäbchen, bei Penicillinallergie oder -resistenz (Staphylokokken). In diesen Fällen sind Breitspektrum-Antibiotica, kombiniert mit Streptomycin, eventuell mit Bacitracin oder anderen Mitteln die Behandlung der Wahl. Die Breitspektrum-Antibiotica sollen bei der subakuten bakteriellen Endocarditis prinzipiell in der höchsten, erlaubten Dosis verabfolgt werden. Da das Chloramphenicol wegen der gefürchteten, aber sicherlich überwerteten toxischen Wirkung auf das Knochemark bislang nicht so ausgedehnt verwendet worden ist und Resistenz langsam auftritt, scheint die Unempfindlichkeit der Staphylokokken gegenüber Chloramphenicol seltener zu sein als gegenüber anderen Antibiotica.

Dosierungen für Tetracycline: minimal 2 g per os oder 1 g intravenös pro die; in den ersten Tagen kann bis zur doppelten Menge gesteigert werden; für Chloramphenicol: 2—3 g per os oder 1 g intramuskulär pro die, in den ersten Tagen 3—4 g per os oder 2 g intramuskulär täglich. Reverin (Pyrrolidino-methyl-tetracyclin) wird intravenös verabreicht (täglich 1—2 mal 275 mg aufgelöst in 10 cm³ Aqua bidest. pro injectione).

4. Erythromycin (Ilotycin, Erythrocyn) und verwandte Antibiotica (Oleandomycin, Spiramycin, Rovamycin), *Novobiocin* (Cathomycin, Cardelmycin, Albamycin, Inamycin) und *Carbamycin* (Magnamycin) sollen bei der subakuten bakteriellen Endocarditis wegen rascher Resistenzentwicklung und ungenügender Wirksamkeit ebenfalls nie allein verabreicht werden, selbst wenn in vitro-Teste hohe Empfindlichkeit angeben. Erprobte Kombinationen sind Erythromycin oder Novobiocin mit Streptomycin, Bacitracin oder einem Breitsprektrum-Antibioticum. In der Gruppe der erythromycinähnlichen Antibiotica hat sich das ursprüngliche Erythromycin allen später hinzugekommenen Antibiotica der gleichen Gruppe und auch dem Carbamycin (Magnamycin) als deutlich überlegen behauptet, weshalb wir jenem stets den Vorzug geben (162, 188, 273, 275). Es wird in Dosen von 3—4 g per os bzw. 1,5—2 g intravenös pro die in der ersten Woche, später von 2 g per os bzw. 1—1,5 g intravenös verordnet; Nebenerscheinungen kommen in der Regel nicht vor. Novobiocin wird in Mengen von 3 g per os oder 2 g intravenös in den ersten 5 Tagen, dann 1—2 bzw. 1 g täglich verabfolgt. Auch hier liegen die empfohlenen Dosen stets an der gerade noch erlaubten Toleranzgrenze. An Stelle des Erythromycins tritt neuerdings in gleicher Dosierung das Propyonylerythromycin (Ilosone), welches wesentlich höhere, wahrscheinlich bactericide Blutspiegel zu erzielen vermag.

5. Bacitracin hat ungefähr den Wirkungsbereich des Penicillins und des Erythromycins. Es ist besonders wertvoll bei penicillinresistenten Staphylokokken und Enterokokken, die durch andere Antibiotica nicht beeinflußt werden können (161, 173, 216, 292, 352, 548, 552). Das Antibioticum ist stark nephrotoxisch und entfällt bei Patienten mit geschädigten Nieren; Urin und Rest-N im Blut müssen genau überwacht werden. Trotzdem Resistenzentwicklung nicht häufig ist, soll bei schweren penicillinunempfindlichen Staphylokokkeninfektionen mit Erythromycin, Novobiocin oder Chloramphenicol bzw. Tetracyclinen kombiniert werden. Dosierung: 4 mal 15000—25000 E intramuskulär täglich.

6. Neomycin ist wegen schwerer Nieren- und Innenohrschädigungen nur in verzweifelten Fällen (penicillinresistente Staphylokokken und Enterokokken) oder bei lebensbedrohlichen Infektionen mit gramnegativen Bakterien (vor allem Proteus vulgaris, Pyocyaneus) zu gebrauchen (146, 450a, 550a). Es kann mit Bacitracin kombiniert werden und deckt dann sozusagen das ganze Spektrum der gramnegativen und -positiven Keime. Dosierung: 750 mg intramuskulär während maximal 1—2 Wochen.

7. Polymyxin B ist indiziert bei den seltenen Fällen von Pyocyaneus-, Klebsiellen-, Coli-, Haemophilus influenzae-Endocarditiden (162, 292). Sein Spektrum umfaßt vor allem die Gruppe der gramnegativen Bakterien mit Ausnahme des Proteus vulgaris. Auch hier sind Kombinationen mit anderen Antibiotica zu empfehlen. Dosierung: 1,5—2,5 mg pro kg Körpergewicht intramuskulär pro die.

8. Kanamycin ist erst in der letzten Zeit entwickelt worden. Es käme vor allem bei resistenten Staphylokokken-, Coli- und Proteusinfektionen als Reserve-Antibioticum oder an Stelle des sehr toxischen Neomycins in Frage. Die Nebenwirkungen sind nephro- und neurotoxisch (N. statoacusticus). Auch Kanamycin soll zwecks Resistenzverzögerung kombiniert werden, z. B. mit Bacitracin, Erythromycin oder Chloramphenicol bzw. Tetracyclinen. Dosierung: 0,5—1,0 g pro Tag intramuskulär.

9. Das kürzlich eingeführte, nicht sicher bactericide (172a) **Ristocetin** ist in der Endocarditis-Therapie noch wenig erprobt, hat sich aber in den wenigen damit behandelten Fällen (185, 233, 461, 556) als äußerst wirksam erwiesen. Unseres Erachtens ist es als Reserve-Antibioticum bei resistenten Staphylokokken und Enterokokken erst im Notfall zu verwenden. Die Resistenzentwicklung erfolgt angeblich sehr langsam. Es wird in Tagesdosen von 3—6 g (1—2 g Ristocetin auf 500 cm³ Flüssigkeit intravenös in 5% Glucoseinfusionen 2—3mal täglich während 30—40 min) verabreicht. Wegen Leukopenie und Thrombopenie sind regelmäßige Blutbildkontrollen angezeigt. Eine ähnliche Stellung wie das Ristocetin nimmt das **Vancomycin** ein, welches in erster Linie bei penicillinresistenten Staphylokokken Verwendung findet (185, 189, 479) und ebenfalls bactericide Wirkung haben soll. (Dosierung pro die: 1—2 g direkt gelöst in 1000 cm³ 0,9% NaCl als intravenöse Dauertropfinfusion.)

10. Der Vollständigkeit halber verweisen wir noch auf **Amphoterin B (Fungizone)** für die sehr seltenen mykotischen Endocarditiden. Bei Streptobacillus moniliformis-Endocarditis wirken auch Penicillin und Tetracycline (218, 366, 425).

11. Sulfonamide sind — wie oben angeführt — allein oder in Kombination mit andern Antibiotica in der Behandlung der bakteriellen Endocarditis heute absolut obsolet. Eine Ausnahme bilden nur die Meningokokken, die bekanntlich auf Sulfonamide sehr gut ansprechen. Die Dosierung ist in diesen Fällen sehr hoch: 12 g täglich per os zu Beginn, 6—8 g später, kombiniert mit Penicillin.

12. Die Dauer der Behandlung ist in der Regel mit 4—6 Wochen zu veranschlagen. Auch hier sind in erster Linie die Schwere des Falles und seine klinische sowie bakteriologische Reaktion wegleitend. Für sehr günstige Fälle können 4, eventuell 3 Wochen genügen. In schweren Fällen anderseits ist die Therapiedauer zu verlängern.

Kosten, Dauer und andere Nachteile der über Wochen mit hohen parenteralen Antibioticadosen durchgeführten Behandlung stellen naturgemäß eine erhebliche persönliche, wirtschaftliche und psychologische Belastung dar (141). Es war deshalb verständlich, daß eine Reduktion bezüglich Dosis und Dauer der Behandlung angestrebt und ein abgekürztes, aber doch noch wirksames Therapieprogramm vorgeschlagen worden ist (172, 184—186, 215, 217, 255, 257, 292). Problematik und Vorteile dieses „*short term treatment*" liegen auf der Hand. Empfohlen wurden z. B. 2—3 Mill. E Penicillin intramuskulär und 1—2 g Streptomycin intramuskulär täglich während 10—14 Tagen (292) oder 12 Mill. E Penicillin und 2 g Streptomycin pro die (257) für klinisch leichte Endocarditiden infolge hochempfindlicher anhämolytischer Streptokokken. Auch mit oralem Penicillin V ist dieses abgekürzte Behandlungsverfahren durchgeführt worden (185, 550 b).

Daß mit niedrigen Dosen Heilungen zu erzielen sind, ist aus den Anfängen der Penicillin-Therapie, als das Antibioticum nur in beschränkten Mengen zur Verfügung stand, wohl bekannt und ist auch aus Tabelle 23 ersichtlich. Von 9 eigenen nach diesem Programm behandelten

Kranken (in den hier verarbeiteten Statistiken nicht verwertet) sind alle geheilt; 1 Patientin hatte ein Rezidiv, welches wiederum gut ansprach. Eine definitive Aussage möchten wir bei der kleinen Zahl und der kurzen Nachbeobachtung (maximal 11 Monate) nicht machen. Der wirtschaftliche und psychologische Vorteil schien aber nicht sehr groß. Es wurde wohl weniger lang antibiotisch behandelt, die Patienten verließen aber die Klinik nicht viel früher, da uns nach dieser abgekürzten Behandlung sorgfältige (klinische) Verlaufskontrollen unbedingt angezeigt schienen. Die Arbeitsfähigkeit wurde ebenfalls nicht viel früher als bei den mit Standardtherapie Behandelten wieder erreicht.

Die bisherigen Erfahrungen, welche mit dieser reduzierten Dosierung und Behandlungsdauer fast ausschließlich in den USA von einer beschränkten Zahl von Autoren gesammelt worden sind, gründen sich einstweilen auf relativ kleine Zahlen und kurzfristige Nachkontrollen. Bislang sind die Ergebnisse tatsächlich nicht ungünstig. Früher gemachte Erfahrungen und kritische Stimmen mahnen aber zur Vorsicht (32, 79, 162, 352, 477, 542). Selbstverständlich fallen Kosten und Unbequemlichkeiten der langen, intensiven parenteralen Standardtherapie stark ins Gewicht. Ebensowenig soll entgegen neuen Erfahrungen an einem überholten Behandlungsschema festgehalten werden. Angesichts der ernsten Prognose und der verhängnisvollen Konsequenzen einer möglicherweise unterdosierten Behandlung scheint es aber prinzipiell richtiger, nicht so sehr die wirksame „Minimaltherapie" als vielmehr diejenige Behandlung anzustreben, welche a priori in einer größtmöglichen Zahl verschieden schwerer Erkrankungen die besten Heilerfolge verspricht. Man erinnere sich der verhängnisvollen Erfahrungen, als vielenorts die bewährte Penicillintherapie zugunsten der neuen, „praktischeren" Breitspektrum-Antibiotica usw. aufgegeben worden ist! Das „short term treatment" kommt nur für sehr günstige Fälle mit empfindlichen Erregern (0,1—0,2 E Penicillin pro cm^3 im Reihenverdünnungsversuch) und prompter bakteriologischer und klinischer Reaktion in Frage.

VI. Die klinische Reaktion auf die Antibiotica

Bei voll wirksamer Therapie bessern sich Allgemeinzustand und subjektives Befinden schon innerhalb kurzer Zeit. Die Entfieberung tritt in günstigen Fällen innerhalb 1—3 Tagen ein; immer sollte sie nach der ersten Behandlungswoche erreicht sein. Subfebrile, im Vergleich zur prätherapeutischen Periode jedoch stets niedrigere Temperaturen oder gelegentliche Fieberzäckchen können aber relativ lange persistieren. Mehrmals haben wir erlebt, daß passagere Temperatursteigerungen zu Unrecht auf eine ungenügende Therapie statt auf eine interkurrente Infektion der Luftwege, eine Embolie, entzündliche Veränderungen an Injektionsstellen (intramuskulär oder an den Venen bei Dauerinfusionen) oder die Antibiotica selbst (drug fever) zurückgeführt worden sind. Wichtig ist, daß Oslersche Knötchen, Petechien und Embolien auch bei voll wirksamer Behandlung noch über Wochen rezidivieren können. Trotzdem müssen selbstverständlich persistierende Temperaturen, Embolien usw. stets eine sorgfältige Überprüfung der ganzen Situation veranlassen. Die Senkungsreaktion reagiert prompt, braucht aber stets viele Wochen bis zur vollständigen Normalisierung. Das gleiche gilt für die andern Serumeiweißveränderungen, die Leukocytose und die Pulsfrequenz. Die Anämie nimmt auch bei erfolgreicher Therapie in den ersten Tagen gelegentlich noch etwas zu. In der Folge erholt sie sich aber regelmäßig und kann als Kriterium des Heilungseintrittes verwertet werden. In schweren Fällen mit deutlicher Anämie weist das Ausbleiben eines weiteren Abfalles oder der spontane Anstieg des Hämoglobins auf einen günstigen Verlauf hin. Die Blutkulturen müssen sich unter der eingeleiteten Therapie rasch (minimal innerhalb 3 Tagen) und dauernd negativieren, da schon geringe Antibioticamengen genügen, die im strömenden Blut zirkulierenden Erreger abzutöten, falls diese darauf tatsächlich empfindlich sind.

Persistenz des Fiebers, der positiven Blutkulturen usw. sprechen für Therapieresistenz und sollen zu progressiver Erhöhung der Antibioticadosen, zur Kombination mit andern Antibiotica (keine fixen Kombinationen!) oder mit Benemid bzw. zum Wechsel der Antibiotica veranlassen. Für solche Fälle sind Resistenzbestimmungen besonders wichtig.

VII. Behandlungsprogramm für die häufigeren Typen der subakuten bakteriellen Endocarditis

1. Streptokokken-Endocarditis

Für *günstige Fälle mit empfindlichen* (0,1 E Penicillin pro cm³ oder weniger im Reihenverdünnungsversuch) *anhämolytischen Streptokokken mit oder ohne vergrünendes Wachstum* werden 2—3 Mill. E Penicillin intramuskulär und 1—2 g Streptomycin intramuskulär täglich während 2—4 Wochen empfohlen. „Short term treatment" in oben beschriebener Form und orale Anwendung von Penicillin V können erwogen werden.

Für Fälle, die — wie meistens — Wochen oder Monate gedauert, bereits zu Komplikationen (Herzinsuffizienz usw.) geführt haben und prognostisch ungünstig zu beurteilen sind (hohes Alter, Aorteninsuffizienz) oder nur *mäßig empfindliche Erreger* (0.2—1 E Penicillin pro cm³ im Reihenverdünnungsversuch) aufweisen, sind 6—12 Mill. E Penicillin intramuskulär und 2 g Streptomycin intramuskulär täglich während der ersten 2 Wochen und 2—4 Mill. E Penicillin und 1 g Streptomycin intramuskulär täglich während weiteren 2—4 Wochen angezeigt. Dauer der Behandlung und Dosierung sind um so stärker zu erhöhen, je resistenter die Erreger in vitro sind und je langsamer und unvollständiger die klinische Reaktion auf die Therapie ausfällt. In besonders schweren Fällen oder wenn die Penicillinzufuhr nicht in der wünschbaren Dosis erfolgen kann, ist auf Benemid zurückzugreifen. Sind die Streptokokken *schwach empfindlich oder resistent* (1,0 und mehr E Penicillin pro cm^3 im Reihenverdünnungsversuch), muß das Penicillin auf 20—30 Mill. E oder mehr täglich erhöht, mit Benemid und 2 g Streptomycin intramuskulär täglich und/oder einem anderen Antibioticum (Bacitracin, Chloromycetin, Erythomycin in der höchsten erlaubten Dosierung) kombiniert werden. Penicillin soll bei Streptokokken zugunsten von Breitspektrum-Antibiotica nie vollständig abgestellt werden.

Bei *Enterokokken* (meistens nur empfindlich auf 1—5 E eventuell bis 25 E Penicillin pro cm^3, d. h. 50—250mal so resistent wie der übliche Streptococcus viridans) sind in jedem Falle sehr hohe Dosen indiziert, z. B. 8—12 Mill. E Penicillin intramuskulär und 2—3 g Streptomycin intramuskulär, später 4—6 Mill. E und 1 g täglich. Bei sehr resistenten Keimen oder sonst ungünstigen Fällen sind 25—50—75—100 Mill. E Penicillin in Dauerinfusion intravenös, kombiniert mit den auf S. 118 erwähnten Dosen von Streptomycin und Tetracyclin, zu verabreichen. Auch bei in vitro völlig resistenten Enterokokken ist infolge synergetischer Wirkung zusammen mit Streptomycin und Benemid doch noch eine Heilung möglich (80, 86, 213, 256, 267, 351, 457). Bei resistenten Enterokokken kann eventuell auch mit Erythromycin/Streptomycin, Erythromycin/Bacitracin (oder Neomycin bzw. Kanamycin) oder Ristocetin (anstelle des Erythromycins) behandelt werden (162, 550, 550a). Aber selbst bei geringer oder fehlender in vitro-Empfindlichkeit zeitigen Penicillin/Streptomycin ganz hochdosiert und kombiniert mit einem Breitspektrum-Antibioticum, Erythromycin oder Ristocetin immer noch die besten Ergebnisse (d. h. bessere als die Behandlung mit den gleichen Antibiotica, aber ohne Penicillin) (162, 263, 479). Unseres Erachtens ist deshalb die Indikation zur Umstellung auf Ristocetin usw. kaum je gegeben, da die Kombination Penicillin/Streptomycin in den tatsächlich „heilbaren Fällen" genügt. Ist aber die Behandlung zu spät eingeleitet worden, erweist sich überhaupt jede Therapie als erfolglos. Bei Enterokokken sind 6 Wochen die minimale Behandlungsdauer.

2. Staphylokokken-Endocarditiden

Staphylokokken-Endocarditiden sind — falls darauf empfindlich (bis 1 E Penicillin pro cm^3 im Reihenverdünnungsversuch) — vor allem mit Penicillin, 8—12 Mill. E intramuskulär täglich zu behandeln, eventuell in Kombination mit Benemid; zwecks Verzögerung der Resistenzentwicklung soll gleichzeitig Streptomycin gegeben werden. Besteht — wie häufig — Penicillinresistenz (mehr als 1 E Penicillin pro cm³ im Reihenverdünnungsversuch), ist Erythromycin oder Propionyl-Erythromycin (Ilosone) das Antibioticum der Wahl, kombiniert mit Streptomycin oder Chloramphenicol bzw. Tetracyclin (93a, 142, 161, 162, 172, 273, 275, 477). Nie sollen Breitspektrum-Antibiotica allein verwendet werden. Sind die Erreger auch auf Erythromycin nicht empfindlich, treten an seine Stelle Bacitracin (161, 173), Neomycin (146) oder Novobiocin (162, 185, 362). Zuletzt kann heute auf Vancomycin (93a, 185, 189, 479) oder Ristocetin (233, 461, 556), welche — selbst allein gegeben — in hartnäckigsten Fällen noch zur Heilung geführt haben, zurückgegriffen werden. Jedes dieser Antibiotica wird bei der Staphylokokken-Endocarditis in der maximal erlaubten Dosis, während der ersten Tage am besten parenteral und gesamthaft während minimal 6 Wochen gegeben. Reduktion der Dosis ist erst nach Ansprechen aller Symptome erlaubt. Auch bei penicillinresistenten Staphylokokken soll eine zusätzliche Penicillintherapie in sehr hohen Dosen (z. B. 100 Mill. E intravenös pro die) die Prognose noch bessern (163, 185, widersprochen in 162). Die Prognose der (penicillinresistenten) Staphylokokken-Endocarditis ist immer noch sehr schlecht, darf heute aber dank der Entwicklung neuer (bactericider) Antibiotica (Kanamycin, Vancomycin, Ristocetin) und auf Grund der Erfahrungen mit Antibiotica-Kombinationen (z. B. Penicillin/Streptomycin/ Erythromycin oder Bacitracin) wieder zuversichtlicher beurteilt werden.

3. Andere Erreger

Andere Erreger sind selten. Die Behandlung solcher Fälle stützt sich deshalb weniger auf allgemeine Erfahrungen, sondern muß in erster Linie den klinischen und bakteriologischen Befunden (inklusive Resistenzbestimmungen) des Einzelfalles angepaßt werden (477).

Bei den hämolytischen Streptokokken, Pneumokokken, Gonokokken, Meningokokken ist das Penicillin, 2—3 Mill. E intramuskulär pro die während 3—4 Wochen, im allgemeinen voll wirksam. Bei Meningokokken werden zusätzlich Sulfonamide (292, 477) gegeben.

Für die sehr seltenen Endocarditiden infolge *gramnegativer Bakterien*, z. B. Pseudomonas pyocyanea (syn. aeruginosa), Proteus, Haemophilus, Klebsiellen, Coli usw., sind Streptomycin oder Polymyxin B (nicht für Proteus) kombiniert mit Chloramphenicol oder einem Tetracyclin zu empfehlen, bei Resistenz Neomycin oder Kanamycin (cave Nieren-, Innenohr- und Blutschäden). Bei Endocarditis infolge Brucellen sind Tetracycline oder Chloramphenicol zusammen mit Streptomycin, infolge Salmonellen Chloramphenicol und/oder Tetracycline, infolge Haemophilus Chloramphenicol und Streptomycin stets in ausreichender Dosis und über genügend lange Zeit (minimal 6 Wochen) zu verabreichen.

4. Abakteriämische Verlaufsformen

Allgemein liegt die Mortalität dieser Fälle deutlich höher (S. 142). Wegen dieser schlechten Prognose ist die Behandlung von Anfang an energisch, am besten nach dem für mäßig resistente anhämolytische Streptokokken (s. S. 123), bei unbefriedigendem Verlauf nach dem für resistente anhämolytische Streptokokken oder für Enterokokken angegebenen Programm während minimal 6 Wochen durchzuführen (162, 185, 477). Erfolgt mit dieser Therapie keine Besserung, sollen vorwiegend auf gramnegative Bakterien wirkende Antibiotica zugefügt werden, um auch dieses Spektrum abzudecken. Spricht der Prozeß auf eine solche Therapie innerhalb 12—15 Tagen nicht an, verliert die Diagnose einer abakteriämischen Endocarditis lenta stark an Wahrscheinlichkeit.

VIII. Prophylaxe

Alle Patienten, bei denen ein organisches Herzgeräusch besteht, müssen prinzipiell vor chirurgischen, urologischen und gynäkologischen Eingriffen, vor allem vor Zahnextraktionen und Tonsillektomien, mit Antibiotica abgeschirmt werden. Gebieterische Gründe hierfür sind die nach solchen Eingriffen häufigen Bakteriämien (S. 30) und die klinische Erfahrung, daß Lenta-Endocarditiden nicht selten nach Zahnextraktionen usw. auftreten. Das Prinzip der antibiotischen Abschirmung ist zwar unbestritten, wird aber dennoch nicht überall (Zahnextraktionen!) und vollständig befolgt, oder es werden routinemäßig einfach eine oder einige Spritzen Penicillin verabreicht. Dadurch wird aber gegen Enterokokken (die auch im Munde vorkommen) und gramnegative Bakterien (urologische Eingriffe) kein genügender Schutz gewährt. Deshalb muß zusätzlich Streptomycin oder ein Breitspektrum-Antibioticum verabreicht werden (162, 187, 434). Eine Endocarditis bei Enterokokken, gramnegativen Bakterien, sehr virulenten Kokken usw. ist auch bei primär intakten Klappen möglich, so daß eine antibiotische Prophylaxe bei allen Eingriffen im Urogenitalsystem und Intestinaltrakt angezeigt erscheint. Dieser Grundsatz wird heute auch vielerorts, selbst wenn nicht spezifisch an die Endocarditis gedacht wird, eingehalten.

Auf Grund dieser Überlegungen und zwecks Erreichung größtmöglicher Sicherheit empfehlen wir deshalb bei Trägern eines Herzvitiums 1 Mill. E wäßriges Procain-Penicillin und 1 g Streptomycin (oder Streptomycin-Dihydrostreptomycin) kombiniert je 12 und 2 Std vor allen Eingriffen im Bereiche des Mundes und des Rhinopharynx und die gleichen Dosen 2mal täglich während minimal 2 weiteren Tagen oder mehr. Für besonders gefährdete Fälle (z. B. Prostatektomie, relativ kurz zurückliegende Endocarditis rheumatica usw.) sind höhere Dosen und/oder

Kombinationen mit Breitspektrum-Antibiotica angezeigt. Eventuell kann aus praktischen Gründen an Stelle der Penicillininjektion das oral wirksame Penicillin V in entsprechender Dosis verabreicht werden.

Die empfohlenen Antibioticamengen sind zugegebenermaßen relativ hoch. Die postoperativen Bakteriämien sind aber bei Trägern eines erworbenen oder angeborenen Herzfehlers für die Endocarditis-Genese so bedeutsam, daß die vorgeschlagene Prophylaxe die einzig richtige bzw. notwendige Konsequenz erscheint [s. auch FINLAND (162), FRIED-BERG (172), GERACI (185)]. Vor allem muß die Abschirmung mit Penicillin allein als unvollständig bezeichnet werden. Sie darf nie erst nach der Operation (z. B. Zahnextraktion) eingeleitet werden, da in den ersten Minuten nach dem Eingriff die Bakteriämie am größten ist.

Lokale desinfizierende Behandlung der Zahngranulome sind [eventuelle Ausnahme: Bacitracin und Neomycin (162, 436)] völlig wirkungslos. Bei schonendem Operieren, minimaler mechanischer Traumatisierung usw. ist die Bakteriämie geringer.

Patienten, bei denen sich bereits eine subakute bakterielle Endocarditis entwickelt hat, sind — wie mehrfach dargelegt — genau auf Herdinfektionen abzuklären. Werden solche gefunden, müssen sie — selbst wenn ihre ätiologische Bedeutung nicht voll gesichert ist — unter entsprechendem antibiotischem Schutz zwecks Verhinderung neuer Streuungen und Reinfektionen saniert werden.

In diesem Zusammenhang ist auch darauf hinzuweisen, daß der heute allgemein anerkannten, über Jahre durchgeführten Antibiotica- bzw. Penicillinprophylaxe nach Febris rheumatica zur Verhinderung rheumatischer Vitien auf lange Frist sicher auch in der Verhütung der subakuten bakteriellen Endocarditis große Bedeutung zukommt.

IX. Chirurgische Behandlung

Die operative Behandlung kongenitaler oder erworbener Herz- und Gefäßanomalien kann (im Hinblick auf die ausgesprochene Prädisposition dieser Patienten) gewissermaßen als Prophylaxe und — falls bereits eine bakterielle Endocarditis vorliegt oder vorgelegen hat — als eigentliche Therapie der Krankheit, die zur definitiven Restitution des Patienten beiträgt, betrachtet werden. Manche der bezüglich bakterieller Besiedlung besonders gefährdeten kongenitalen Vitien sind heute der chirurgischen Behandlung zugänglich: Ductus Botalli apertus, arteriovenöse Aneurysmen, Aortenisthmusstenose (207), Pulmonalstenose (140, 429), kardioaortale Fisteln (69), Kammerseptumdefekt usw.

Am wichtigsten ist sicher der offene Ductus Botalli, der leicht operabel und häufig betroffen ist. Es sind Fälle bekannt, bei denen, auch bei intensivster antibiotischer Therapie, erst oder sogar allein die

Ligatur und Durchschneidung des Ductus zur Heilung geführt haben (41, 87, 95, 126, 303, 312, 544). Wenn die Lunge stark septisch infarziert ist, sind u. U. gleichzeitig Lobektomie oder Pneumektomie notwendig (95). Taussig (535) betrachtet den offenen Ductus Botalli als einzigen kongenitalen Herzfehler, dessen Operation das Risiko einer subakuten bakteriellen Endocarditis sicher verkleinert, indem bei keinem einzigen operierten Kranken in den letzten 15 Jahren eine solche mitgeteilt worden ist. Dies trifft nach der gleichen Autorin z. B. nicht zu für operierte Aortenisthmusstenosen, für die Blalock-Taussig-Operation der Fallotschen Tetralogie und auch nicht für die Mitralcommissurotomie, deren Bedeutung für die Lenta-Prophylaxe völlig unklar, wahrscheinlich aber nicht relevant ist. Mit Operation des infizierten arteriovenösen Aneurysmas (175, 220, 246, 280, 507, 530, 543, 570 u. a.) konnten schon vor den Antibiotica Heilungen erzielt werden.

In der Regel wird sofort mit der Antibioticabehandlung begonnen. Die Operation wird dann nach erreichter bakteriologischer und klinischer Sanierung, d. h. etwa nach 6 Wochen oder später unter antibiotischer Abschirmung durchgeführt. Läßt sich trotz adäquater antibiotischer Behandlung keine Heilung erzielen, muß die Operation des offenen Ductus Botalli oder des arteriovenösen Aneurysmas auch „à chaud" oder „à tiède" durchgeführt werden. Unter diesen Verhältnissen ist die Operation allerdings technisch schwieriger (erhöhte Fragilität wegen frischer entzündlicher Veränderungen) und mit einem größeren Risiko belastet.

Mykotische Aneurysmen sollen — sofern dies möglich ist (Arterien der Extremitäten, Abdominalaorta usw.) — wegen großer Blutungsgefahr ebenfalls operiert werden. *Embolektomien* in großen Gefäßen (z. B. an den unteren Extremitäten) sind zu erwägen.

Die *Splenektomie* — vor den Antibiotica verschiedentlich empfohlen — kann auch heute noch indiziert sein, wenn die Milz rupturiert (348, 578), oder wenn die Krankheit jeglicher antibiotischer Therapie trotzt und als Quelle der persistierenden Sepsis ein abscedierender Milzinfarkt vermutet werden muß (156, 195, 344, 407).

X. Glucocorticoide

Glucocorticoide können indiziert sein bei Fällen mit sicher gleichzeitig aktivem Rheumatismus bzw. mit ausgeprägtem rheumatischem Einschlag, bei allergischen Komplikationen (Penicillin), ferner bei Kranken mit starker und persistierender hyperergischer reticulärer Reaktion (133, 134, 162a, 353a, 403, 477). In der Tat läßt sich bei einer ausgeprägten „sekundären Retikulose", besonders wenn die Infektion selbst beherrscht und die Hyperplasie des reticuloendothelialen Systems gewissermaßen autonom geworden ist, unter Steroidtherapie die Normalisierung dieser Befunde beschleunigen.

Eine allgemeine Anwendung der Glucocorticoide ist u. E. nicht angezeigt, auch nicht bei abakteriämischen Formen (133, 134, 127). Die lokale Klappenläsion der subakuten bakteriellen Endocarditis ist nicht vergleichbar mit anderen generalisierten exsudativen Veränderungen, bei denen Nebennierenrindensteroide gegeben werden. Auch scheint uns die Gefahr ihrer Anwendung bei den für eine wirksame Entzündungshemmung benötigten Dosen in bezug auf eine mögliche perakute Exacerbation des Grundleidens zu groß. Den Autoren, welche mit Steroiden den chronischen in einen akuteren, therapeutisch „besser beeinflußbaren" Prozeß umwandeln wollen, ist — neben der reichlich theoretisch anmutenden Überlegung — entgegenzuhalten, daß die akute bakterielle Endocarditis die schlechtere Prognose hat als die subakute. Der Vergleich mit der Meningitis tuberculosa ist nicht zutreffend, da es bei der Endocarditis lenta nicht so sehr darum geht, Verwachsungen zu verhindern, sondern vor allem die Infektion, welche antibiotisch nicht so gut wie bei der Tuberkulose beherrscht werden kann, zu überwinden.

Im ganzen dürfte sich die Anwendung von Glucocorticoiden nur ganz selten aufdrängen. Wir selbst sahen uns — abgesehen von den oben erwähnten speziellen Indikationen — dazu nie veranlaßt.

XI. Allgemeine und symptomatische Therapie

Es versteht sich von selbst, daß — falls notwendig — auch die Folgerescheinungen und Komplikationen entsprechend behandelt werden müssen.

Die *kardiale Dekompensation* ist gewöhnlich schwierig zu beeinflussen und im fortgeschrittenen Stadium relativ therapierefraktär (478). Da die Herzinsuffizienz direkte Folge der Klappen- und Herzmuskelentzündung ist, kommt der möglichst frühen und intensiven Antibioticatherapie auch diesbezüglich die größte Bedeutung zu. Wird die Herzinsuffizienz klinisch manifest, sind Diät, herzaktive Glykoside, entwässernde Maßnahmen usw. angezeigt. Bei intravenösen Infusionen kann die starke Flüssigkeits- und Natriumzufuhr den Kreislauf stark belasten.

Die *Anämie* ist mit Transfusionen, Eisen usw. zu behandeln, profitiert aber auch in erster Linie von einer wirksamen Behandlung des Grundleidens.

Bei Embolien sind die *Antikoagulantien*, von denen in der Sulfonamidära (292a) und zu Beginn der Penicillinbehandlung wegen der z. T. aus Fibrin bestehenden Thromben sogar ein potenzierter Effekt der antibakteriellen Therapie erwartet wurde, *absolut kontraindiziert.* Es ist vor ihrer Anwendung ausdrücklich zu warnen. Sie sind nicht nur nicht wirksam (die Embolien sind völlig anderer Natur als z. B. bei einer Mitralstenose mit Vorhofflimmern), sondern führen infolge der manifesten oder latenten hämorrhagischen Diathese — besonders bei Hirnembolien — häufig zu lebensbedrohlichen oder tödlichen Blutungen (12, 93, 113, 185, 363, 391, 436a, 479). Wir verfügen über mehrere Fälle, welche wegen Embolien Antikoagulantien erhielten und autoptisch massivste intracerebrale und subarachnoidale Blutungen zeigten. Kritisch ist die Situation, wenn infolge einer bakteriellen Coronarembolie ein Myocardinfarkt entsteht. Wir selbst haben aber auch in dieser Situation von Antikoagulantien abgesehen.

Zur Verbesserung der Abwehrlage des Organismus sind wir auf die üblichen pflegerischen, diätetischen und medikamentösen Maßnahmen angewiesen. Eine „Umstimmung des Organismus" oder eine Änderung seiner Reaktionslage ist mit objektivierbarem Erfolg nie gelungen, und alle empfohlenen Verfahren (Fiebertherapie, Milzexstirpation, Vaccine usw.) zur Beeinflussung des Abwehrpotentials haben versagt. Eines Versuches wert scheint die Verwendung von γ-Globulinen, besonders bei progredienter, therapierefraktärer Staphylokokken-Endocarditis (24). Für das Kreislaufsystem von größter Wichtigkeit sind eine ausreichend lange (4—6 Wochen) körperliche Schonung nach Abschluß der Behandlung und Bettruhe während der antibiotischen Kur.

Die durch die Antibiotica erzielten Heilungen der subakuten bakteriellen Endocarditis sind ein Markstein in der Geschichte der Infektionskrankheiten und der Medizin überhaupt. Bei näherem Zuschauen erweisen sich aber auch heute noch manche therapeutische Probleme dieser komplexen Krankheit als offen. Entscheidend sind *Frühdiagnose* und *Frühbehandlung*, die sich auf Keimnachweis, Antibiogramm und Kenntnis der Krankheit sowie der Antibiotica-Therapie im allgemeinen stützen. Offene diagnostische Probleme betreffen vor allem die abakteriämischen und afebrilen Formen, die Fälle mit Fieber, aber ohne Herzgeräusche, mit völlig unspezifischen oder irreführenden Initialsymptomen (z. B. Cerebralembolie, Urämie usw.). Therapeutische Irrtümer unterlaufen bei Behandlungsbeginn vor ausreichend gesicherter Diagnose und vor Abnahme einer genügenden Zahl von Blutkulturen, bei Behandlungen ohne Resistenzbestimmungen, bei fehlender Differenzierung zwischen Streptococcus viridans und Enterokokken, bei unzweckmäßiger Verwendung der bakteriostatischen Breitspektrum-Antibiotica anstelle des bactericiden Penicillins und Streptomycins. Besondere Probleme werfen die penicillinresistenten Enterokokken und Staphylokokken auf. Verhängnisvoll erweisen sich allzu rascher Wechsel der Behandlung bei interkurrentem, nicht durch die Endocarditis selbst bedingtem Fieber oder bei falsch interpretierter Persistenz von Petechien, Embolien oder Senkungsbeschleunigung. Ist eine Modifikation der Therapie tatsächlich angezeigt, ist in erster Linie das bereits verwandte Penicillin höher zu dosieren und erst in zweiter Linie dieses durch ein anderes Antibioticum zu ersetzen.

Sorgfältigste *Nachkontrollen* in den der Behandlung unmittelbar folgenden Wochen sind notwendig. Bei Symptomen eines eventuellen Rezidivs sind sofort wieder Blutkulturen anzulegen und im positiven Falle intensiver und über einen längeren Zeitraum zu behandeln. Sogenannte „Nachkuren" sind u. E. sinnlos, wenn die angegebenen Behandlungsprogramme eingehalten werden. Denn Infektionen, die nicht geheilt sind, rezidivieren oder exacerbieren rasch nach Absetzen der Antibiotica, und geheilte Infektionen benötigen keine Nachkuren. Wichtiger ist genaue Überwachung.

Wir kontrollieren in 10tägigen Abständen Senkung, Blutbild und Blutkulturen usw. während 4 Wochen und bestellen die Patienten in 4—6wöchigen Abständen während der nächsten 6 Monate.

Trotz der in Einzelfällen sicher erlaubten Abkürzung der antibiotischen Behandlung ist vor allzu großem Optimismus zu warnen. „Short term treatment" kommt nur für leichte, gut penicillinempfindliche Infektionen in Frage. Resistenzsteigerungen der Viridans-Streptokokken sind im übrigen in den letzten 10 Jahren kaum beobachtet worden und im Gegensatz zu den Staphylokokken auch während einer Antibioticakur nicht zu erwarten. Vancomycin und Ristocetin dürfen als neue Therapiemöglichkeit bei penicillinresistenten Staphylokokken hervorgehoben werden, und sicher wird uns die Forschung in Zukunft noch wirkungsvollere Antibiotica und weitere therapeutische Fortschritte bringen.

K. Prognose

Füher galt mit der Diagnose einer subakuten bakteriellen Endocarditis das Schicksal des betreffenden Patienten als besiegelt. Die Antibiotica, an erster Stelle das Penicillin, verwandelten dann die Endocarditis schlagartig in eine heilbare Krankheit. Gerne wird heute dieses Beispiel zitiert, um die Umwälzung, welche die Antibiotica auf dem Gebiete der Infektionskrankheiten gebracht haben, zahlenmäßig besonders eindrücklich zu belegen. Tatsächlich ist — wie im Therapie-Kapitel dargelegt — heute in 60—80%, unter günstigen Voraussetzungen sogar einem noch höheren Anteil eine Heilung möglich (15a, 28, 61, 72, 79, 80, 136, 137, 138, 159, 162, 172, 175, 176, 185, 215, 256, 257, 265, 281, 282, 292, 294, 299, 321, 391, 399, 477, 524, 559 u. a.). Aber auch hier folgte wie oft der überschwänglichen Beurteilung der ersten Erfolge eine gewisse Ernüchterung. Es wurde bald erkannt, daß bakteriologische Sanierung und klinische Wiederherstellung nicht identisch sind. Trotz größerer Erfahrung und neuer Antibiotica mit ihrer meist ausgezeichneten Wirkung auf die Sepsis selbst ist die Mortalität in den letzten Jahren kaum oder nicht mehr gesunken, und das Syndrom der „geheilten Endocarditis" (68, 100, 200, 214, 245, 286, 378, 391, 437, 445), gekennzeichnet durch Klappendefekte, Herzinsuffizienz, embolische und renale Residuen usw., hat der klinischen Kardiologie neue Probleme gestellt.

I. Allgemeine Prognose

Welches ist heute die allgemeine Prognose der subakuten bakteriellen Endocarditis und welches sind die Faktoren, welche für den Ausgang der Krankheit entscheidend und in der Wahl, Dosis und Dauer der antibiotischen Behandlung besonders zu beachten sind?

Abb. 7 demonstriert Mortalität und Heilungsrate in unserem Krankengut. Von den total 172 Patienten (Januar 1947 bis Juni 1957) waren 101 (59%) Patienten 1—11½ Jahre nach Spitaleintritt, d. h. bis

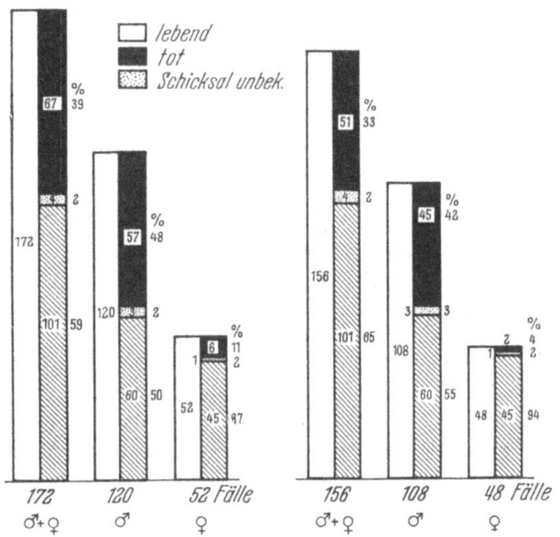

Abb. 7. Verlauf der subakuten bakteriellen Endocarditis bei insgesamt 172 Fällen (120 Fälle ♂, 52 Fälle ♀) und 156 behandelten Fällen (108 Fälle ♂, 48 Fälle ♀)

Juni 1958 noch am Leben. Bei den 120 Männern beträgt die Überlebensrate nur 50% (60 Heilungen), bei den 52 Frauen dagegen 87% (45 Heilungen). Diese unterschiedliche Prognose der beiden Geschlechter gilt bekanntlich auch für manche andere Herz- und Kreislauferkrankung. Wie S. 109 dargelegt, starben 16 dieser 172 Patienten wegen Fehldiagnose, schicksalshaften Exitus kurz nach Hospitalisation usw. (Tabelle 26b), ohne daß eine wirksame Therapie möglich oder durchgeführt worden war. *Von den 156 behandelten Patienten machen die 101 Überlebenden 65% aus; für die 108 Männer beträgt die Heilungsquote 55% (60 Fälle), für die 48 Frauen 94% (45 Fälle).* Es ergibt sich somit eine *Totalmortalität von 33% (51 Fälle).* Dabei sind 15% (24 Fälle) in der Frühphase innerhalb 2 Monaten nach Therapiebeginn und weitere 17% (27 Fälle) im weiteren Verlaufe (bis maximal 11½ Jahre nach Spitaleintritt) gestorben. Zweit- und Dritterkrankungen kamen 13mal (8%) vor, 2mal mit tödlichem Ausgang (in den 33% Totalmortalität inbegriffen).

II. Todesursachen

Von besonderem Interesse ist, daß nur in 15 von 156 Fällen, d. h. in einem Zehntel, die bakterielle Infektion selbst z. Z. des Exitus durch die Antibiotica nicht beherrscht worden war. Dagegen wurde in 141 Fällen (90%) klinisch oder autoptisch eine bakteriologische Sanierung erreicht (S. 110). Es kamen also von den 51 total und den 24 in der Früh-

Tabelle 26a. *Todesursachen der 51 in der Früh- (innerhalb der ersten 2 Monate) und Spätphase (bis zum Abschluß der Untersuchung, max. 11¹/₂ Jahre) verstorbenen Patienten (adäquate Therapie)*

	Frühphase (24 Fälle)	Spätphase (27 Fälle)
Floride Endocarditis . . .	15 (62%)	—
Herzinsuffizienz	11 (46%)	27 (100%)
Embolien	6 (25%)	1 (Lunge)
Urämie	2	1
Apoplexie	—	1
Adams-Stokes-Syndrom . .	1	—

phase Verstorbenen nur 15 (29 bzw. 62%) mit einer floriden Sepsis ad exitum. Diese Zahlen belegen, daß für die *Frühmortalität* (Tabelle 26a) der infektiöse Prozeß selbst bzw. seine Kontrolle durch Antibiotica immer noch der entscheidende, wenn auch nicht ausschließliche Faktor darstellt. Viele dieser Patienten waren bei Spitaleintritt kurzfristig und niedrig dosiert mit einzelnen oder verschiedenen Antibiotica anbehandelt, welche eine vorübergehende trügerische Remission mit Verzögerung der Diagnosestellung und der Behandlung bedingten. Für

Tabelle 26b. *Todesursachen der 16 in der Frühphase ohne adäquate Therapie verstorbenen Patienten*

Floride Endocarditis . . .	16 (100%)
Herzinsuffizienz	12 (75%)
Embolien	5
Myocardinfarkt.	3
Urämie	3
Adams-Stokes-Syndrom . .	1
Thrombocytopenie	1
Herzsekundentod	1
Hirngefäßthrombose . . .	1

die *Spätmortalität* (Tabelle 26a) sind dagegen andere Ursachen verantwortlich. Von den 141 (90%) bakteriologisch sanierten Fällen überleben nämlich nur 101 (65%) Patienten. 40 (26%) starben mit einer bakteriologisch sanierten Endocarditis. Meist wirken multiple Todesursachen zusammen (z. B. floride Endocarditis und Herzinsuffizienz usw.).

In Tabelle 26b sind die Todesursachen der 16 ohne adäquate Therapie verstorbenen Patienten zusammengefaßt. Bei allen derart Verstorbenen war die Endocarditis florid; die z. T. schicksalshafte Natur des Exitus ergibt sich aus den verschiedenen übrigen Todesursachen wie Embolien, Myocardinfarkt usw.

Für die Spätprognose ist die *Herzinsuffizienz* (Tabelle 26a) das entscheidende prognostische Moment; sie war bei allen Todesfällen nachweisbar. Bei je 1 Fall trugen ferner eine Lungenembolie, Apoplexie und Urämie zum Exitus bei. Aber auch in der Frühphase (2 Monate) kommt neben der Infektion dem Auftreten von Herzinsuffizienz und Embolien erhebliches prognostisches Gewicht zu. Urämie und Adams-Stokes-Syndrom bei totalem AV-Block bestimmten den Ausgang bei weiteren 3 Fällen (Tabelle 26a).

Sofern der Exitus nicht vor Ablauf von etwa 2 Wochen nach Behandlungsbeginn eintritt, kann der infektiöse Prozeß bei adäquater Behandlung im allgemeinen beherrscht werden. Eine echte Therapieresistenz der Erreger als Todesursache dürfte heute nur noch für Einzelfälle (Enterokokken, penicillinresistente Staphylokokken) verantwortlich sein und bei ausgewogener Anwendung, Kombination und Dosierung der Antibiotica sowie durch Einführung immer wirksamerer, bactericider Antibiotica noch seltener werden.

Völlige Wiederherstellung und Dauerheilung (beurteilt nach mehrjährigem Intervall) lassen sich nur in etwa 60—75% (15a, 72, 79, 137, 169, 172, 277, 378, 391, 399, 479) erzielen (s. auch S. 144). Die zahlenmäßige Diskrepanz zwischen bakteriologischer Heilung und klinischer Wiederherstellung geht im wesentlichen auf Konto der *Herzinsuffizienz*, welche sich als direkte oder indirekte Komplikation der Endocarditis entwickelt.

Die Kranken, die mit florider oder bakteriologisch sanierter Krankheit gestorben sind, zeigten z. T. schon vor Therapiebeginn sehr fortgeschrittene kardiale Dekompensation, Nierenschäden, embolische Läsionen usw.; auch sehr hochdosierte Antibioticamengen vermochten den früher oder später unabwendbaren Exitus nicht mehr zu verhindern. Die derart verursachten Todesfälle sind durch Frühdiagnose und Frühbehandlung weitgehend vermeidbar.

III. Verlauf bei den geheilten Patienten

Abb. 8 orientiert über das weitere Schicksal der geheilten Kranken. Es geht daraus hervor, daß die Prognose in den letzten 10 Jahren stetig besser und die Heilungsquote pro Jahr seit 1953 erheblich größer geworden ist, aber immer unter 100% bleibt. Mit zunehmendem zeitlichem Abstand von der initialen Krankheitsphase wird die Lebenserwartung immer höher. So beträgt die Mortalität für das gesamte Material im ersten Jahr 21%, in der Folge fällt sie stark ab. Im Durchschnitt aller Fälle und aller Jahresgruppen starben pro weiteres Jahr nur noch knapp 2%.

Vergleichsweise zitieren wir die Statistik von Morgan und Bland (391), in der von 175 Patienten total 119 (68%) überlebten und 60 Patienten über 5 Jahre

(Überlebensrate 70%) und 23 Patienten über 10 Jahre (Überlebensrate 50%) verfolgt werden konnten; die durchschnittliche Sterbequote pro Jahr betrug 5—6%. CATES und CHRISTIE (79) fanden innerhalb 4 Jahren eine mittlere Jahressterblichkeit von 4%. In der Literatur existieren nur wenige Arbeiten mit Nachkontrollen über 10 und mehr Jahre (213, 378, 391, 437).

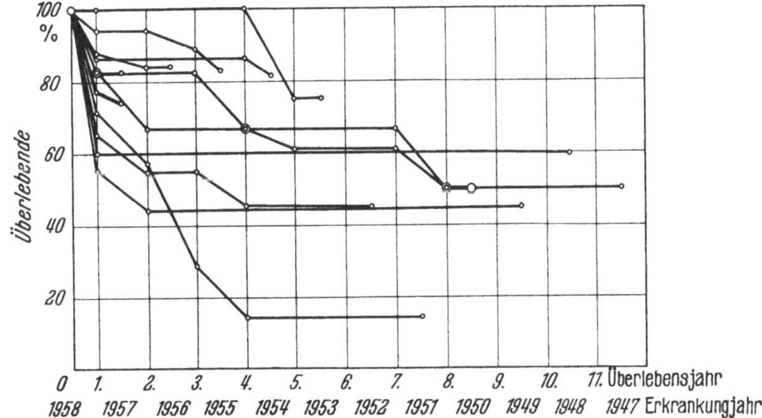

Abb. 8. Verlauf der subakuten bakteriellen Endocarditis bei 152 Fällen (Januar 1947 bis Juni 1958). (—— Mittelwert aller 11 Erkrankungsgruppen für die ersten $1^1/_2$ Jahre)

In Abb. 8 ist der Verlauf der Gesamtmortalität aus statistischen Gründen nur für die ersten $1^1/_2$ Jahre eingezeichnet, da die Ausgangszahlen nur für diesen Zeitabschnitt einheitlich sind.

IV. Prognostische Beurteilung

Früher hat die Infektion das klinische Bild und die Prognose der subakuten bakteriellen Endocarditis völlig beherrscht, heute prägen vorwiegend kardiale Symptome ihre Symptomatologie. Wie erwähnt ist die Spätprognose sozusagen allein durch das Auftreten oder Ausbleiben einer *Herzinsuffizienz* bestimmt, welche bei allen 27 Spätverstorbenen bestanden hatte. Aber auch in der Frühphase ist die kardiale Dekompensation prognostisch sehr wichtig, war diese doch in 46% der Todesfälle (Tabelle 26a) nachweisbar. Ihr Einfluß auf den Verlauf im ganzen Krankengut ist aus Tabelle 27 ersichtlich.

Die *Heilungsrate der Fälle ohne Herzinsuffizienz beträgt 87%*, derjenigen mit vorbestandener Herzinsuffizienz jedoch 18%, derjenigen mit in der Frühphase oder noch während der Spitalbeobachtung aufgetretener kardialer Dekompensation 39% bzw. *47%*. Die Todesfälle erfolgen bei vorbestandener Herzinsuffizienz vor allem in der Frühphase, für die beiden anderen Kategorien ungefähr zu gleichen Teilen in der Früh- und Spätphase.

Die Herzinsuffizienz ist einerseits Folge der *Klappenläsionen bzw. Klappendestruktionen*, welche durch die bakterielle Endocarditis gesetzt

Tabelle 27. *Prognostischer Einfluß der Herzinsuffizienz.* (156 Fälle)

	Geamtzahl der Patienten (100%)	Gestorben innerhalb 2 Monaten nach Hospitalisation		Gestorben nach 2 Monaten bis Abschluß der Untersuchung		Gestorben total		Lebend		Schicksal nicht bekannt	
			%		%		%		%		%
Herzinsuffizienz											
vorhanden	81	22	27	22	27	44	54	36	45	1	1
vor Endocarditis . .	11	6	55	3	27	9	82	2	18	—	—
bei Spitaleintritt . .	41	13	32	11	27	24	59	16	39	1	2
während Spitalbeobachtung aufgetreten .	38	9	24	11	29	20	53	18	47	—	—
Keine Herzinsuffizienz .	75	2	3	5	7	7	9	65	87	3	4

werden und zu folgenschweren Klappeninsuffizienzen mit u. U. nicht mehr zu bewältigenden hämodynamischen Belastungen führen. Besonders Rupturen und Abrisse der Sehnenfäden und Klappensegel der Aorta und Mitralis können infolge plötzlicher Überlastung des nicht adaptierten oder nicht adaptionsfähigen linken Ventrikels unter dem Bilde der akuten oder chronischen therapierefraktären Herzinsuffizienz (478) verlaufen. Anderseits ist nicht so selten eine frische *Myocarditis* oder eine embolische, toxische usw. *Myocardschädigung* Ursache der Herzinsuffizienz (S. 60, 75).

Diesbezüglich sind die Untersuchungen von CORRELL u. Mitarb. (100), welche in der aktiven Phase der Krankheit in 90% der an kardialer Dekompensation, aber nur in 37,5% der ohne Herzinsuffizienz Verstorbenen eine Myocarditis feststellten, besonders eindrücklich.

Das *Elektrokardiogramm* ist in der klinischen Beurteilung der feinste Indicator der Myocardschädigung oder Myocarditis. EKG-Veränderungen (besonders Verlaufsbeobachtungen) sind deshalb auch prognostisch verwertbar. Das Elektrokardiogramm war bei allen ad exitum gekommenen Patienten (Früh- und Spätphase) pathologisch, und es besteht eine deutliche Relation zwischen Auftreten pathologischer EKG-Befunde und dem weiteren Verlauf (Tabelle 28).

Von den 149 elektrokardiographisch untersuchten Kranken (bei 7 der 156 Patienten stand kein EKG zur Verfügung) überlebten total 66%, von denjenigen mit normaler Kurve 74%, mit abnormer Kurve 62%. Von den einzelnen Befunden erwiesen sich in der gegebenen Reihenfolge Infarkte (22% überlebend), Vorhofflimmern und Vorhofflattern (30%), Schenkelblöcke (38%) als prognostisch die wichtigsten. Die ungünstige Prognose des totalen AV-Blockes liegt auf der Hand, kommt aber in unserer Statistik wegen des Zufalles der kleinen Zahl nicht zum Aus-

Tabelle 28. *Einfluß abnormer EKG-Befunde auf den Verlauf.* (149 Fälle)

	Gesamtzahl der Patienten (100%)	Gestorben innerhalb 2 Monaten nach Hospitalisation		Gestorben nach 2 Monaten bis Abschluß der Untersuchung		Gestorben total		Lebend		Schicksal nicht bekannt	
			%		%		%		%		%
Patienten total	149	21	14	26	18	47	32	99	66	3	2
davon: EKG normal .	57	6	10	7	13	13	23	42	74	2	3
EKG abnorm .	92	15	16	19	21	34	37	57	62	1	1
Partieller AV-Block 1. Grades	25	1	4	8	32	9	36	15	60	1	4
Totaler AV-Block . . .	4	1	25	1	25	2	50	2	50	—	—
Schenkelblöcke	8	3	37	2	25	5	62	3	38	—	—
Extrasystolen (ventrikulär und supraventrikulär	36	7	20	8	22	15	42	21	58	—	—
Vorhofflimmern, Vorhofflattern.	17	8	47	4	23	12	70	5	30	—	—
Infarkte	9	5	56	2	22	7	78	2	22	—	—

druck (50% überlebend). Die Heilungsrate in den Fällen mit partiellem AV-Block und mit Extrasystolen dockt sich ungefähr mit derjenigen der übrigen Fälle mit pathologischem Elektrokardiogramm.

Da bei den kongenitalen Vitien, deren Herzmuskel wohl hypertrophisch, im allgemeinen aber intakt ist und deren Endocarditis sich meist nicht an den Klappen lokalisiert, die Prognose (S. 139) deutlich besser ist, scheint für die jüngeren Patienten die Klappenläsion prognostisch bedeutsamer als die Myocardschädigung. Bei den Patienten über 60 Jahren, d. h. bei den Jahrgängen mit wahrscheinlicher oder sicherer Coronarsklerose, dagegen sind die Myocardreserven begrenzt, so daß relativ geringe zusätzliche entzündliche oder embolische Herzmuskelschädigungen oder hämodynamische Belastungen durch Klappeninsuffizienz zum deletären Ausgang genügen.

Diese Überlegung wird bestätigt durch den ungünstigen Einfluß des *Alters* (Tabelle 29). Die Prognose ist am besten unter 20 Jahren, für Kranke zwischen 20—60 Jahren ungefähr gleich und mit der Heilungsquote des Gesamtmaterials (welche überwiegend von diesen Jahrgängen gebildet wird) identisch, jenseits von 60 Jahren (vor allem die Spätprognose) deutlich schlechter.

Eine *Herzvergrößerung* als röntgenologische Begleit- oder Folgeerscheinung der Herzinsuffizienz, der Myocarditis oder abnormer hämodynamischer Seitenüberlastungen des Herzens trübt die Heilungsaussichten ebenfalls. Patienten mit normaler Herzgröße überlebten in 81%,

Tabelle 29. *Prognostischer Einfluß des Alters.* (156 Patienten)

	Gesamtzahl der Patienten (100%)	Gestorben innerhalb 2 Monaten nach Hospitalisation		Gestorben nach 2 Monaten bis Abschluß der Untersuchung		Gestorben total		Lebend		Schicksal nicht bekannt	
			%		%		%		%		%
0—20 Jahre	10	1	10	—	—	1	10	9	90	—	—
20—39 Jahre	56	10	18	9	16	19	34	36	64	1	2
40—59 Jahre	66	9	14	11	17	20	31	43	65	3	4
über 60 Jahre	24	4	17	7	29	11	46	13	54	—	—

mit vergrößertem Herzen in 49%. War der Lungen-Herzquotient stark
erniedrigt (weniger als 1,7), war die Heilungsrate schlechter und besonders die Frühmortalität höher als bei nur mäßiger Herzvergrößerung
(LHQ = 1,7—1,89) (Tabelle 30).

Tabelle 30. *Prognostischer Einfluß der Herzgröße.* (151 Fälle, 5 der 156 Fälle hatten
keine Thoraxaufnahme)

	Gesamtzahl der Patienten (100%)	Gestorben innerhalb 2 Monaten nach Hospitalisation		Gestorben nach 2 Monaten bis Abschluß der Untersuchung		Gestorben total		Lebend		Schicksal nicht bekannt	
			%		%		%		%		%
Herzgröße normal (LHQ ≧ 1,9)[1] . . .	77	4	5	8	10	12	15	62	81	3	4
Herz vergrößert (LHQ < 1,9)	74	18	24	19	26	37	50	36	49	1	1
Herz mäßig vergrößert (LHQ = 1,7—1,9) . .	46	6	13	10	22	16	35	29	63	1	2
Herz stark vergrößert (LHQ < 1,7)	28	12	43	9	32	21	75	7	25	—	—

[1] LHQ = Lungen-Herzquotient.

Es ist sicher nicht erstaunlich, daß Faktoren wie Alter, Elektrokardiogramm, Herzgröße usw. die Prognose ungünstig gestalten. Wichtig
scheint uns aber, daß diese ominösen Umstände den Verlauf der Endocarditis vor allem insofern negativ beeinflussen, als sie das Auftreten
der Herzinsuffizienz begünstigen bzw. bereits Symptome der Herzinsuffizienz sind. Das trifft auch zu für das durch die *Dauer der Infektion* gegebene Gefahrenmoment. PRIEST und SMITH (437) haben z. B. nachgewiesen, daß die durchschnittliche Erkrankungsdauer vor Therapie-

beginn bei den Geheilten 9,2 Wochen und bei den letalen Fällen 22,5 Wochen betrug. CORRELL u. Mitarb. (100) fanden eine Mortalität von 80 bzw. 53% bei Einsetzen der Therapie nach mehr als 21 Wochen bzw. weniger als 10 Wochen nach den ersten Symptomen. Ähnliche Beobachtungen sind auch von anderen Autoren gemacht worden (138, 172, 200). Bei der großen Variationsbreite zwischen relativ benignen und malignen Formen ist aber auch bei langer Krankheitsdauer noch

Tabelle 31. *Prognostischer Einfluß der Krankheitsdauer bis Therapiebeginn*

Dauer der Anamnese bis Therapiebeginn	Gesamtzahl der Patienten (100%)	Gestorben innerhalb 2 Monaten nach Hospitalisation		Gestorben nach 2 Monaten bis Abschluß der Untersuchung		Gestorben total		Lebend	
			%		%		%		%
< 3 Wochen	26	3	12	4	15	7	27	19	73
4—12 Wochen	85	13	15	13	15	26	30	59	70
4—6 Monate	33	5	15	6	18	11	33	21	64
> 7 Monate	12	3	25	4	33	7	58	5	42

eine Heilung möglich oder kann trotz kurzer Anamnese schon ein unheilbarer Schaden eingetreten sein. Dies dürfte auch der Grund sein, daß der Einfluß der Krankheitsdauer bis Therapiebeginn zur eigenen Überraschung in unserem Material nicht so deutlich wie erwartet in Erscheinung tritt (Tabelle 31). So bleibt die Überlebensquote bei einer unbehandelten Vorphase bis zu 12 Wochen ungefähr um 70% und erniedrigt sich bis 6 Monate nur auf 64%. Erst bei einer Anamnese von mehr als 7 Monaten werden die Heilungsaussichten entscheidend herabgesetzt (42%). Wesentliche Differenzen für Früh- und Spätphase finden sich keine. Trotzdem sind Frühdiagnose bzw. Frühbehandlung für jeden Fall unbedingt anzustreben.

Selbstverständlich hängt die Prognose auch vom *prämorbiden Herzstatus* ab. Die ungünstigen Auswirkungen einer vorbestandenen Herzinsuffizienz (S. 135) wurden bereits vermerkt. Der prognostische Einfluß der Natur der vorbestandenen Herzläsion an sich (unabhängig von Kompensation oder Dekompensation) ist in Tabelle 32 festgehalten.

Die Fälle von primärer subakuter bakterieller Endocarditis, d. h. ohne vorbestandene Kardiopathie, haben tatsächlich die niedrigste Mortalität (25%). Relativ gut ist auch die Prognose der besonders im jugendlichen Alter beobachteten Endocarditis bei kongenitalen Vitien (Mortalität 28%). Die Mortalität steigt dagegen bei den rheumatischen

Tabelle 32. *Prognostischer Einfluß der prämorbiden Herzläsion*

	Gesamtzahl der Patienten (100%)	Gestorben innerhalb 2 Monaten nach Hospitalisation		Gestorben nach 2 Monaten bis Abschluß der Untersuchung		Gestorben total		Lebend		Schicksal nicht bekannt	
			%		%		%		%		%
Rheumatische Vitien .	103	16	15,5	20	19,5	36	35	64	62	3	3
Kongenitale Vitien . .	18	2	11	3	17	5	28	13	72	—	—
Vorbestandene Kardiopathie anderer Natur.	15	2	13	3	20	5	33	9	60	1	7
Keine vorbestandene Kardiopathie	20	4	20	1	5	5	25	15	75	—	—

Klappenfehlern und bei den vorbestandenen Kardiopathien anderer Natur auf 35 bzw. 33%.

Unter den rheumatischen Vitien (Tabelle 33) haben die Aortenfehler isoliert (Mortalität 54%) oder kombiniert mit Mitralvitien (Mortalität

Tabelle 33. *Verlauf der subakuten bakteriellen Endocarditis bei 103 Fällen mit rheumatischen Vitien (bei Spitaleintritt)*

	Gesamtzahl der Patienten (100%)	Gestorben innerhalb 2 Monaten nach Hospitalisation		Gestorben nach 2 Monaten bis Abschluß der Untersuchung		Gestorben total		Lebend		Schicksal nicht bekannt	
			%		%		%		%		%
Aortenvitien	30	8	27	8	27	16	54	14	46	—	—
Mitralvitien	46	4	9	5	11	9	20	35	76	2	4
Aorten- und Mitralvitien	27	4	15	7	26	11	41	16	59	—	—

41%) die schlechteste Prognose; sie stellen den Löwenanteil der tödlich verlaufenen Fälle, wenn man den wesentlich günstigeren Ausgang der zahlenmäßig häufigeren Mitralvitien berücksichtigt (Mortalität nur 20%).

Auch im Gesamtmaterial (rheumatische und kongenitale Vitien, vorbestandene anderweitige erworbene Kardiopathie, primäre Erkrankung) ist die Endocarditis der Aortenklappen mit einer Mortalität von 42% belastet gegenüber einer solchen von 22 bzw. 28% bei Mitralklappenbefall bzw. kongenitalen Vitien (Tabelle 34). Sind Mitral- und Aortenklappen gleichzeitig befallen, erhöht sich die Sterbeziffer sofort wieder auf 38%. Die schlechtere Prognose der Aorten-Endocarditis wird auch in der Literatur immer wieder betont (175, 214, 245, 277, 286, 299, 378, 391, 427, 463, 485, 516, 547, 559).

Tabelle 34. *Prognostischer Einfluß des Klappenbefalles auf den Verlauf bei allen 156 Patienten mit subakuter bakterieller Endocarditis*

	Gesamtzahl der Patienten (100%)	Gestorben innerhalb 2 Monaten nach Hospitalisation		Gestorben nach 2 Monaten bis Abschluß der Untersuchung		Gestorben total		Lebend		Schicksal nicht bekannt	
			%		%		%		%		%
Aortenklappen befallen	48	12	25	8	17	20	42	28	58	—	—
Mitralklappen befallen .	53	5	9	7	13	12	22	39	74	2	4
Mitral- und Aortenklappen befallen ..	37	5	14	9	24	14	38	21	57	2	5
Kongenitale Vitien...	18	2	11	3	17	5	28	13	72	—	—

In bezug auf die *Ätiologie* haben die Fälle infolge Viridans-Streptokokken (65 Fälle) und anhämolytischen Streptokokken ohne vergrünendes Wachstum (27 Patienten) die besten Heilungschancen (Tabelle 35).

Tabelle 35. *Prognostischer Einfluß der Ätiologie.* (156 Patienten: 118 Fälle mit positivem, 38 Fälle mit negativem Erregernachweis)

	Gesamtzahl der Patienten (100%)	Gestorben innerhalb 2 Monaten nach Hospitalisation		Gestorben nach 2 Monaten bis Abschluß der Untersuchung		Gestorben total		Lebend		Schicksal nicht bekannt	
			%		%		%		%		%
Streptococcus viridans (α-Hämolyse)	65	6	9	5	8	11	17	53	82	1	1
Streptococcus anhaemolyticus (γ-Hämolyse) .	27	3	11	4	15	7	26	19	70	1	4
Enterokokken	12	5	42	3	25	8	67	3	25	1	8
Streptococcus haemolyticus (β-Hämolyse) .	3	—	—	1	33	1	33	2	67	—	—
Staphylokokken ...	5	2	40	2	40	4	80	1	20	—	—
Pneumokokken	2	1	50	—	—	1	50	1	50	—	—
Doppelinfekte	4	1	25	1	25	2	50	2	50	—	—
Positiver Erregernachweis	118	20	17	14	12	34	29	81	69	3	2
Negativer Erregernachweis	38	6	16	11	29	17	45	20	53	1	2

Sie zeigen eine Überlebensquote von 82% (53 Patienten) bzw. von 70% (19 Patienten). *Für die ganze Gruppe der anhämolytischen Streptokokken mit oder ohne vergrünendem Wachstum (92 Fälle) beträgt die Heilungsrate 78% (72 Fälle).* Früh- und Spätmortalität halten sich etwa die Waage.

Diese Zahlen demonstrieren eindrücklich die Leistungsfähigkeit der antibiotischen Therapie.

Demgegenüber fallen die Erkrankungen infolge Enterokokken, Staphylokokken und andern Erregern prognostisch deutlich ab.

Nur 3 der 12 *Enterokokken*-Endokarditiden sind definitiv geheilt, wenn auch nach heutigen Erfahrungen in diesen Fällen mehrfach zu niedrig dosiert worden ist. In anderen Statistiken (185, 457) wird über Frühheilungen in etwa der Hälfte bis zwei Drittel der Fälle berichtet. Ebenso ungünstig verläuft die *Staphylokokken*-Endocarditis. Wir verzeichnen nur eine definitive Heilung unter 5 Fällen. Auch hier hätten bei retrospektiver Betrachtung höhere Antibiotica-Dosen vielleicht den einen oder anderen Fall retten können. Aber selbst in den besten Statistiken beträgt die Mortalität etwa 50% (142, 163, 185). Dank neuer Antibiotica (Vancomycin, Ristocetin, Kanamycin) und größerer Erfahrung wird sich die Prognose wohl auch für diese Fälle in nächster Zeit noch bessern.

Daß die Mortalität der *Endocarditis lenta mit negativen Blutkulturen* besonders hoch ist, wurde seit Beginn der antibiotischen Behandlung übereinstimmend von allen Autoren immer wieder bestätigt. Der prognostische Unterschied ist in unserer Beobachtungsreihe allerdings nicht so ausgeprägt wie z. B. in den mit Nachkriegsendokarditiden belasteten Statistiken von SPANG und GABELE (516), FRITZE (175), BODEN und LOOGEN (56) und MERZWEILER u. Mitarb. (382) usw. *Von unseren 118 Patienten mit positivem Erregernachweis sind 81 (69%) definitiv geheilt, die Frühmortalität (17%) ist höher als die Spätmortalität (12%) (Tabelle 35). Von den 38 abakteriämischen Fällen überleben dagegen nur 20 (53%)*; 6 Patienten (16%) kamen in der Initialphase, weitere 11 (29%) bis zum Abschluß der Untersuchung an kardialer Dekompensation ad exitum. Es ist also vor allem die *Spätprognose, welche bei der abakteriämischen Verlaufsform getrübt ist.*

Embolien bedrohen die Patienten vor allem in der Frühphase, können aber auch die Fernprognose ungünstig beeinflussen wegen Dauerschäden in den embolisierten Organen (Cerebrum, Nieren, Myocard usw.) (Tabelle 36). Sie können auch nach erzielter Heilung noch vorkommen ebenso wie Rupturen mykotischer Aneurysmen (5a, 79, 391, 479). Frühzeitige Behandlung vermindert die Emboliegefahr, weil sich dann umfangreiche, krümelige Klappenvegetationen gar nicht entwickeln können. Von den 73 Patienten, bei welchen während der Hospitalisation Embolisierungen in die verschiedensten Organe auftraten, starben in der Frühphase deren 24 (33%), in der Spätphase deren 12 (16%), total 36 (49%). Für Kranke ohne klinisch manifesten Morbus embolicus verlief die Krankheit durchwegs günstiger (Tabelle 36): Frühmortalität 5%, Spätmortalität 13%, Totalmortalität 18%. Nicht nur die Embolien selbst

Tabelle 36. *Prognostischer Einfluß des Auftretens von Embolien*

	Gesamtzahl der Patienten (100%)	Gestorben innerhalb 2 Monaten nach Hospitalisation		Gestorben nach 2 Monaten bis Abschluß der Untersuchung		Gestorben total		Lebend		Schicksal nicht bekannt	
			%		%		%		%		%
Keine Embolien	83	4	5	11	13	15	18	66	80	2	2
Embolien	73	24	33	12	16	36	49	35	48	2	3

sind für diese Prognose verantwortlich; denn meist handelt es sich um allgemein schwere Fälle mit zahlreichen anderen Komplikationen.

Der Einfluß der *Nierenbeteiligung* (Tabelle 37) ist in unserer Beobachtungsreihe — wie bei TRIAS DE BES (547) — nicht sehr markant. Die

Tabelle 37. *Prognostischer Einfluß der Nierenbeteiligung*

	Gesamtzahl der Patienten (100%)	Gestorben innerhalb 2 Monaten nach Hospitalisation		Gestorben nach 2 Monaten bis Abschluß der Untersuchung		Gestorben total		Lebend		Schicksal nicht bekannt	
			%		%		%		%		%
Ohne Nierenbeteiligung.	94	16	17	11	12	27	29	64	68	3	3
Mit Nierenbeteiligung .	62	8	13	16	25	24	38	37	60	1	2

Überlebensquote beträgt für Fälle ohne Nierenbeteiligung 68%, mit Nierenbeteiligung (Herdnephritis, diffuse Glomerulonephritis, Infarkte) 60%; interessanterweise ist der negative prognostische Einfluß im späteren Verlauf ausgeprägter als in der Initialphase. Die Nierenkomplikationen haben seit der Einführung der Antibiotica prognostisch lange nicht mehr die gleiche Bedeutung wie früher.

Es ist klar, daß die Prognose um so besser ist, je früher, je intensiver und je gezielter in bezug auf Art und Resistenz des ursächlichen Krankheitserregers behandelt wird. Wir verweisen diesbezüglich auf die Ausführungen im Therapie-Kapitel. Hier sei lediglich festgehalten, daß die klinische Reaktion auf die Behandlung anhand der Entfieberung prognostisch ebenfalls verwertet werden kann (Tabelle 38).

Rezidive (13 Fälle, 8%) können die Prognose trüben, wenn sie die Organläsionen (Klappenfehler, Myocarditis usw.) abermals verstärken, oder wenn sich bakterielle Resistenz entwickelt. Die von uns beobachteten Zweit- und Dritterkrankungen sprachen auf erneute Therapie

Tabelle 38. *Verlauf der subakuten bakteriellen Endocarditis bei 139 Fällen, beurteilt nach der Reaktion der Temperatur auf die Behandlung.* (17 der 156 Fälle erlaubten keine sichere Beurteilung)

	Gesamtzahl der Patienten (100%)	Gestorben innerhalb 2 Monaten nach Hospitalisation		Gestorben nach 2 Monaten bis Abschluß der Untersuchung		Gestorben total		Lebend		Schicksal nicht bekannt	
			%		%		%		%		%
Entfiebert innerhalb											
2 Tagen	79	9	11	13	17	22	18	55	70	2	2
3—8 Tagen	31	8	26	6	19	14	45	16	52	1	3
9 und mehr Tagen . .	29	7	24	8	28	15	52	13	45	1	3

stets wieder an und heilten mit befriedigendem funktionellem Ergebnis, abgesehen von 2 Fällen (Enterokokken-Infektionen), die bakteriell nicht beherrscht werden konnten.

V. Zustand der geheilten Patienten

Daß der Prozentsatz der klinischen Wiederherstellung kleiner ist bzw. sein muß als derjenige der bakteriologisch Geheilten, wurde bereits mehrfach vermerkt und liegt in der Natur der Krankheit begründet. Der infektiöse Prozeß ist der antibiotischen Therapie voll zugänglich, die anatomischen Läsionen am Klappenapparat und Myocard, im Cerebrum, in der Niere usw. dagegen sind nur soweit reversibel, als sie durch reparatorische und kompensatorische Reaktionen des Organismus wieder ausgeglichen werden können. Deshalb ist pathologisch-anatomisch kaum je eine restitutio ad integrum, eine Wiedererreichung des status quo ante oder eine „vollständige" Heilung zu erwarten. Sozusagen immer handelt es sich um eine klinisch mehr oder weniger gut tolerierte *Defektheilung*, die um so kleiner sein wird, je geringer der primäre Gewebsschaden ist, und je früher die Behandlung einsetzt.

Dieser Sachverhalt wird bestätigt durch einige katamnestische Untersuchungen der Literatur. Von den 52 geheilten Patienten von NEWMAN u. Mitarb. (399) starb ein Drittel an Herzinsuffizienz, ein Drittel lebte, hatte aber Symptome, und nur 23% waren klinisch völlig wiederhergestellt. Im Krankengut von WEDGWOOD (559) waren 24% klinisch wiederhergestellt, 38% funktionell schlechter als vor der Erkrankung und 38% gestorben. CORRELL u. Mitarb. (100) stellten eine Herzinsuffizienz in etwa einem Drittel, GORLIN u. Mitarb. (200) in etwa einem Viertel der Überlebenden fest. DONZELOT u. Mitarb. (136, 137) dagegen fanden eine Herzinsuffizienz nur in 10% der geheilten Patienten, betonen aber die schlechte Prognose dieser Fälle, die, besonders wenn die kardiale Dekompensation schon in der initialen Phase aufgetreten war, ungefähr zur Hälfte letal verliefen. HALL (214) untersucht das Schicksal 10 geheilter Patienten 6—10 Jahre nach der Erkrankung: 4 waren symptomfrei, 5 hatten nur geringe Beschwerden, 1 war invalid; 7 weitere geheilte Patienten (5 kardial, 2 nicht kardial) waren in den ersten 6 Jahren gestorben. Die Untersuchungen von MENDELSON u. Mitarb. (378) ergaben 5 Todesfälle (Herzinsuffizienz) nach 10 Jahren bei 17 primär Geheilten; von den andern Patienten ließen nur 5 eine gewisse Progredienz im Ablauf der Herzkrankheit erkennen, und 7 waren symptomlos. PRIEST und SMITH (437) fanden von 16 minimal 10 Jahre überlebenden Lenta-Patienten 11 beschwerdefrei, 2 mit mäßigen und 3 mit deutlichen cardialen Beschwerden.

Nach MATTHEWS (364) und NEWMAN u. Mitarb. (399) liegt stets eine Defektheilung vor, aber nicht so häufig ein so schwerer Dauerschaden wie allgemein angenommen. Hierfür erweist sich der prämorbide Herzstatus als ebenso ausschlaggebend wie die durch den bakteriellen Prozeß gesetzten Schädigungen. Myocardläsionen der akuten Erkrankungsphase sind nach den gleichen Autoren wichtiger als solche der Klappen. Die gegenteilige Ansicht, nämlich daß den Klappendefekten entscheidende Bedeutung zukomme, gründet sich vor allem auf den ungünstigen Verlauf der Krankheit bei Aorteninsuffizienz, welche auch für die große Mehrzahl der in der Spätphase letal verlaufenen Fälle verantwortlich ist (136, 137, 172, 196, 214, 277, 286, 378, 391, 427, 479, 494, 547, 559).

Nach unserer eigenen Erfahrung darf das ,,*Syndrom der geheilten Endocarditis*'' durchaus mit Optimismus beurteilt werden. In Übereinstimmung mit den zitierten Autoren (136, 137, 214, 364, 378, 399) fanden wir trotz Defektheilungen den Großteil unserer Patienten in einem erfreulich guten Zustand. Von den 101 geheilten und nach 1—11$^1/_2$ Jahre kontrollierten Patienten waren 67 (66%) voll arbeitsfähig und beschwerdefrei; 18 (18%) konnten ihrer früheren Beschäftigung ebenfalls nachgehen, hatten aber bei körperlicher Belastung kardiale Beschwerden. Es waren somit total 84% der definitiv geheilten Patienten erwerbsfähig. Sie zeigten auch objektiv den Befund eines kompensierten Herzvitiums. Fünf dieser Patienten litten unter postembolischen cerebralen und renalen Residuen, ohne daß ihr Allgemeinbefinden hierdurch stark beeinträchtigt war. 13 Patienten (13%) hatten schon in Ruhe Beschwerden und waren reduziert arbeitsfähig; nur 3 Kranke (3%) mußten als vollinvalid beurteilt werden.

Eine nähere Analyse der Morbidität dieser 16 Patienten bestätigte den ungünstigen Einfluß der Aorteninsuffizienz (12 Patienten) und der schon früh im Verlaufe der subakuten bakteriellen Endocarditis beobachteten Herzinsuffizienz (10 Fälle), die nur 5mal nicht bereits in der bakteriellen Phase der Erkrankung, sondern später aufgetreten war.

Die Herzinsuffizienz dieser Fälle war übrigens im Vergleich zu den Patienten, bei denen die kardiale Dekompensation schon von der ersten Spitalbeobachtung her bekannt war, leichter. Ein Patient hatte später einen Herzinfarkt überstanden; bei einem anderen verlief eine Colonresektion wegen eines Carcinoms komplikationslos. Bei einem völlig invaliden Patienten besteht eine Urämie, Hypertonie und Herzinsuffizienz. Bei 5 Patienten sind renale Defektheilungen mit persistierend pathologischem Urinbefund und pathologischen Nieren-Funktionsprüfungen nachweisbar. Ein invalider Patient zeigt als Folge einer Hirnembolie eine stationäre Hemiparese.

Gesamthaft erweist sich demnach das „Syndrom der geheilten Endocarditis" in der Mehrzahl als funktionell gut kompensierte und wenig progrediente Defektheilung. Ungünstig verlaufen vor allem jene Fälle, die infolge prämorbid stark geschädigtem Herzen oder der bakteriellen Endocarditis selbst schon in der Initialphase oder kurz darnach eine Herzinsuffizienz entwickeln oder an einer Aorteninsuffizienz leiden. Für das spätere Schicksal sind Art und Schwere der vorbestandenen oder sekundären Herzschädigung offenbar wichtiger als etwa Art und Resistenz der Erreger, Alter des Patienten, Dauer der Infektion. Mit anderen Worten: Bei einem vorher symptomfreien Patienten, der die Endocarditis ohne Herzinsuffizienz, schwerwiegendere embolische Komplikationen und Entwicklung einer Aorteninsuffizienz überstanden hat, darf eine zuversichtliche Streckenprognose gestellt werden.

L. Schlußbetrachtungen

Die seit der ersten Anwendung des Penicillins verstrichenen 15 Jahre haben Krankheitsbild und Prognose der subakuten bakteriellen Endocarditis tiefgreifend verändert. Aktualität und klinisches Interesse hat sie gewahrt, Krankheitsbegriff und -inhalt haben sich aber gewandelt. Ziel der vorliegenden Monographie war die Darstellung der Klinik der subakuten bakteriellen Endocarditis in der Ära der Antibiotica.

Hat SCHOTTMÜLLER den Streptococcus viridans noch als spezifischen Erreger der von ihm als „lenta" bezeichneten Endocarditis betrachtet, ist heute allgemein anerkannt, daß ein großes Spektrum sehr unterschiedlicher Erreger das Bild der von den „klassischen" klinischen und morphologischen Veränderungen begleiteten, subakut verlaufenden bakteriellen Herzklappenentzündung verursachen kann. *Die Krankheit ist heute keine ätiologische, sondern eine klinische Einheit.* Die Streptokokken-Ätiologie (etwa 90% der Fälle) nimmt aber nach wie vor die dominierende Stellung ein. Die Antibiotica haben den früher monatebis jahrelangen, praktisch immer deletären Verlauf auf wenige Wochen reduziert, so daß das Prädikat „lenta" nicht mehr zutrifft. Die

Bezeichnung „*subakute bakterielle Endocarditis*" — zum mindesten als Oberbegriff — entspricht den heutigen Verhältnissen besser und wird sich wohl in Zukunft auch immer stärker einbürgern. Der Begriff „Endocarditis lenta" wurde hier dagegen — im Sinne SCHOTTMÜLLERS — für die durch Viridans-Streptokokken verursachte Endocarditis beibehalten.

Durch die Antibiotica ist die Krankheit nicht nur in ihrem klinischen Erscheinungsbild modifiziert, sondern auch *seltener* geworden. Die subakute bakterielle Endocarditis betrifft heute etwa 1,2% eines kardiologischen, etwa 1⁰/⁰⁰ eines intermedizinischen Krankengutes und etwa 0,5% aller Autopsien. Dennoch gehen an ihr auch heute noch etwa 10% der Träger rheumatischer Vitien und etwa 5—10% der Träger kongenitaler Vitien zugrunde!

In unserem möglichst eingehend und vielseitig bearbeiteten Krankengut von 172 gesicherten Fällen war *der Erreger in 77% bekannt, in 23% ungewiß*. In 80% der bakteriämischen Fälle wurden anhämolytische Streptokokken (mit oder ohne Vergrünung) und in 11% Enterokokken (Gr. D-Streptokokken) nachgewiesen. Unter den übrigen Erregern (Pneumokokken, hämolytische Streptokokken, Brucellen, Proteus usw.) sind vor allem die Staphylokokken (5%), die wegen ihrer weitverbreiteten Resistenz gegenüber Antibiotica besondere Bedeutung erlangt haben, zu erwähnen. Die abakteriämische „Nachkriegsendocarditis", deren Pathogenese und Klinik bekanntlich heftig diskutiert, aber nie definitiv geklärt werden konnten, wird in den letzten Jahren nicht mehr beobachtet. Aber auch unter den heutigen Verhältnissen kann gelegentlich der Erregernachweis, besonders bei den häufigen anbehandelten Patienten, schwierige Probleme aufwerfen. Zum Erregernachweis im Blute sind im allgemeinen 5 Kulturen ausreichend, und bei begründetem Verdacht oder in dringlichen Fällen darf und soll die Behandlung nach 5 (eventuell negativen) Blutkulturen begonnen werden.

Für die *Pathogense* sind die endogenen Keimreservoire in der Mundhöhle, im Rhinopharynx, eventuell auch im Verdauungs- und Urogenitaltrakt, aus denen es spontan oder iatrogen zu Keimeinbrüchen in die Blutbahn mit konsekutiver Besiedlung der Klappen kommt, von besonderer Bedeutung. In etwa einem Drittel unserer Fälle waren Eintrittspforte oder Streuherd der Keime mit wünschbarer Sicherheit bekannt; in mehr als der Hälfte bestanden dafür zum mindesten deutliche Hinweise. Im Vordergrund stehen Zahnherde, Zahnextraktionen, Tonsillitis und Tonsillektomien, geringere Bedeutung haben Urogenital-, Sinus- und Gallenwegsaffektionen.

In der Regel ist die subakute bakterielle Endocarditis ein zeitlich und örtlich sekundäres und zweiphasiges Krankheitsgeschehen. Die im

Blut kreisenden, aus den erwähnten Herden und Keimreservoiren stammenden Erreger besiedeln gewöhnlich geweblich vorveränderte, hämodynamisch besonders beanspruchte Endocardbezirke, welche die Keimhaftung mechanisch begünstigen. In 12% fehlten aber Anhaltspunkte für irgendwelche vorbestandene Kardiopathie (sog. primäre Endocarditis); in 67% prädisponierten rheumatische Herzfehler, in 11% kongenitale Vitien und in 10% Hypertonie, Aortensklerose, Myokardsklerose usw. zur bakteriellen Endocarditis. Unter den 116 rheumatischen Herzfehlern figuriert gesamthaft die Mitralinsuffizienz an erster Stelle, bei den Männern die Aorteninsuffizienz. Reine Mitralstenosen werden im allgemeinen nicht bakteriell besiedelt, ebenso wie der Allgemein- und kardiale Kompensationszustand der Endocarditis-Patienten vor der Erkrankung gewöhnlich ein guter ist. Bei den nicht rheumatischen vorbestandenen Herzläsionen und bei der primären Endocarditis zeigt sich eine ausgesprochene Prädilektion für Männer, ältere Jahrgänge und für die Aortenklappen. Bei der bakteriellen Endocarditis des kongenital mißgebildeten Herzens werden der Kammerseptumdefekt, der offene Ductus Botalli und die Aorta bicuspidalis am häufigsten betroffen, die jüngeren Jahrgänge und das rechte Herz bevorzugt befallen. Männer erkranken wesentlich häufiger als Frauen. Wenn die subakute bakterielle Endocarditis auch in jedem, besonders aber im mittleren Lebensalter vorkommt, muß betont werden, daß diese nicht so selten in höherem Alter, und zwar oft mit atypischer Symptomatik auftritt.

Ob die primäre Schädigung, die im weiteren Verlaufe schließlich zum pathologisch-anatomischen Bild der Endocarditis ulceropolyposa führt, endothelial oder subendothelial („seröse Endocarditis") einsetzt, ist umstritten und wahrscheinlich auch nicht einheitlich zu beantworten. Charakteristisch und für Morphologie, klinische Manifestation und Gesamtverlauf entscheidend sind die gedrosselte Virulenz der nur transitorisch und relativ spärlich gestreuten Bakterien und die typische Reaktionslage des Makroorganismus, welche wohl stark gesteigerte, in ihrem Endergebnis — ohne exogene Unterstützung — aber stets erfolglose humorale und celluläre Abwehrleistungen auslöst.

Klinisch präsentiert sich die subakute bakterielle Endocarditis in der Antibiotica-Ära wesentlich weniger markant und profiliert als in den klassischen Beschreibungen. Es hat sich unter dem Einflusse der antibiotischen Therapie ein Gestaltwandel des Krankheitsbildes, eine *Pathomorphose* vollzogen. Wesenhaft oder prinzipiell neuartige morphologische und klinische Befunde sind nicht bekannt, aber manche der typischen Symptome fehlen oder sind nur wenig ausgeprägt, „nivelliert". Vollbilder werden kaum mehr, Komplikationen seltener beobachtet. In der Anamnese überwiegen unspezifische, ja uncharakteristische Sym-.

ptome. Entscheidende Befunde sind Fieber und organisches Herzgeräusch. Herzinsuffizienz und Herzvergrößerung sind bei Spitaleintritt nur in 30 bzw. 48% vorhanden, Arrhythmien selten nachweisbar. Das Elektrokardiogramm bleibt in 37% der Fälle normal. Makroembolien und Oslersche Knötchen liegen nur in etwa einem Viertel, Herdnephritis in etwa einem Drittel, Splenomegalie, Anämie und pathologisch verändertes weißes Blutbild in etwa zwei Dritteln vor. Einzelne Symptome und Befunde erfahren unter bestimmten Bedingungen eine besonders starke Ausprägung bzw. Abschwächung, z. B. bei Enterokokken, Staphylokokken, im höheren Lebensalter, bei der abakteriämischen Verlaufsform, bei anbehandelten Patienten, bei Befall des rechten oder des kongenital mißgebildeten Herzens, bei starkem rheumatischem Einschlag usw.

Die *Diagnose* — leicht beim Vollbild mit Herzgeräusch, Fieber, Embolien und positiven Blutkulturen — soll sich heute auf Erst- und Feinsymptome stützen und möglichst früh gestellt werden. Nachdem die Infektion selbst im wesentlichen durch die Antibiotica beherrscht werden kann, ist die Prognose nur noch zu verbessern, wenn durch *Frühbehandlung* irreversible oder zu schweren Defektheilungen führende valvuläre und myokardiale Schäden oder Komplikationen (Embolien, Niereninsuffizienz usw.) verhindert werden. Das Ziel ist deshalb die *Frühdiagnose*, d. h. die richtige Beurteilung der Krankheit zum mindesten in den ersten 2—3 Wochen. Den sichersten Anhalt hierfür bietet ein status febrilis verbunden mit organischem Herzgeräusch und erhöhter Senkung. Wertvoll sind Anämie und Splenomegalie, während im Frühstadium Hämaturie, Embolien, Herzinsuffizienz usw. relativ oft im Stiche lassen. Als Regel gelte, daß eine subakute bakterielle Endocarditis stets mit allen Mitteln auszuschließen ist, wenn bei einem Patienten mit organischem Herzgeräusch Fieber während länger als 8 Tagen nachweisbar ist.

Die *Behandlung* erstrebt die Vernichtung aller Erreger, inklusive derjenigen innerhalb der Klappenpolypen. Sie basiert auf dem allgemeinen Prinzip der möglichst frühen, in bezug auf Art und Resistenz der Erreger (Antibiogramm) gezielten und dem Einzelfall (Komplikationen, Alter, Dauer der Infektion usw.) angepaßten Therapie mit Antibiotica über einen ausreichend langen Zeitabschnitt in adäquaten Tages- und Totaldosen. Angesichts der lokal und allgemein beschränkten Abwehrreaktion des Makroorganismus ist *bactericid* wirkenden Antibiotica unbedingt den Vorzug zu geben, und die für die Wirkung der Antibiotica ungünstigen lokalen Verhältnisse an den Klappenpolypen zwingen a priori zu *hohen Dosen*. *Penicillin* ist wegen seiner bactericiden Wirkung, seiner fast unbeschränkten Dosierungsmöglichkeit und seiner großen therapeutischen Breite das Antibioticum der Wahl und in

Kombination mit *Streptomycin* in der Lage, in 80—90% oder mehr die definitive Heilung herbeizuführen. Als Standardtherapie gelten für Penicillin Dosen von 2—3 Mill. E pro die und 50—100 Mill. E total und für Streptomycin Dosen von 1—2 g pro die und 40—60 g total bei einer Behandlungsdauer von 4—6 Wochen. Bei schwach empfindlichen anhämolytischen Streptokokken, bei Enterokokken, bei abakteriämischen Verlaufsformen sind a priori höhere (6—8—12 Mill. E Penicillin pro die), bei mangelhafter klinischer und bakteriologischer Reaktion, besonders schweren Fällen und bei in vitro-Resistenz (Staphylokokken, Enterokokken usw.) sehr hohe Dosen (25—50—75—100 Mill. E Penicillin pro die) notwendig. Bei all diesen Fällen sind Kombinationen von Penicillin und Streptomycin oder mit anderen, nach Art und Resistenz des isolierten Keimes gewählten Antibiotica (Chloramphenicol, Tetracycline, Erythromycin und verwandte Antibiotica, Bacitracin, Kanamycin, Vancomycin, Ristocetin usw.) obligat. Breitspektrum- und andere Antibiotica sind nie allein und stets — abgesehen von wenigen Ausnahmen — erst in zweiter Linie anzuwenden. In klinisch günstigen Fällen mit penicillinempfindlichen anhämolytischen Streptokokken darf die Penicillin- Streptomycin-Behandlung in den erwähnten Dosen auf 2—3 Wochen abgekürzt werden. Ob dieses „short term treatment" als Routinetherapie allgemein zu empfehlen ist, müssen weitere Erfahrungen beweisen. Für eine prognostisch so ernste und unberechenbare Krankheit ist u. E. aber weniger die Minimaltherapie, sondern vielmehr diejenige Behandlung anzustreben, welche in einer möglichst großen Zahl verschieden schwerer Erkrankungen die höchste Heilungsrate verspricht.

Sichere oder wahrscheinliche Eintrittspforten und Keimherde sind weniger zur ursächlichen denn prophylaktischen Behandlung im Hinblick auf Reinfekte unbedingt zu beseitigen. Das Prinzip der antibiotischen Abschirmung bei Sanierung oder Traumatisierung irgendwelcher Herde bei Trägern rheumatischer oder kongenitaler Vitien ist heute unumstritten, wird aber, besonders bei Zahnextraktionen, dennoch nicht regelmäßig beobachtet. Die Durchführung wird nicht einheitlich gehandhabt und oft nicht genügend auf die besonderen Verhältnisse des Einzelfalles oder die in Frage kommenden Erreger abgestimmt. So werden z. B. Enterokokken, gramnegative Stäbchen usw. bei Eingriffen am Urogenitalsystem oder auch bei Zahnextraktionen (Enterokokken sind auch hier möglich) durch die vielenorts routinemäßig verabreichten Penicillinspritzen nicht beeinflußt. Es sind Penicillin/Streptomycin kombiniert, eventuell Breitspektrum-Antibiotica 12 und 6 Std vor und über eine genügend lange Zeit nach dem Eingriff (minimal 2 Tage) zu verabfolgen. Der heute nach Febris rheumatica zur Verhinderung von Klappenfehlern allgemein geübten Penicillin-Prophylaxe kommt sicher auch im Hinblick auf die Verhütung der subakuten bakteriellen Endocarditis, für welche die rheumatischen Klappenfehler die wichtigste Prädisposition schaffen, Bedeutung zu. Kongenitale Herz- oder Gefäßanomalien, besonders der offene Ductus Botalli und das arteriovenöse Aneurysma, sind operativ zu korrigieren zur Verhinderung von Rezidiven und zur definitiven Restitution. Glucocorticoide sind kaum je angezeigt, Antikoagulantien stets kontraindiziert.

Von unseren 156 behandelten Patienten überleben 1—11¹/₂ Jahre nach der Erkrankung deren 101, d. h. *65%*; für die Männer ist die Überlebensquote 55%, für die Frauen 94%. *Die Mortalität in den ersten 2 Monaten beträgt 15%*, so daß 85% der Endocarditiskranken unmittelbar, aber nicht definitiv geheilt wurden. *Weitere 17% sind bis zum Abschluß der Untersuchung, d. h. maximal 11¹/₂ Jahre nach der Spitalbehandlung gestorben.* Nur bei 10% aller Patienten konnte der infektiöse Prozeß nicht beherrscht werden; bei 90% wurde eine vollständige bakteriologische Sanierung erzielt. Für die Frühmortalität ist die Sepsis selbst nach wie vor der entscheidende, wenn auch nicht einzige prognostische Faktor; eine wichtige Rolle spielen ferner Herzinsuffizienz und Embolien. Die Spätmortalität dagegen ist sozusagen ausschließlich bestimmt durch das Auftreten einer Herzinsuffizienz als Folge des entzündlich geschädigten Klappenapparates und Herzmuskels. Nach dem ersten Jahr sind total 21% der Patienten gestorben; in der Folge beträgt die durchschnittliche Jahressterblichkeit der Überlebenden noch knapp 2%. Diese Zahlen belegen eindrücklich die tiefgreifende Wandlung, welche die Antibiotica in der Prognose der subakuten bakteriellen Endocarditis gebracht haben, aber auch die eminente Bedeutung der als Folge der Krankheit auftretenden Herzinsuffizienz und Defektheilung.

Die verschiedenen Komplikationen und klinischen Befunde beeinflussen den weiteren Verlauf in unterschiedlicher Weise und können zur *prognostischen Beurteilung* des einzelnen Falles verwertet werden. Prognostisch ungünstig sind in erster Linie vorbestandene oder neu auftretende Herzdekompensation, Befall der Aortenklappen, prämorbid stark pathologisch verändertes Herz und bestimmte Krankheitserreger (z. B. resistente Staphylokokken, Enterokokken). Wichtig sind ferner abakteriämische Verlaufsformen, Embolien, höheres Alter (über 60 Jahre), pathologisches EKG, lange Dauer der Infektion und Nierenbeteiligung. Selbstverständlich ist die Prognose um so besser, je intensiver, früher und spezifischer behandelt wird; auch die therapeutische Reaktion (z. B. beurteilt auf Grund der Entfieberung) kann prognostisch verwertet werden. Eine ausgesprochen schlechte Prognose haben vor allem jene Fälle, die schon früh eine Herzinsuffizienz entwickeln und an einer Aorteninsuffizienz leiden. Der infektiöse Prozeß und der

Morbus embolicus sind ausschlaggebend für das unmittelbare Überstehen der Krankheit, die Herzinsuffizienz entscheidet über die Streckenprognose.

Der *Zustand der geheilten Patienten* entspricht einer mehr oder minder gut tolerierten, meist aber kompensierten *Defektheilung*, deren Ausmaß wiederum abhängt vom prämorbiden Herzstatus und von den durch die Krankheit verursachten Klappen- und Herzmuskelläsionen. Auch hierfür muß die Bedeutung der früh einsetzenden und voll wirksamen Therapie, welche diese Schäden wie auch andere Komplikationen (Embolien, Nierenversagen usw) hintanzuhalten vermag, so daß reparatorische und kompensatorische Vorgänge des Organismus den Funktionsdefekt auszugleichen vermögen, betont werden; denn die Leistungsfähigkeit der definitiv Geheilten wird in erster Linie durch kardiale Dekompensation, Aorteninsuffizienz, in geringerem Maße auch durch renale und embolische Residuen beeinflußt. Das „Syndrom der geheilten Endocarditis" wird aber funktionell im allgemeinen gut toleriert. 66% der 101 Überlebenden sind arbeitsfähig und völlig beschwerdefrei. 18% haben nur leichte Symptome und ihre volle Erwerbsfähigkeit ebenfalls bewahrt. Nur 13 bzw. 3% leiden unter deutlicheren Beschwerden und sind vermindert arbeitsfähig bzw. invalid. Gesamthaft können demnach etwa 84% der definitiv geheilten Patienten voll arbeiten, und nur 16% zeigen mehr oder minder schwere kardiale oder andere Störungen.

Die subakute bakterielle Endocarditis, seit Jahrzehnten klar abgegrenzt und wohlbekannt, hat sich in den letzten 15 Jahren unter dem Einfluß der Antibiotica nachhaltig gewandelt, gleichzeitig auch viel von ihrem Schrecken verloren. Auch heute noch vermag sie den Kliniker zu faszinieren und ihm Probleme zu stellen, die höchsten ärztlichen Einsatz und intensivste Forschung wert sind.

Literatur

1. ABBOTT, M. E.: On the incidence of bacterial inflammatory processes in cardiovascular defects and on malformed semilunar cusps. Ann. clin. Med. **4**, 189 (1925).
2. — Nelson's loose-leaf medicine (New York) **4**, 207 (1932).
3. — Atlas of congenital cardiac disease. Amer. Heart Ass., New York, 1936.
4. ACEVES, S., R. A. ELIZALDE and M. G. LUNA: Bacterial endocarditis superimposed on syphilitc aortitis. Arch. Inst. Cardiol. **27**, 231 (1957).
5. AHERN, J. J., and W. M. M. KIRBY: Cure of subacute bacterial endocarditis with penicillin and chloramphenicol. Report of treatment resistant case. J. Amer. med. Ass. **150**, 33 (1952).
5a. ALAJOUANINE, TH., P. CASTAIGNE, F. LHERMITTE et J. CAMBIER: L'artérite cérébrale de la maladie d'Osler. Ses complications tardives. Sem. Hôp. Paris **35**, 1160 (1959).
6. ALBERTINI, A. v.: Zum Problem der Endocarditis. Schweiz. med. Wschr. **65**, 200 (1935).

7. ALBERTINI, A. v.: Pathologie und Therapie der entzündlichen nicht spezifischen Arterienerkrankungen. Helv. med. Acta **11**, 256 (1944).

8. — Die Endocarditis als Problem der allgemeinen Entzündungs- und Infektionslehre. Schweiz. med. Wschr. **77**, 670 (1947).

9. —, u. A. GRUMBACH: Die experimentelle Streptokokkeninfektion des Kaninchens in ihren Beziehungen zur Herdinfektion. Ergebn. allg. Path. path. Anat. **33**, 314 (1937).

10. — — Ergebnisse experimenteller Forschung zur Frage der Herdinfektion. Schweiz. med. Wschr. **38**, 1309 (1938).

11. —, u. A. STAEHELIN: Über die Beziehung der verkalkten Knopflochstenose zur Endocarditis. Cardiologia (Basel) **18**, 129 (1951).

12. ALDEHOFF, P., G. KRUCHEN u. H. WEIDENBACH: Klinische Betrachtung zur Antikoagulantientherapie und ihre Kontollmethoden. Dtsch. med. Wschr. **77**, 1398 (1952).

13. ALLEN, A. C.: Mechanism of localization of vegetations of bacterial endocaritis. Arch. Path. (Chicago) **27**, 399 (1939).

13a.— Nature of vegetations of bacterial endocarditis. Arch. Path. (Chicago) **27**, 661 (1939).

13b.— The kidney. Medical and surgical diseases. New York: Grune & Stratton 1950.

14. ALSLEV, J.: Über die Zunahme der subakuten bakteriellen Endocarditis. Dtsch. med. Wschr. **73**, 208 (1948).

15. ANDERSON, H. J., and J. S. STAFFURTH: Subacute bacterial endocarditis in the elderly. Lancet **1955**II, 1055.

15a. ANDERSON, D. G., and C. S. KEEFER: The therapeutic value of penicillin. A study of 10000 cases. Chap. 3, p. 13—37. Ann. Arbor, Mich.: J. W. Edwards 1948.

16. ANDREASSEN, R., and N. K. JENSEN: Bacterial endocarditis following mitral valvotomy. Ann. intern. Med. **45**, 534 (1957).

17. ANTEL, J. J., H. P. ROME, J. E. GERACI and G. P. SAVRE: Toxic-organic psychosis as a presenting feature in bacterial endocarditis. Proc. Mayo Clin. **30**, 45 (1955).

18. ASSMANN, H., u. H. MOORMANN: Erfahrungen mit Penicillin. Dtsch. med. Wschr. **73**, 461 (1948).

19. BAEHR, G.: Glomerular lesions of subacute bacterial endocarditis. J. exp. Med. **15**, 330 (1912).

19a. — Renal complications of bacterial endocarditis. Trans. Ass. Amer. Phycns. **46**, 87 (1931).

20. BAILEY, C. P., H. E. BOLTON and H. P. REDONDO-RAMIREZ: Surgery of the mitral valve. Med. Clin. N. Amer. **32**, 1807 (1952).

21. BAIN, R. C., J. E. EDWARDS, C. H. SCHEIFLEY and J. E. GERACI: Right-sided bacterial endocarditis and endarteritis. A clinical and pathologic study. Amer. J. Med. **24**, 98 (1958).

22. BAKER, G. P., and T. PILKINGTON: Benemid in the treatment of streptococcal endocarditis. Lancet **1952**II, 17.

23. BALDERMANN, M.: Probleme der Endocarditis lenta. Ärztl. Wschr. **4**, 48 (1952).

24. BARANDUN, S., R. KIPFER, G. RIVA u. A. NICOLET: Über die therapeutische Verwendung von Gammaglobulinen bei bakteriellen Infektionen. Schweiz. med. Wschr. **87**, 155 (1957).

25. BARBAGALLO, O.: Lo sterno-medullo cultura nelle malattie infettive. Policlinico. Sez. med. **45**, 230 (1948).

26. BARKER, P. S.: A clinical study of subacute bacterial infection confined to the right side of the heart or the pulmonary artery. Amer. Heart J. **37**, 1054 (1949).

27. BARNFIELD, W. F.: Subacute bacterial endocarditis and dental procedures. Amer. J. Orthodont. **31**, 55 (1945).

28. BARTELHEIMER, H., u. W. ENGERT: Die Behandlung der Endocarditis lenta mit Antibiotica. Antibiotica et chemotherapie. Fortschr. **1**, 46. Basel u. New York: S. Karger 1954.

29. BAUM, N.: Ein Fall von Enterococcus-Endocarditis. Wien. Klin. Wschr. **1935**, 1067.

30. BAYLES, T. B., and W. H. LEWIS: Subacute bacterial endocarditis in older people. Ann. intern. Med. **13**, 2154 (1940).

31. BECHER, E.: Über Kriegsendokarditis. Münch. med. Wschr. **1921 II**, 267.

32. BEESON, P. B.: Subacute bacterial endocarditis. Optimal duration of treatment. (Editorial.) Amer. J. Med. **19**, 1 (1955).

33. — E. S. BRANNON and J. V. WARREN: Observation on the sites of removal of bacteria from the blood in patients with bacterial endocarditis. J. exp. Med. **81**, 9 (1945).

34. BELK, W. P., F. J. JODZIS and E. FENDRICK: The lesions in animals inoculated with streptococcus cardio-arthritidis. Arch. Path. (Chicago) **6**, 812 (1928).

35. BELL, E. T.: Glomerular lesions associated with endocarditis. Amer. J. Path. **8**, 639 (1932).

36. BELLI, J., and B. A. WAISBREN: The number of blood cultures of bacterial endocarditis necessary to diagnose most cases of bacterial endocarditis. Amer. J. med. Sci. **232**, 284 (1956).

37. BERG, G., A. BULITTA u. F. SCHEIFFARTH: Die Endocarditis lenta der Nachkriegszeit unter besonderer Berücksichtigung ihrer Komplikationen und Residuen. Ärztl. Wschr. **11**, 201 (1956).

38. BERG, H. H.: Zur Diagnostik linksseitiger intrakardialer Thromben durch Karotisauskultation. Dtsch. med. Wschr. **83**, 2277 (1958).

39. BERNDT, H.: Panhämozytopenie bei Sepsis lenta. Dtsch. Gesundh.-Wes. **12**, 1352 (1957).

40. BERNTSEN jr., C. A.: Unaltered susceptibility of streptococci. Study of the alpha hemolytic streptococci causing endocarditis. J. Amer. med. Ass. **157**, 331 (1955).

41. BETTS, R. H., and T. THOMAS: Patent ductus arteriosus with endoarteritis. Dis. Chest **23**, 166 (1953).

42. BIELING, R.: Herdinfektion und Immunität. Verh. dtsch. Ges. inn. Med. **42**, 438 (1930).

43. BILLINGS, F.: Chronic infectious endocarditis. Arch. intern. Med. **4**, 409 (1909).

44. BINGOLD, K.: Die septischen Erkrankungen. München: Urban & Schwarzenberg 1937.

45. — Über das Wesen der Sepsis und ihre Erscheinungsfolgen. Dtsch. med. Wschr. **72**, 56 (1947).

46. — Über die Komplikationen der Endocarditis lenta durch diffuse Glomerulonephritis. Med. Welt **20**, 980 (1951).

47. BITTORF, A.: Endothelien im strömenden Blut und ihre Beziehungen zu hämorrhagischer Diathese. Dtsch. Arch. klin. Med. **133**, 64 (1920).

48. BLAHD, M., I. FRANK and O. SAPHIR: Experimental endocarditis in dogs. Arch. Path. (Chicago) **27**, 422 (1939).

49. BLAKEMORE, F., S. D. ELLIOTT and J. HART-MERCER: Studies on suppurative polyarthritis (joint-ill) in lambs. J. Path. Bact. **52**, 57 (1941).

50. BLOOMFIELD, A. L.: Diagnosis and prevention of bacterial endocarditis. Circulation **8**, 290 (1953).

51. BLOOMFIELD, A. L., and R. M. HALPERN: The penicillin treatment of subacute bacterial endocarditis: Some problems. J. Amer. med. Ass. **129**, 1135 (1945).

52. BLUMER, G.: Subacute bacterial endocarditis. Medicine (Baltimore) **2**, 105 (1923).
53. BLUMENBERG, W., u. A. ZÜLL: Über Streptokokkenbefunde in Zahnwurzel-granulomen. Arch. Hyg. (Berl.) **109**, 297 (1933).
54. BOCK, H. E.: Über den Wert der bakteriologischen Sternalmarkuntersuchungen. Klin. Wschr. **1939 I**, 162.
55. BODECHTEL, G.: Der Herdinfekt und seine Bedeutung für interne und neurologische Krankheitsbilder. Dtsch. zahnärztl. Z. **5**, 749 (1950).
56. BODEN, E., u. F. LOOGEN: Zur Therapie der Endokarditis lenta. Dtsch. med. Wschr. **75**, 422 (1950).
57. — — Rückschau und Stand der Endocarditis lenta. Dtsch. med. Wschr. **77**, 1044 (1952).
58. BÖHMIG, R.: Bakteriologie, Serologie und pathologische Anatomie der Herd-infektion. Dtsch. med. Wschr. **73**, 361 (1948).
59. —, u. P. KLEIN: Pathologie und Bakteriologie der Endocarditis. Berlin: Springer 1953.
59a. — — Pathologie und Bakteriologie der sog. Herdinfektion. Z. Rheumaforsch. **15**, 1 (1956).
60. BOGER, W. P., and S. C. STRICKLAND: Probenecid (benemid). Its uses and side-effects in 2502 patients. Arch. intern. Med. **95**, 83 (1955).
61. BOURNE, G.: A study in cardiac prognosis. Brit. med. J. **1957 II**, 851.
62. BRACHT, E., u. A. WÄCHTER: Beitrag zur Ätiologie und pathologischen Anatomie der Myocarditis rheumatica. Dtsch. Arch. klin. Med. **96**, 493 (1909).
63. BRAMWELL, C.: Subacute bacterial endocarditis. Lancet **1948 II**, 481.
64. BRANDENBURG, R. O., and H. B. BURCHELL: Mitral insufficiency: Clinical consideration. Proc. Mayo Clin. **33**, 510 (1958).
65. BRASS, K.: Über die Pathogenese der sog. nichteitrigen embolischen Herd-nephritis Löhlein. Frankfurt. Z. Path. **61**, 42 (1949).
66. BRIDGEN, W., and A. LEATHAM: Mitral incompetence. Brit. Heart J. **15**, 55 (1953).
67. BRODHAGE, H.: Änderung der Resistenzverhältnisse einiger klinisch wichtiger Bakterien gegenüber verschiedenen Antibiotika in den Jahren 1954—1957. Praxis **47**, 753 (1958).
68. BROUSTET, P.: Comportement du coeur des endocarditiques traités par les antibiotiques. Presse méd. **59**, 1434 (1951).
69. BROWN, J. W., D. HEATH and W. WHITAKER: Cardioaortic fistula. A case diagnosed in life and treated surgically. Circulation **12**, 819 (1955).
70. BRUNDSON, D. F. V., J. B. ENTICKNAP and B. B. MILSTEIN: A case of sub-acute bacterial endocarditis due to pseudonomas aeruginosa complicating valvotomy for advanced mitral stenosis. Guy's Hosp. Rep. **102**, 303 (1953).
71. BRUNSON, J. G.: Coronary embolis in bacterial endocarditis. Amer. J. Path. **29**, 689 (1953).
72. BUNN, P. A., and E. T. COOK: Treatment of subacute bacterial endocarditis. Ann. intern. Med. **41**, 487 (1954).
73. BURKET, L. W., and C. G. BRUN: Bacteremias following dental extraction: Demonstration of source of bacteria by means of a non-pathogen serratia marcescens. J. dent. Res. **16**, 521 (1937).
74. BURNELL, J. M., and W. M. KIRBY: Effectiveness of a new compound, bene-mid, in elevating serum penicillin concentrations. J. clin. Invest. **30**, 697 (1951).
75. CALL, J. D., A. H. BAGGENSTOSS and W. A. MERRIT: Endocarditis due to brucella: Report of two cases. Amer. J. clin. Path. **14**, 508 (1944).

76. CAMELIN, A., A. GUIBERT, C. NOYER et A. TAREL: La forme à hémoculture négative de la maladie d'Osler. Arch. Mal. Coeur **41**, 74 (1948).
77. CAPLAN, H.: Monilia (candida) endocarditis following treatment with antibiotics. Lancet **1955 II**, 957.
78. CARNES, W. H., and C. M. TINSLEY: The pathological results in cases of subacute bacterial endocarditis treated with penicillin. Stanf. med. Bull. **4**, 78 (1946). Zit nach GOULD 1953.
79. CATES, J. E., and R. V. CHRISTIE: Subacute bacterial endocarditis. Quart. J. Med. **20**, 93 (1951).
80. — R. V. CHRISTIE and GARROD L. P.: Penicillin-resistant subacute bacterial endocarditis treated by a combination of penicillin and streptomycin. Brit. med. J. **1951 I**, 653.
81. CHENG, J. T. O., W. J. CAHILL and E. F. FOLEY: Coronary embolisms. J. Amer. med. Ass. **153**, 211 (1953).
82. CHOSSON, J., H. SERMENT u. E. ABIGNOLI: Endocarditis lenta (Osler) und Schwangerschaft. Bull. Féd. Soc. Gynéc. Obstét. franç. **7**, 210 (1955). Ref. Schweiz. med. Wschr. **86**, 637 (1957).
83. CHRISTIAN, H. A.: Determinative background of subacute bacterial endocarditis. Amer. J. med. Sci. **210**, 34 (1941). Zit. nach FRIEDBERG 1951.
84. CHRISTIE, R. V.: Penicillin in bacterial endocarditis. Lancet **1945 II**, 123.
85. — Penicillin in subacute bacterial endocarditis; report to the medical research council on 269 patients treated in 14 centres appointed by the penicillin clinical trials comittee. Brit. med. J. **1948 I**, 1.
86. CLARK, W. H., S. BRYNER and L. A. RANTZ: Penicillin-resistant non-hemolytic streptococcal subacute bacterial endocarditis. Amer. J. Med. **4**, 671 (1948).
87. CLATWORTHY jr., H. W., and V. G. McDONALD: Optium age for surgical closure of patent ductus arteriosus. J. Amer. med. Ass. **167**, 444 (1958).
88. CLAWSON, B. J.: Myocarditis. Amer. Heart J. **4**, 1 (1928).
89. — The Aschoff nodule. Arch. Path. (Chicago) **8**, 664 (1929).
90. —, and E. T. BELL: A comparison of acute rheumatic and subacute bacterial endocarditis. Arch. intern. Med. **37**, 66 (1926).
91 a. — Experimental endocarditis, rheumatic-like and bacterial, in rats. Arch. Path. (Chicago) **40**, 153 (1945).
91 b. — Experimental endocarditis with fibrinoid degeneration in the heart valves of rats (special reference to the fibrinoid). Arch. Path. (Chicago) **50**, 68 (1950).
92. CLEMENT, D. H., and W. R. MONTGOMERY: Subacute bacterial endocarditis. Report of a case with apparent failure of sulfonamide prophylaxis complicated by massive hemoperitoneum. Ann. intern. Med. **22**, 274 (1945).
93. COHEN, S. M.: Massive cerebral hemorrhage following heparin therapy in subacute bacterial endocarditis. Report of two cases with review of the literature. J. Mt Sinai Hosp. **16**, 214 (1949).
93 a. COHEN, S. M.: Staphylococcal infections of the heart. Circulation **20**, 96 (1959).
94. COHN, R. B., and L. LIPSITCH: Case of bacterial endarteritis and heart failure superimposed on long standing femoral arteriovenous fistula cured by Excision. Stanf. med. Bull. **9**, 70 (1951).
95. COPE, J. A., and R. G. ELLISON: Infected patent ductus arteriosus with massive lung infarction. J. thorac. Surg. **34**, 190 (1957).
96. CORNELL, A., and H. B. SHOOKHOFF: Actinomycosis of the heart simulating rheumatic fever. Report of three cases of cardiac actinomycosis, with a review of the literature. Arch. intern. Med. **74**, 11 (1944).

97. Cornil, L., M. Mosinger et A. Jouve: Sur les lésions hépatiques dans les endocardites malignes. Ann. anat. path. **12**, 1102 (1935).

98. — — — Contribution à l'étude histologique du nodule d'Osler. Ann. anat. path. **13**, 674 (1936). Zit. nach Böhmig u. Klein 1953.

99. — — — Les lésions myocardiques dans l'endocardite maligne prolongée humaine et expérimentale. Ann. anat. path. **14**, 471 (1937).

100. Correll, H. L., J. M. Lubitz and M. C. F. Lindert: Bacterial endocarditis: Clinico-pathologic studies of untreated, treated and cured patients. Ann. intern. Med. **35**, 45 (1951).

101. Cossio, P., e I. Berconsky: Absceso pariétal del corazón e infarto del miocardio. Sem. méd. (B. Aires) **2**, 1691 (1933).

102. Cotton, T. F.: Clubbed fingers as a sign of subacute bacterial endocarditis. Heart **9**, 347 (1921/22). Zit. nach Libman u. Friedberg 1948.

103. Cressy, N. L., W. J. Lahey and P. Kunkel: Streptomycin in the treatment of bacterial endocarditis. New Engl. J. Med. **239**, 497 (1949).

104. Curschmann, H.: Über Endocarditis chronica (lenta). Münch. med. Wschr. **1922 I**, 419.

105. Curtin, J. A., R. G. Petersdorf and I. L. Bennett jr.: Acquired arteriovenous fistula complicated by pseudomonas aeruginosa endarteritis and endocarditis. Bull. Johns Hopk. Hosp. **101**, 140 (1957).

106. Cutler, S. S., and J. Wolf: Acquired arteriovenous fistula with coexistent subacute bacterial endocarditis and endarteritis. Ann. intern. Med. **25**, 972 (1946).

107. Daland, G. A., L. Gottlieb, R. C. Wallerstein and W. B. Castle: Hematologic observations in bacterial endocarditis. Especially the prevalence of histiocytes and the elevation and variation of the white cell count in blood from the ear lobe. J. Lab. clin. Med. **48**, 827 (1956).

108. Dalton, J. C., B. Williams and L. Atkins: Staphylococcal endocarditis after mitral valvulotomy. Report of three cases. New Engl. J. Med. **254**, 205 (1956).

109. Davila, J. C., R. H. Kyle and R. P. Glover: Mitral regurgitation due to ruptured chordae tendineae. Correction by „mitral purse-string“. Amer. Heart J. **54**, 940 (1957).

110. Davis, M. E., and R. F. Wortmann: Subacute endocarditis during pregnancy. Amer. J. Obstet. Gynec. **53**, 878 (1947).

111. Davis, D. S., and M. J. Romansky: Sucessful treatment of gonococcic endocarditis with erythromycin. Review of the literature. Amer. J. Med. **21**, 473 (1956).

112. Dawson, M. H., G. L. Hobby and M. O. Lipman: Penicillin sensivity of strains of non-hemolytic streptococci isolated from cases of subacute bacterial endocarditis. Proc. Soc. exp. Biol. (N.Y.) **56**, 101 (1944).

113. —, and T. H. Hunter: The treatment of subacute bacterial endocarditis with penicillin. Second report. Ann. intern. Med. **24**, 170 (1946).

113a. Debré, R.: L'endocardite maligne à évolution lente. Rev. Méd. (Paris) **36**, 119, 346, 438, 508 (1919).

114. De la Chapelle, C. E.: Vegetative endocarditis due to the brucella melitensis; with a case report. Amer. Heart J. **4**, 732 (1929).

115. —, and I. Graef: Occurence of subacute bacterial endocarditis in mitral valvular disease with preexisting auricular fibrillation. A case report. Amer. Heart J. **8**, 252 (1932).

116. Dellmann, F.: Metastatische Prozesse am Auge bei der Endocarditis lenta. Klin. Mbl. Augenheilk. **63**, 666 (1919). Zit. nach Libman u. Friedberg 1948.

117. De Navasquez, S.: Incidence and pathogenesis of myocardial lesions in subacute bacterial endocarditis. J. Path. Bact. **49**, 33 (1939).
118. Dennig, H., u. F. Böck: Subakute bakterielle Endokarditis (Endocarditis lenta) und Schwangerschaft. Dtsch. med. Wschr. **80**, 1072 (1955).
119. De Vecchi, B.: L'importanza degli istiociti valvolari nello svolgimento dei processi endocarditici sperimentali. Sperimentale **86**, 1 (1932)
120. Dick, G. F., and W. B. Schwartz: Subacute bacterial endocarditis. J. Amer. med. Ass. **120**, 24 (1942).
121. — — Experimental endocarditis of dogs. Arch. Path. (Chicago) **42**, 159 (1946).
122. Dietrich, A.: Die Reaktionsfähigkeit im Körper bei septischen Erkrankungen in ihren pathologisch anatomischen Äußerungen. Verh. dtsch. Ges. inn. Med. **31**, 180 (1925).
123. — Versuche über Herzklappenentzündung. Z. ges. exp. Med. **50**, 85 (1926).
123a. — Experimentelle Endokarditis. Klin. Wschr. **1930**, 105.
124. —, u. K. Schröder: Abstimmung des Gefäßendothels als Grundlage der Thrombenbildung. Virchows Arch. path. anat. **274**, 425 (1930).
125. — Über Anfänge der experimentellen Endocarditis. Virchows Arch. path. Anat. **299**, 285 (1936).
126. Di Matteo, J., M. Montouchet et J. Cramer: Endocardite maligne valvulaire associée à la perstance du canal artériel. Sem. Hôp. Paris **28**, 25 (1952).
127. Djordjevic, B. S.: Nos vues actuelles sur le tableau clinique, l'évolution et le pronostic de l'endocardite bactérienne subaiguë. Sem. Hôp. Paris **32**, 3745 (1956).
128. — M. Mazovec et V. Josipovic: Endocardite septique subaiguë compliquée d'un infarctus embolique du myocarde, guérie par la pénicilline et l'auréomycine. Arch. Mal. Coeur **43**, 1114 (1950).
129. Dock, W.: In W. D. Stroud, Diagnosis and treatment of cardiovascular diseases. Philadelphia: Davies 1946.
129a. Dogliotti, G. C.: Les formes intermédiaires et les formes de transition entre endocardite rheumatismale et endocardite bactérienne. In: Les problèmes actuels posés par les endocardites malignes. 314 Congr. de Med. Paris: Masson & Cie. 1957.
130. Doherty, W. B., and M. Trubek: Significant hemorrhagic retinal lesions in bacterial endocarditis (Roth's spots). J. Amer. med. Ass. **97**, 308 (1931).
131. Donzelot, E., H. Kaufmann et J. Escalle: Etude des protides du sérum sanguin dans les endocarditis infectieuses subaiguës. Arch. Mal. Coeur **42**, 405 (1949).
132. — — et P. Montouchet: Sur un cas d'endocardite maintenu apyrétique par l'auréomycine (850 grammes en und an) et guéri par une thérapeutique antibiotique complexe. Bull. Soc. méd. Hôp. Paris **67**, 1135 (1951).
133. — — et Y. Castel: Intérêt de la cortisone dans le traitement des endocardites infectieuses à hémocultures négative. Sem. Hôp. Paris **28**, 1371 (1952).
134. — — — Efficacité de la cortisone dans deux cas d'endocardite infectieuse à homoculture négative. Bull. Soc. méd. Hôp. Paris **68**, 57 (1952).
135. — — J. M. le Bozec et S. de Mende: Intérêt de l'électrophorèse dans l'étude des endocardites infectieuses subaiguës. Sem. Hôp. Paris **29**, 1533 (1953).
136. — J. M. le Bozec, H. Kaufmann et J. E. Escalle: Le pronostic de l'endocardite infectieuse subaiguë traitée par les antibiotiques. Résultats du traitement de 202 cas. Arch. Mal. Coeur **46**, 97 (1953).

137. Donzelot, E., H. Kaufmann, J. M. le Bozec et J. E. Escalle: Pronostic immédiat et lointain de l'endocardite infectieuse subaiguë. Sem. Hôp. Paris 29, 1544 (1953).
137a.— J. M. le Bozec, H. Kaufmann et J. Laham: Valeur clinique et pronostique de l'électrocardiographie dans le traitement de l'endocardite infectieuse subaiguë. Sem. Hôp. Paris. 29, 1540 (1953).
138. Dormer, A. E.: Bacterial endocarditis. Survey of patients treated between 1945 and 1956. Brit. med. J. 1958 I, 63.
139. Douthwaide, A. H.: Benemid in the treatment of streptococcal endocarditis. Lancet 1952 II, 93.
140. Dow, J. W., H. D. Levine, M. Elkin, F. W. Haynes, H. K. Hellems, J. S. Whittenberger, G. B. Ferris, W. T. Goodale, W. P. Harvey, E. C. Eppinger and L. Dexter: Studies of congenital heart disease. IV. Uncomplicated pulmonic stenosis. Circulation 1, 267 (1950).
141. Dowling, H. F., and F. J. Murray: The incidence and cost of treatment of bacterial endocarditis. A study of all cases occurring in metropolitain Washington in the year 1948. Amer. J. med. Sci. 221, 612 (1951).
142. — M. Lepper, E. R. Caldwell and H. W. Spies: Staphylococcic endocarditis. An analysis of 25 cases treated with antibiotics, together with a review of recent literature. Medicine (Baltimore) 31, 155 (1952).
143. Dreyfuss, F., and G. Librach: Cold precipitable serum globulins („cold fractions", „cryoglobulins") in subacute bacterial endocarditis. J. Lab. clin. Med. 40, 489 (1952).
144. Driak, F.: Die Bakterienstreuung bei zahnärztlichen Eingriffen. Wien klin. Wschr. 62, 620 (1950).
146. Duncan, G. G., C. F. Clancy, J. R. Wolgamot and B. Beidleman: Neomycin. Results of clinical use in 10 cases. J. Amer. med. Ass. 145, 75 (1951).
147. Eagle, H. R., R. Fleischman and A. D. Musselman: Effect of schedule of administration on the therapeutic efficacy of penicillin. Importance of aggregate time penicillin remain at effectively bactericidal levels. Amer. J. Med. 9, 280 (1950).
148. — — and M. Levy: „Continous" vs. „discontinous" therapy with penicillin. The effect of the interval between injections on therapeutic efficacy. New Engl. J. Med. 248, 481 (1953).
148a. Edström, G.: Rheumatic fever, its symptoms, prevention and treatment. Acta rheum. scand. 1, 145 (1955).
149. Edwards, J. E., and H. B. Burchell: Pathologic anatomy of mitral insufficiency. Proc. Mayo Clin. 33, 497 (1958).
150. Eggers, P.: Enterokokkensepsis. Med. Klin. 1940, 834.
151. Eisman, S. H., C. F. Kay, R. F. Norris and P. W. Boger: Coronamid as an adjuvant to penicillin in the treatment of subacute bacterial endocarditis. Amer. J. med. Sci. 217, 62 (1949).
152. Elliott, S. D.: Bacteremia and orals sepsis. Proc. roy. Ass. Med. 32, 747 (1949).
153. Eugster, A.: Endocarditis ulcero-polyposa mit Herzblock und Ostéoarthropathie hypertrophiante pneumique. Cardiologia (Basel) 17, 63 (1950).
153a. Evans, A. D., D. E. B. Powell and C. D. Burrel: Fatal endocarditis associated with Q-fever. Lancet 1959 I, 864.
154. Farmer, E. D.: Streptococci of the mouth and their relationship to subacute bacterial endocarditis. Proc. roy. Soc. Med. 46, 201 (1953).
155. Feldman, L., and I. M. Trace: Subacute bacterial endocarditis following the removals of the teeth or tonsils. Ann. intern. Med. 11, 2124 (1938).

156. FELLINGER, K., u. W. WEISSEL: Die Stellung der Milzexstirpation im Behandlungsplan der subakuten bakteriellen Endocarditis. Dtsch. med. Wschr. **77**, 499 (1952).

157. — G. GRABNER u. F. KAINDL: Die Endokarditis nach dem zweiten Weltkrieg (1939—1945) in Österreich. (Mit besonderer Berücksichtigung der Endocarditis lenta.) Wien. Z. inn. Med. **35**, 441 (1954).

158. FIELD, H., W. S. HOBLER and N. C. AVERY: Results of chemotherapy in subacute bacterial endocarditis. Amer. J. med. Sci. **202**, 798 (1941).

159. FINLAND, M.: Treatment of bacterial endocarditis: dosage of penicillin. Use of other antibiotics and treatment of patients with negative blood cultures. Circulation **9**, 292 (1954).

160. — Treatment of bacterial endocarditis. New Engl. J. Med. **250**, 372, 419 (1954).

161. — Staphylococci, antibiotics and endocarditis. (Editorial.) Circulation **15**, 641 (1957).

162. — Current status of therapy in bacterial endocarditis. J. Amer. med. Ass. **166**, 364 (1958).

163. FISHER, A. M., H. N. WAGNER jr. and R. S. Ross: Staphylococcal endocarditis. Some clinical and therapeutic observations on thrity-eight cases. Arch. intern. Med. **95**, 427 (1955).

164. FLATER, A.: Endocarditis und Gehirn. Klin. Wschr. **1924**, 2094.

165. FOLEY, G. E.: Further observations on the occurrence of streptococci other than group A in human infection. J. Bact. **54**, 69 (1947).

166. FRÄNKEL, E., u. A. SÄNGER: Untersuchungen über die Ätiologie der Endocarditis. Virchows Arch. path. Anat. **108**, 286 (1887).

167. FREIFIELD, H.: Vaccination und Endokarditis. Klin. Wschr. **1928II**, 1645.

168. FRIEDBERG, C. K.: Symposium on cardiovascular disease: revised criteria for diagnosis and treatment of subacute bacterial endocarditis. Med. Clin. N. Amer. **34**, 769 (1950).

169. — Subacute bacterial endocarditis: revision of diagnostic criteria and therapy. J. Amer. med. Ass. **144**, 527 (1950).

170. — Diseases of the heart. Philadelphia: W. B. Saunders Company 1951.

171. — Treatment of subacute bacterial endocarditis with aureomycin. J. Amer. med. Ass. **148**, 98 (1952).

172. — Erkrankungen des Herzens. Deutsche Übersetzung von E. GILL. Stuttgart: Georg Thieme 1959.

172a. — Persönliche Mitteilung.

173. —, and M. E. BADER: Acute staphylococcic endocarditis cured with the aid of bacitracin. J. Amer. med. Ass. **147**, 46 (1951).

174. FRIEDMAN, N. B., and L. DONALDSON: Systemic mycosis with mycotic endocarditis. Arch. Path. (Chicago) **27**, 394 (1939).

175. FRITZE, E.: Die Therapie der Endocarditis lenta und ihre Grundlagen. Ergebn. inn. Med. Kinderheilk., N.F. **3**, 117 (1952).

176. —, u. E. NASSE: Ergebnisse der Behandlung der Endocarditis lenta mit Penicillin und Streptomycin. Dtsch. med. Wschr. **77**, 745 (1952).

177. FUCHS, E.: Über Myelitis bei Endocarditis lenta. Diss. Zürich 1943.

178. FULTON, M. N., and S. A. LEVINE: Subacute bacterial endocarditis with special reference to valvular lesions and previous history. Amer. J. med. Sci. **183**, 60 (1932).

179. FURLONG, J. J.: Subacute (streptococcus viridans) endocarditis: the role of trauma in the localizations of vegetations. Ann. intern. Med. **20**, 822 (1944).

180. Gabele, A.: Scheinbar ausgeheilte Endocarditis lenta (E. l.) mit sekundärem Herztod. Z. Kreisl.-Forsch. **39**, 18 (1950).
181. Garvin, C. F., and J. L. Work: Coronary embolism. Report of three cases. Amer. Heart J. **18**, 747 (1939).
182. Geiger, A. J., and S. H. Durlacher: The fate of endocardial vegetations following penicillin treatment of bacterial endocarditis. Amer. J. Path. **23**, 1023 (1947).
183. Gelfman, R., and S. A. Levine: The incidence of acute and subacute bacterial endocarditis in congenital heart disease. Amer. J. med. Sci. **204**, 324 (1942).
184. Geraci, J. E.: Further experiences with short-term (2 weeks) combined penicillin-streptomycin therapy for bacterial endocarditis caused by penicillin-sensitive streptococci. Proc. Mayo Clin **30**, 193 (1955).
185. — The antibiotic therapy of bacterial endocarditis: therapeutic data on 172 patients seen from 1951 through 1957: Additonal observations on short-term therapy (two-weeks) for penicillin-sensitive streptococcal endocarditis. Med. Clin. N. Amer. **42**, 1101 (1958).
186. —, and W. J. Martin: Antibiotic therapy of bacterial endocarditis: IV. Successful short-term (two-weeks) combined penicillin-dihydr ostreptomycin therapy in subacute bacterial endocarditis, Caused by penicillin-sensitive streptococci. Circulation **8**, 494 (1953).
187. — — Antibiotic therapy of bacterial endocarditis. IV. Subacute enterococcal endocarditis. Clinical, pathologic and therapeutic consideration of 33 cases. Circulation **10**, 173 (1954).
188. — — Antibiotic therapy of bacterial endocarditis. V. Therapeutic consideration of erythromycin. Proc. Mayo Clin. **29**, 109 (1954).
189. — F. R. Heilman, D. R. Nichols and W. E. Wellman: Antibiotic therapy of bacterial endocarditis. VII. Vancomycin for acute micrococcal endocarditis. Proc. Mayo Clin. **33**, 172 (1958).
190. Germer, W. D.: Besonderheiten der Endocarditis lenta und Beziehungen zwischen Verlaufsformen und Ausheilungsmöglichkeit durch Penicillin. Verh. dtsch. Ges. inn. Med. **55**, 429 (1949).
191. — Endokarditis lenta. Pathogenese und Beziehung zwischen Verlaufsform, Erregerart und Ausheilungsmöglichkeit. Ergebn. inn. Med. Kinderheilk., N.F. **2**, 296 (1951).
192. — L. Fischer u. H. F. Oldershausen: Endocarditis lenta und Eiweiß-labilitätsproben. Z. ges. inn. Med. **5**, 219 (1950).
192a.— E. Zeh u. L. Fischer: Das Elektrokardiogramm bei Endocarditis lenta. Arch. Kreisl.-Forsch. **19**, 69 (1953).
193. Gill, T. J., R. A. McBride and G. J. Dammin: Coronary embolism: Report of three cases. Amer. Heart J. **56**, 878 (1958).
194. Giraud, G., H. Latour, A. Lévy, M. Ramadier, P. Puech et R. Mimran: Endocardite subaiguë à entérocoques; action élective de l'auréomycine. Presse méd. **59**, 1447 (1951).
195. Giraud, G., P. Cazal, H. Zatour, A. Lévy et P. Puech: Indications de la splenectomie dans la maladie d'Osler. Arch. Mal. Cœur **47**, 410 (1954).
196. Glaser, R.: Treatment of subacute bacterial endocarditis. Amer. Practit. **1948**, 436.
197. Glaser, R. J., A. Denkner, S. B. Mathes and C. B. Harford: Effect of penicillin on the bacteremia following dental extraction. Amer. J. Med. **4**, 55 (1948).
198. Gleckler, W. J.: Diagnostic aspects of subacute bacterial endocarditis in the elderly. Arch. intern. Med. **102**, 761 (1958).

199. GLUSHIEN, A. S., M. D. REITER and H. FISHER: Coronary embolism (intra vitam diagnosis) and necrotizing renal papillitis. Case report. Ann. intern. Med. **36**, 679 (1952).
200. GORLIN, R., C. B. FAVOUR and F. J. EMERY: Long-term follow-up study of penicillin-treated subacute bacterial endocarditis. New Engl. J. Med. **242**, 995 (1950).
201. GOULD, S. E.: Pathology of the heart. Springfield: Cl. C. Thomas 1953.
202. GOUNELLE, H., et J. WATER: Endocardite ulcéro-végétante au cours d'une mélitococcie. Bull. Soc. méd. Hôp. Paris **51**, 1197 (1935).
203. GRANT, G. H., and C. L. STOTE: Rupture of the heart as a result of brucella abortus endocarditis. Brit. med. J. **1953I**, 914.
204. GRAY, I. R., and E. J. STOKES: Actinomyces-muris-endocarditis and Chloramphenicol. Brit. Heart J. **13**, 347 (1951).
205. GROSS, L.: The so-called congenital bicuspid aortic valve. Arch. Path. (Chicago) **13**, 350 (1937).
206. —, and B. M. FRIED: The role played by rheumatic fever in implantation of bacterial endocarditis. Amer. J. Path. **13**, 769 (1937).
207. GROSS, R. D.: Coarctation of the aorta. Surgical treatment of one hundred cases. Circulation **1**, 41 (1950).
208. GRUMBACH, A., u. F. LÜTHY: Experimentelle Streptokokkenencephalitis beim Kaninchen. Dtsch. Z. Nervenheilk. **144**, 187 (1937).
209. —, u. W. KIKUTH: Die Infektionskrankheiten des Menschen und ihre Erreger. Stuttgart: Georg Thieme 1958.
210. GUNDEL, M.: Die pathogenetische Bedeutung der Enterokokken. Dtsch. med. Wschr. **1933II**, 1381.
211. GUNNISON, J. B., V. R. COLEMAN and E. JAWETZ: Interference of aureomycin and of terramycin with action of penicillin in vitro. Proc. Soc. exp. Biol. (N.Y.) **75**, 549 (1950).
211a. GUTHOF, O., u. J. STELLER: Differenzierte Streptokokkenbefunde bei chronischer Tonsillitis. Beitrag zur Grundlagenforschung der sog. Herdkrankheiten. Dtsch. med. Wschr. **83**, 2039 (1959).
212. HÄRLEIN, S.: Einige Hinweise zur Klinik und Therapie der Endocarditis lenta. Dtsch. med. Wschr. **76**, 148 (1951).
213. HAGER, R. P., E. J. HEITZMANN and R. M. YOUNG: Penicillin caronamide therapy of enterococcus endocarditis. Ann. intern. Med. **34**, 510 (1951).
214. HALL, B.: Long-term follow-up of patients with healed bacterial endocarditis. Ann. intern. Med. **47**, 880 (1957).
215. — H. F. DOWLING and W. KELLOW: Successful short-term therapy of streptococcal endocarditis with penicillin and streptomycin. Amer. J. med. Sci. **230**, 73 (1955).
216. HAMBURGER, M., and D. MUETHING: The in vitro sensitivity to eight antibiotics of streptococci and staphylococci recovered from cases of bacterial endocarditis. J. Lab. clin. Med. **37**, 60 (1951).
217. —, and L. STEIN: Streptococcus viridans subacute bacterial endocarditis. Two week treatment schedule with penicillin. J. Amer. med. Ass. **149**, 542 (1952).
218. —, and H. C. KNOWLES: Streptobacillus moniliformis infection complicated by acute bacterial endocarditis. Arch. intern. Med. **92**, 216 (1953).
219. HAMMAN, L.: Coronary embolism. Amer. Heart J. **21**, 401 (1941).
220. —, and W. F. RIENHOFF jr.: Subacute streptococcus viridans septicemia cured by excision of arteriovenous aneurysm of external iliac artery and vein. Bull. Johns Hopk. Hosp. **57**, 219 (1935).

221. HARRELL, E. R., and G. R. THOMPSON: Systemic candidiasis (moniliasis) complicating treatment of bacterial endocarditis, with review of literature and report of apparent cure of one case with parenteral mycostatin. Ann. intern. Med. 49, 207 (1958).

222. HART, F. D., A. MORGAN and B. LACEY: Brucella-abortus-endocarditis. Brit. med. J. 1951 I, 1048.

223. HAYNAL, E.: Ein Fall von Endocarditis lenta bei gleichzeitigem Ventrikelseptumdefekt. Wien. Z. inn. Med. 30, 81 (1949).

224. —, u. L. MOSONYI: Kombinierte Penicillin- und Streptomycinbehandlung der Endocarditis lenta. Schweiz. med. Wschr. 82, 741 (1952).

225. HECKLER, G. B., and I. J. TIKELLIS: Acquired arteriovenous fistula with subacute bacterial endocarditis and endarteritis. J. Amer. med. Ass. 150, 1301 (1952).

226. HEDINGER, C.: Über einen Fall von rupturiertem mykotischem Aneurysma der Arteria mesenterica superior bei Endocarditis lenta. Schweiz. med. Wschr. 77, 915 (1947).

227. HEILMEYER, L., u. W. KEIDERLING: Klinische Wirkungen einer Sulfonamidkombination mit verschiedenem Angriffspunkt (De-Ma) auf den Ablauf sulfonamidresistenter septischer Krankheitsbilder und ihre Erkläraung durch die Theorie einer mehrfachen Fermentkettenblockierung. Dtsch. med. Wschr. 72, 13, 74 (1947).

228. — Fortschritte der Therapie. Dtsch. med. Wschr. 73, 1 (1948).

229. HEINRICH, K.: Klinische Erfahrungen mit Penicillin und Supronalum in der Behandlung der subakuten bakteriellen Endocarditis. Z. ges. inn. Med. 4, 419 (1949).

230. HELPERN, M., and M. TRUBEK: Necrotizing arteritis and subacute glomerulonephritis in gonococcic endocarditis. Toxic origin of periarteritis nodosa. Arch. Path. (Chicago) 15, 35 (1933).

231. HEPPER, N. G. G., H. B. BURCHELL and J. E. EDWARDS: Mitral insufficiency in healed unrecognized bacterial endocarditis. Proc. Mayo Clin. 31, 659 (1956).

232. HERRING, A. C., and W. M. DAVIS: Penicillin treatment of subacute bacterial endocarditis: 17 consecutive cases. J. Amer. med. Ass. 138, 726 (1948).

233. HERTNIG, R. L., B. LEES, A. J. ZIMMERMANN and G. H. BERRYMAN: Ristocetin — A statistical review of three hundred thirty-three cases. J. Amer. med. Ass. 170, 176 (1959).

234. HESS, O.: Zur Herkunft der im strömenden Blute bei Endocarditis lenta vorkommenden Endothelien. Dtsch. Arch. klin. Med. 138, 330 (1920).

235. HEUBNER, O. L.: Über langdauernde Fieberzustände unklaren Ursprungs. Dtsch. Arch. klin. Med. 64, 33 (1899). Zit. nach LIBMAN u. FRIEDBERG 1948.

236. HEUCHEL, G.: Niere und Sepsis lenta. Ergebn. inn. Med. Kinderheilk. N. F. 4, 628 (1953).

237. HEUER, I.: Vergleichende Untersuchungen über Häufigkeit, Art, Ausgänge und Komplikationen der Endocarditis in der Vor- und Nachkriegszeit nach Sektionsergebnissen. Neue med. Welt 1, 1654 (1950).

238. HEWITT, W. L., and J. P. WOOD jr.: Laboratory and clinical experience with carbomycin. New Engl. J. Med. 249, 261 (1953).

239. HIGHMAN, B., and P. D. ALTLAND: Effect of altitude and cobalt polycythemia, hypoxia and cortisone on susceptibility of rats to endocarditis. Circulat. Res. 3, 351 (1955).

240. — J. ROSHE and P. D. ALTLAND: Production of endocarditis with staphylococcus aureus and streptococcus mitis in dogs with aortic insufficiency. Circulat. Res. 4, 250 (1956).

240a. — — — Endocarditis and glomerulonephritis in dogs with aortic insufficiency. Arch. Path. (Chicago) 65, 388 (1958).

11*

241. HILDEBRAND, E., and W. S. PRIEST: Cardiac lesions in subacute bacterial endocarditis treated with penicillin. Report of 9 cases. Amer. J. clin. Path. **17**, 345 (1947).

242. HIRSH, H. L., J. J. VIVINO, A. MERRILL and H. F. DOWLING: Effect of prophylactic administred penicillin on incidence of bacteremia following extraction of teeth. Arch. intern. Med. **81**, 868 (1949).

242a. HOBSON, F. G., and B. E. JUEL-JENSEN: Teeth, streptococcus viridans and subacute bacterial endocarditis. Brit. med. J. **1956**II, 1501.

243. HÖRING, F. O.: Klinische Infektionslehre. Berlin: Springer 1948.

243a. HOFMAN, F. G., S. L. ZIMMERMAN, E. A. BRADLEY and B. LAPIDUS: Bacterial endocarditis after surgery for acquired heart disease. Report of two cases and review of the literature. New Engl. J. Med. **260**, 152 (1959).

244. HOLLDACK, K., u. A. HELLER: Gemeinsames Auftreten von Endocarditis und entzündlichen Gefäßerkrankungen. Verh. Dtsch. Ges. für Kreislaufforsch., 22. Tagg 1956.

245. HONIGMANN, A. H., and M. D. KARNS: Healed subacute bacterial endocarditis. Report of two cases with death due to congestive heart failure. Ann. intern. Med. **26**, 704 (1947).

246. HOOK, E. W., H. S. WAINER, T. J. McGEE, and T. F. SELLERS: Acquired arteriovenous fistula with bacterial endarteritis and endocarditis. J. Amer. med. Ass. **164**, 1450 (1957).

247. HORDER, T.: Lumleian lectures on endocarditis. Lancet **1926**I, 695, 745, 850.

248. HOWELL, K. M., B. PORTIS and D. A. BEVERLY: Antibody response after immuno-transfusion in malignant endocarditis. J. infect. Dis. **39**, 1 (1926).

249. HUBERT, R.: Zur Frage der Zustandsänderungen der Streptokokken. Münch. med. Wschr. **1925**I, 643.

250. HUDSON, C. L., and J. B. MURRAY: Eberthella typhosa infection of arteriovenous aneurysm cured by excision. J. Amer. med. Ass. **141**, 130 (1949).

251. HUEBER, E. F., u. H. SAEXINGER: Die Penicillinbehandlung der subakuten bakteriellen Endocarditis. (Ein Bericht über 100 behandelte Fälle.) Wien. klin. Wschr. **62**, 738 (1950).

252. HUGUENIN, R., et G. ABBOT: La réaction giganto-cellulaire dans les endocardites malignes subaiguës. Ann. anat. path. **7**, 490 (1930).

253. HUNTER, T. H.: The treatment of subacute bacterial endocarditis with antibiotics. Amer. J. Med. **1**, 83 (1946).

254. — Use of streptomycin in treatment of bacterial endocarditis. Amer. J. Med. **2**, 436 (1947).

255. — The treatment of some bacterial infections of the heart and pericardium. Bull. N.Y. Acad. Med. **28**, 213 (1952).

256. — Speculations on mechanism of cure of bacterial endocarditis. J. Amer. med. Ass. **144**, 524 (1950).

257. —, and P. Y. PATERSON: Bacterial endocarditis. In disease-a-month series. Chicago: Year Book Publ. Inc. 1956.

258. HURST, W. W., A. L. GLEASON and F. R. SCHEMM: Subacute bacterial endocarditis after operation for Tetralogy of Fallot. Northw. Med. (Seattle) **48**, 763 (1949).

259. HUSSEY, H. H., and S. KATZ: Infections resulting from narcotic addiction. Report of 102 cases. Amer. J. Med. **9**, 186 (1950).

260. IRMER, W.: Über die Möglichkeiten längerer Aufrechterhaltung der Penicillin konzentration im Blut unter besonderer Berücksichtigung des Caronamideinflusses auf die Penicillinausscheidung. Dtsch. med. Wschr. **74**, 358 (1949).

261. ISIBASI, T.: Über die experimentelle Endocarditis. Trans. jap. path. Soc. **28,** 235 (1938). Zit. nach BÖHMIG u. KLEIN 1953.
262. JAFFÉ, R. H.: Zur Histologie der Herzklappenveränderungen bei der Endocarditis lenta. Virchows Arch. path. Anat. **287,** 379 (1932).
263. JAMES, T.: Enterococcal endocarditis. Arch. intern. Med. **90,** 646 (1952).
264. JANSEN, H. H.: Herzdurchschuß und Endocarditis lenta. Beitr. path. Anat. **119,** 105 (1958).
265. JAWETZ, E.: Treatment of bacterial endocarditis. Mod. Conc. cardiov. Dis. **26,** 4 (1957).
266. — J. B. GUNNISON and V. R. COLEMAN: The combined action of penicillin with streptomycin or chloromycetin on enterococci in vitro. Science **111,** 254 (1950).
267. — Determination of sensitivity to penicillin and streptomycin of enterococci and streptococci of the viridans group. J. Lab. clin. Med. **35,** 188 (1950).
268. — — Studies on antibiotic synergism and antagonism: A scheme of combined antibiotic action. Antibiot. and Chemother. **2,** 243 (1952).
269. — — Experimental basis of combined antibiotic action. Report of the council on pharmacy and chemistry. J. Amer. med. Ass. **150,** 693 (1952).
270. JIMÉNEZ-DIAZ, C., E. ARJONA and E. LOPEZ-GARCIA: Subacute bacterial endocarditis. Amer. Heart J. **37,** 642 (1949).
271. JOACHIM, H., and S. H. POLAYES: Subacute endocarditis and systemic mycosis (monilia). J. Amer. med. Ass. **115,** 205 (1940).
272. JOFFE, S., and H. HEIL: Subacute bacterial endocarditis arising in mural thrombi following a myocardial infarction. A case report. Circulation **12,** 242 (1955).
273. JOHNSON, T. D., and W. J. HURST: Bacterial endocarditis due to a penicillin-resistant staphylococcus. Report of a case successfully treated with erythromycin. New Engl. J. Med. **251,** 219 (1954).
274. JONES, A. M., and F. A. LANGLEY: Aortic sinus aneurysms. Brit. Heart J. **11,** 325 (1949).
275. JONES, L. C., and E. M. YOW: The effect of erythromycin alone and in combination with streptomycin in endocarditis. Antibiot. Annual 1953/54, p. 464, New York: Med. Encyclopod. Inc. 1954.
276. JONES, M.: Subacute bacterial endocarditis of non-streptococci etiology. A review of the literature of the thirteen-year period 1936—1948 inclucive. Amer. Heart J. **40,** 106 (1950).
277. JONES, S. H., and F. TICHY: Bacterial endocarditis treated with penicillin. New Engl. J. Med. **236,** 729 (1947).
278. JOSEPH, F.: Hochgradige reticulo-endotheliale Monocytosen bei Endocarditis lenta. Dtsch. med. Wschr. **51,** 863 (1925).
279. JUNGMANN, P.: Über chronische Streptokokkeninfektionen. Dtsch. med. Wschr. **1924I,** 71.
280. KAHN, J. W., S. F. LIVINGSTON and R. CHARET: Arteriovenous fistula and septicemia cured by excision and antibiotics. Amer. J. Surg. **86,** 175 (1953).
281. KAIPAINEN, W. J., and K. SEPPÄLÄ: Endocarditis lenta. A review of 118 patients treated during the ten-year period 1945 to 1954. Acta med. scand. **155,** 71 (1956).
282. — — Chemotherapy in endocarditis lenta. Arch. intern. Med. **100,** 419 (1957).
282a. — — Positive Wassermann and Kahn tests in endocarditis lenta. Scand. J. clin. Lab. Invest. **9,** 144 (1957).
283. KÄMMERER, H.: Über schleichende und larvierte septische Infektionen. Münch. med. Wschr. **1929II,** 1500.

284. Kane, L. W., and J. J. Finn: Treatment of subacute bacterial endocarditis with aureomycin and chloromycetin. New Engl. J. Med. **244**, 623 (1951).

285. Kanther, R.: Zur Endokarditis. Mit einem Bericht über penicillinbehandelte bakterielle Endokarditiden. Z. ges. inn. Med. **4**, 193 (1949).

286. Kaplan, S. R., R. H. Roseman, L. N. Katz and W. A. Brans: Healed subacute bacterial endocarditis. A new entity. J. Amer. med. Ass. **141**, 114 (1949).

286a. Kauntze, R.: Subacute endocarditis with onset as optic neuritis. Brit. Heart J. **9**, 34 (1947).

287. Kawasaki, I. A., and F. B. Schultz: Aneurysm of a sinus valsalva with rupture into the right auricle. Amer. Heart J. **41**, 149 (1951).

288. Keefer, C. S.: Present day treatment of subacute bacterial endocarditis. J. Amer. med. Ass. **152**, 1397 (1953).

289. Keiderling, W.: Über die Ferrokinetik beim Infekt. Schweiz. med. Wsch. **88**, 865 (1958).

290. Keith, E., and F. Heilman: Subacute bacterial endocarditis due to the hemolytic streptococcus Lancefield group G. Amer. J. Dis. Child. **65**, 77 (1943).

291. Keller, P.: Endocarditis lenta bei Kriegsteilnehmern und Kriegsgefangenen. Erfahrungen bei der Beurteilung von Versorgungsansprüchen. Dtsch. med. Wschr. **78**, 294 (1953).

292. Kellow, W. F., and H. F. Dowling: Current concepts in the management of bacterial endocarditis. Arch. intern. Med. **100**, 322 (1957).

292a. Kelson, S. R., u. P. D. White: A new method of treatment of subacute bacterial endocarditis using sulfapyridine and heparin in combination. J. Amer. med. Ass. **124**, 149 (1944).

293. Kernohan, J. W., H. W. Woltman and A. R. Barnes: Involvement of the nervous system associated with endocarditis; neuropsychiatric and neuropathologic observations in forty-two cases of fatal outcome. Arch. Neurol. Psychiat. (Chicago) **42**, 789 (1939).

294. Kerr jr., A.: Subacute bacterial endocarditis. Springfield: Ch. C. Thomas 1955.

294a. Keys, A., and M. J. Shapiro: Patency of ductus arteriosus in adults. Amer. Heart J. **25**, 158 (1943).

295. Kimmelstiel, P.: Über Viridans-Encephalitis. Beitr. path. Anat. **79**, 431 (1928).

296. Kinsella, R. A.: Bacteriologic studies in subacute streptococcus endocarditis. Arch. intern. Med. **19**, 367 (1917).

297. —, and R. O. Muether: Experimental streptococcic endocarditis. Arch. intern. Med. **62**, 247 (1938).

298. Kirschstein, R. L., and H. Sidransky: Mycotic endocarditis of the tricuspid valve due to aspergillus flavus. Report of a case. Arch. Path (Chicago) **62**, 103 (1956).

299. Kleinfelder, H.: Zur Klinik und Therapie der Endocarditis lenta unter besonderer Berücksichtigung der Behandlung mit Streptomycin und hohen Penicillindosen. Z. klin. Med. **148**, 53 (1951).

300. Köhler, W.: Zum Streptokokkennachweis aus dem Blut. Z. ges. inn. Med. **13**, 687 (1958).

301. Koletsky, S.: Syphilitic cardiovascular disease and bacterial endocarditis. Amer. Heart J. **23**, 208 (1942).

302. — Bicuspid aortic valves and bacterial endocarditis. Amer. Heart J. **26**, 343 (1943).

303. Krämer, R.: Offener Ductus Botalli mit Endarteriitis lenta. Münch. med. Wschr. **92**, 197 (1950).

304. KRAUEL, G. v.: Erfolge und Mißerfolge der antibiotischen Behandlung der Endocarditis lenta. Medizinische **19**, 703 (1955).
305. KREIDLER, W. A.: Bacteriologic studies in endocarditis. J. infect. Dis. **39**, 186 (1926).
307. KRYLOW, O.: Zur Frage der Wechselbeziehungen zwischen Endovasculitiden und Endokarditiden bei chronischer Sepsis. Z. klin. Med. **105**, 440 (1927).
308. KUNSTADTER, R. H., H. McLEAN and J. GREENGARD: Mycotic endocarditis due to candida albicans. J. Amer. med. Ass. **149**, 829 (1952).
309. LANCEFIELD, R.: The immunological relationships of streptococcus viridans and certain of its chemical fractions. J. exp. Med. **42**, 377, 397 (1925).
310. — The serological differentiation of human and other groups of hemolytic streptococci. J. exp. Med. **57**, 571 (1933).
311. LANDAU, A., et J. HELD: Sur la réaction de Bordet-Wassermann positive au cours de l'endocardite lente. Bull. Soc. méd. Hôp. Paris **49**, 1322 (1925).
312. LANGE, F.: Erfolgreiche Behandlung einer Endocarditis lenta bei offenem Ductus arteriosus mit Terramycin und anschließender Operation. Ther. d. Gegenw. **91**, 384 (1952).
313. LANGE, J., u. E. MUNDT: Die Endocarditis des kongenital mißgebildeten Herzens. Z. Kreisl.-Forsch. **44**, 441 (1954).
313a. — — Die Sepsis lenta des kongenital mißgebildeten Herzen. Z. Kreisl.-Forsch. **44**, 448 (1954).
314. LAPLANE, R., et P. TOURNIER: Les endocardites bactériennes expérimentales. In: Les problèmes actuels posés par les endocardites malignes. Paris: Masson & Cie. 1957.
311a. LAPORTE, A., C. MACREZ et F. CONTAMIN: Endocardites malignes primitives. In: Les problèmes actuels posés par les endocardites malignes. Paris: Masson & Cie. 1957.
315. LATSCHA, B., J. LENÈGRE et A. MATHIVAT: Un cas d'embolie et un cas d'occlusion ostiale coronariennes au cours de l'endocardite maligne lente. Arch. Mal. Cœur **42**, 729 (1949).
316. LAWS, C. L., and S. A. LEVINE: Clinical notes on rheumatic heart disease with special reference to the cause of death. Amer. J. med. Sci. **186**, 833 (1933).
317. LECCA, G. G., and A. TOLA: Subacute bacterial endocarditis treated with chloramphenicol and oxytetracycline. J. Amer. med. Ass. **152**, 913 (1953).
318. LEMANN, I. I.: Subacute bacterial endocarditis of mitral valve previously rendered incompetent by infarction of the papillary muscle and shortening of the chordae tendineae. Ann. intern. Med. **9**, 1587 (1936).
319. LENHARTZ, H.: Über die septische Endocarditis. Münch. med. Wschr. **23**, 1178 (1901).
320. LEPEHNE, G., u. H. LANDECKER: Zur Bewertung der Wassermannschen Reaktion. Z. klin. Med. **115**, 778 (1931).
321. LESSARD, R., G. SAULNIER et J. BEAUDOIN: Le traitement des endocardites malignes. In: Les problèmes actuels posés par les endocardites malignes. Paris: Masson & Cie. 1957.
322. LEVINE, S. A.: Some unproved impressions concerning the subject of heart disease. New Engl. J. Med. **198**, 885 (1928).
323. LEVINSON, D. C., G. C. GRIFFITH and H. E. PEARSON: Increasing bacterial resistance to the antibiotics. A study of 46 cases of streptococcus endocarditis and 18 cases of staphylococcus endocarditis. Circulation **2**, 668 (1950).
324. LEVY, D. F., and B. SINGERMAN: Brucella melitensis bacteremia associated with vegetative endocarditis. Amer. Heart J. **15**, 109 (1938).

325. LEVY, L., and E. HULL: Perforation of the interventricular septum in a case of subacute bacterial endocarditis. Amer. Heart J. **33**, 856 (1957).
326. LEWIS, T., and R. GRANT: Observations relating to subacute infective endocarditis. Heart **10**, 2 (1923).
327. LEWY, H., u. F. H. LEWY: Ein Fall von subakuter disseminierter Myelitis nach rekurrierender Endocarditis. Dtsch. med. Wschr. **1911**, 634.
328. LIBMAN, E.: A study of the endocardial lesions of subacute bacterial endocarditis (with particular reference to healing or healed lesions; with clinical notes). Amer. J. med. Sci. **144**, 313 (1912).
329. — The clinical features of cases of subacute bacterial endocarditis, that have spontaneously become bacteria free. Amer. J. med. Sci. **146**, 625 (1912).
330. — The clinical features of subacute streptococcus (and influenzal) endocarditis in the bacterial stage. Med. Clin. N. Amer. **2**, 117 (1918).
331. — A consideration of the prognosis in subacute bacterial endocarditis. Amer. Heart J. **1**, 25 (1925).
332. —, and C. K. FRIEDBERG: Subacute bacterial endocarditis, 2. edit. New York: Oxford University Press 1948.
333. LICHTMANN, S. S., and L. GROSS: Streptococci in the blood in rheumatic fever, rheumatoid arthritis and other diseases. Based on a study of 5233 consecutive blood cultures. Arch. intern. Med. **49**, 1078 (1932).
334. — Treatment of subacute bacterial endocarditis. Current results. Ann. intern. Med. **19**, 787 (1943).
335. LIEBERMEISTER, K.: Bakteriologische Befunde bei Endocarditis lenta: Zur Diagnose und Pathogenese. Med. Klin. **44**, 135 (1949).
336. — Zur Therapie mit Penicillin und Sulfonamiden. Med. Klin. **44**, 169 (1949).
337. — Zur Isolierung banaler Keime als Krankheitserreger. Med. Klin. **44**, 923 (1949).
338. LILLEHEI, C. W., J. R. R. BOBB and M. B. VISSCHER: The occurrence of endocarditis with valvular deformities in dogs with arteriovenous fistulas. Ann. Surg. **132**, 577 (1950).
339. — — J. D. WARGO, M. B. VISSCHER, J. M. SHAFFER and E. T. BELL: Experimental production of diffuse proliferative glomerulonephritis utilizing arteriovenous fistula stress with bacteremia. Circulation **4**, 587 (1951).
340. — J. M. SHAFFER, W. W. SPINK, J. R. R. BOBB, J. D. WARGO and M. B. VISSCHER: Role of cardiovascular stress in the pathogenesis of endocarditis and glomerulonephritis: Observations including method of experimental production utilizing arteriovenous fistulas. Arch. Surg. (Chicago) **63**, 421 (1951).
341. — R. W. HAMMERSTROM, J. D. WARGO and B. J. CLAWSON: Experimental bacterial endocarditis and glomerulonephritis, rheumatic fever. Symposium, p. 170. Minneapolis: University Press **1952**.
342. — J. D. WARGO and R. N. HAMMERSTROM: Experimental bacterial endocarditis and proliferative glomerulonephritis: Description of method of production utilizing bilateral lower extremity or single aorta-vena cava arterio-venous fistulas. Dis. Chest. **24**, 421 (1933).
343. LILLINGTON, G. A., D. C. CONNOLLY and G. J. KAVANAUGH: Coronary embolism secondary to subacute bacterial endocarditis in a case of calcified aortic stenosis. Proc. Mayo Clin. **33**, 216 (1958).
344. LINGEMAN, C. J., E. B. SMITH, J. S. BATTERSBY and R. H. BEHNKE: Subacute bacterial endocarditis. Splenectomy in cases refractory to antibiotic therapy. Arch. intern. Med. **97**, 309 (1956).

345. LINKE, A.: Bluteiweißkörper und Plasmazellen bei Endocarditis lenta. Dtsch. Arch. klin. Med. **198**, 351 (1951).
346. LIPTON, S., and H. MILLER: Streptococcus viridans septicemia-subacute bacterial endarteritis of arteriovenous aneurysm. J. Amer. med. Ass. **126**, 766 (1944).
347. LLOYD-JONES, D. M.: An experimental study of malignant endocarditis. In C. B. PERRY, Bacterial endocarditis. Bristol: Wright & Sons 1936.
348. LOCKWOOD, J. R.: Bacterial endocarditis associated with spontaneous rupture of the spleen. N.Y. St. J. Med. **51**, 1188 (1951).
349. LOEWE, L., P. ROSENBLATT, H. J. GREENE and M. RUSSEL: Combined penicillin and heparin therapy of subacute bacterial endocarditis. J. Amer. med. Ass. **124**, 144 (1944).
350. —, and E. ALTURE-WEBER: The clinical manifestation of subacute bacterial endocarditis caused by streptococcus s.b.e. Amer. J. med. Sci. **1946**, 353.
351. — S. CANDEL and H. B. EIBER: Treatment of subacute enterococcus (streptococcus fecalis) endocarditis. Ann. intern. Med. **34**, 717 (1951).
352. — C. COHEN and H. B. EIBER: Factors in the proper selection of antibiotic programs for the cure of the refractory case of subacute bacterial endocarditis. Antibiot. and Chemother. **3**, 681 (1953).
353. LÖHLEIN, M.: Über hämorrhagische Nierenaffektionen bei chronisch ulceröser Endocarditis. (Embolische nicht eitrige Herdnephritis.) Med. Klin. **6**, 375 (1910).
353a. LUSTGARTEN, B. P., and A. VOGL: Steroid therapy in severe bacterial endocarditis. Report of a case. J. Amer. med. Ass. **170**, 800 (1959).
354. LÜTHY, F.: Über Lebernekrosen bei Endokarditis. Virchows Arch. path. Anat. **254**, 849 (1925).
354a. LUTEMBACHER, R.: Enclavement orificiel des caillots dans les endocardites malignes. Presse méd. **59**, 957 (1951).
355. LUTTGENS, W. F.: Endocarditis in „main line" opium addicts. Report on eleven cases. Arch. intern. Med. **83**, 653 (1949).
356. MACILWAINE, Y.: The pathogenesis of subacute bacterial endocarditis. Ulster med. J. **14**, 108 (1945).
357. MACLEAN, N., and M. K. MCDONALD: Aneurysm of the mitral valve in subacute bacterial endocarditis. Brit. Heart J. **19**, 550 (1957).
358. MAINZER, F., u. C. JOËL: Periarteriitis nodosa als Ausdruck einer Sepsis lenta (Streptococcus viridans). Acta med. scand. **85**, 357 (1935).
359. MAIR, J., and M. M. O'HARE: Subacute bacterial endocarditis in pregnancy. J. Obstet. Gynaec. Brit. Emp. **56**, 652 (1949).
360. MALLÉN, M. S., E. L. HUBE and M. BRENES: Comparative study of blood cultures made from artery, vein and bone marrow in patients with subacute bacterial endocarditis. Amer. Heart J. **33**, 692 (1947).
361. MARTIN, W. J., D. R. NICHOLS, W. E. WELLMAN and J. E. GERACI: Changes in sensitivity of micrococcus pyogenes to erythromycin over a period of 2 years. Proc. Mayo Clin. **29**, 379 (1954).
362. — F. R. HEILMAN, D. R. NICHOLS, W. E. WELLMANN and J. E. GERACI: Novobiocin for infections due to micrococcus pyogenes. J. Amer. med. Ass. **162**, 1150 (1956).
363. MARX, R.: Zur Behandlung der Herzthrombosen mit Antikoagulantien. Dtsch. med. Wschr. **80**, 443 (1955).
364. MATTHEWS, H.: After history of successfully treated cases of subacute bacterial endocarditis. Brit. med. J. **1950**II, 436.

365. McCord, M. C., and J. Morberly: Acute hypertrophic osteoarthropathy associated with subacute bacterial endocarditis. Ann. intern. Med. **39**, 640 (1953).
366. McDermott, W., M. Leask and M. Benoit: Streptobacillus moniliformis as a cause of subacute bacterial endocarditis. Report of a case treated with penicillin. Ann. intern. Med. **23**, 414 (1945).
367. McDonald, R. K.: The coincidence of auricular fibrillation and bacterial endocarditis. Amer. Heart J. **31**, 308 (1946).
368. McEntegart, M. G., and J. S. Porterfield: Bacteremia following dental extractions. Lancet **1949**II, 596.
369. McGregor, G. A.: Murmurless bacterial endocarditis. Brit. med. J. **1956**II, No 4974, 1011.
369a. McKay, J. W., A. H. Baggenstoss and E. E. Wollaeger: Infarcts of the pancreas. Gastroenterology **35**, 256 (1958).
370. McNeal, W. J., M. J. Spence and M. Wasseen: Experimental production of endocarditis lenta. Amer. J. Path. **15**, 695 (1939).
371. — A. Blevins, M. R. Pacis and A. E. Skavkin: Arrest and repair in experimental endocarditis lenta. Amer. J. Path. **21**, 255 (1945).
372. McNeely, J. K.: Bacterial endocarditis following urethral manipulation. New Engl. J. Med. **239**, 708 (1948).
373. Meads, M., W. Harris and M. Finland: The treatment of subacute bacterial endocarditis with penicillin. Experiences at Boston City Hospital during 1944. New Engl. J. Med. **232**, 463 (1945).
374. Meersseman, F., J. Tyberghein et F. Lavenne: Communication interauriculaire avec endocardite mitrale et embolie coronarienne. Acta cardiol. (Bruxelles) **2**, 514 (1954).
375. Melcher, A.: Über Encephalitis bei Endocarditis lenta. Diss. Zürich 1934.
376. Melton, J. T., and B. Logue: Treatment of staphylococcic endocarditis: Report of seven cases. Arch. intern. Med. **99**, 581 (1957).
377. Mendelson, C. L.: Pregnancy and subacute bacterial endocarditis. Amer. J. Obstet. Gynec. **56**, 645 (1948).
378. Mendelson, C. E., A. Cahué, L. N. Katz and W. A. Brams: Long term outlook for healed subacute bacterial endocarditis. J. Amer. med. Ass. **160**, 437 (1956).
379. Merchant, R. K., D. B. Louria, P. H. Geisler, J. H. Edgcomb and J. P. Utz: Fungal endocarditis: Review of the literature and report of three cases. Ann. intern. Med. **48**, 242 (1958).
380. Merklen, P., et M. Wolf: Participation des endothéliites artério-capillaires au syndrome de l'endocardite maligne lenta. Presse méd. **36**, 97 (1928).
381. Merritt, W. A.: Bacterial endocarditis — a complication of transurethral prostatic resection. J. Urol. (Baltimore) **65**, 100 (1951).
382. Merzweiler, A., A. M. Walter u. L. Heilmeyer: Bericht zur Endocarditis lenta nach 1945 in Deutschland. Eine kritsche Übersicht über ein größeres Patientengut unter Verwendung mathematisch-statistischer Methoden. Dtsch. med. Wschr. **78**, 560, 639, 665 (1953).
383. Metzger, H., et A. Blum: Endocardite infectieuse évolutive avec poussées d'ictère hémolytique, guérie per l'auréomycine. Presse méd. **59**, 1169 (1951).
384. Middleton, W. S.: Streptomycin therapy of hemophilus influenzae endocarditis lenta. Ann. intern. Med. **31**, 511 (1949).
385. Miller, R. D., and J. E. Edwards: Abscess formation in an acute myocardial infarct. Report of a case. Proc. Mayo Clin. **26**, 178 (1951).
386. Moeschlin, S.: Die Milzpunktion. Basel: Benno Schwabe & Co. 1947.

387. Moncke, C.: Über eine besondere Verlaufsform der Endocarditis lenta. Dtsch. med. Wschr. 74, 1425 (1949).
388. Moore, R. A.: The cellular mechanism of recovery after treatment with penicillin: Subacute bacterial endocarditis. J. Lab. clin. Med. 31, 1279 (1946).
389. Moragues, V, M. B. Bawell and E. L. Shrader: Coronary embolism: Review of literature and report of a unique case. Circulation 2, 434 (1950).
390. Morawitz, P.: Klinische Beobachtungen bei Endokarditis lenta. Münch. med. Wschr. 1921 II, 1421.
391. Morgan, W. L., and E. F. Bland: Bacterial endocarditis in the antibiotic era. Circulation 19, 753 (1959).
392. Morrison, H.: Subacute streptococcus endocarditis. New Engl. J. Med. 207, 770 (1932).
393. Möse, J.: Untersuchungen über die Bakteriologie der Zahnwurzelgranulome mit besonderer Berücksichtigung der Herdinfektionslehre. Wien. klin. Wschr. 59, 713 (1947).
394. Mouquin, M., P. Y. Hatt et Leconte des Floris Sauvan: Problèmes actuels posés par les endocardites subaiguës. In: Les problèmes actuels posés par les endocardites malignes. Paris: Masson & Cie. 1957.
395. Murray, M., and F. Moosnick: Simultaneous arterial and venous blood cultures. J. Lab. clin. Med. 26, 382 (1940).
396. Nathan, H.: Über Viridans-Encephalitis. Z. ges. Neurol. Psychiat. 126, 536 (1930).
397. Nedzel, A. J.: The histopathology of experimentally produced endocarditis. Amer. J. Path. 13, 627 (1937).
398. — Experimental endocarditis. Arch. Path. (Chicago) 24, 143 (1937).
399. Newman, W., J. M. Torres and J. K. Guck: Bacterial endocarditis: An analysis of fifty-two cases. Amer. J. Med. 16, 535 (1954).
400. Nichols, R. L., W. A. Richards and M. Finland: Penicillin and probenecid: Controlled study of penicillin levels in plasma of patients with bacterial endocarditis. Amer. J. med. Sci. 233, 245 (1957).
401. Niven jr., C. F., and C. J. White: A study of streptococci associated with subacute bacterial endocarditis. J. Bact. 51, 790 (1946).
401a. — — Streptococcus s.b.e.: A streptococcus associated with subacute bacterial endocarditis. J. Bact. 51, 717 (1946).
402. Nogeira, R. F., et N. M. Silva: Bactériémie expérimentale par le streptococcus viridans. II. Fixation des bactéries par les tissus. Arch. Inst. bact. Câm. Pest. 9, 43 (1943). Zit. nach Böhmig u. Klein 1953.
403. Numainville, L. J., and C. J. Scarpellino: Coexistant rheumatic fever and subacute bacterial endocarditis treated with ACTH and antibiotics. Amer. Heart J. 43, 463 (1952).
404. Oglesby, P., E. F. Bland and P. D. White: Bacterial endocarditis; experiences with penicillin therapy at the Massachusetts General Hospital 1944 to 1946. New Engl. J. Med. 237, 349 (1947).
405. Okell, C. C., and S. D. Elliott: Bacteremia and oral sepsis with special reference to the etiology of subacute bacterial endocarditis. Lancet 1935 II, 869.
406. Orgain, E. S., and M. A. Poston: Bacterial endocarditis due to streptococcus viridans; recovery following sodium sulfapyridine therapy. N. Carolina Med. J. 2, 24 (1941).
407. —, and C. K. Donegan: The treatment of bacterial endocarditis. Ann. intern. Med. 32, 1099 (1950).

407a. Orjebin, P., et P. Edouard: Maladie d'Osler à staphylocoque doré résistante aux antibiotiques, guérie après splenectomie et survenue après valvulotomie pour R.A. calcifié. Arch. Mal Cœur **52**, 17 (1959).

408. Osler, W.: Gulstonian lectures on malignant endocarditis. Lancet **1885I**, 415, 459, 504.

409. — Chronic infectious endocarditis. Quart. J. Med. **2**, 219 (1909).

410. Osmundson, P. J., J. A. Callahan and J. E. Edwards: Mitral insufficiency from ruptured chordae tendineae simulating aortic stenosis. Proc. Mayo Clin. **33**, 235 (1958).

411. Ottander, O.: Hochgradige retikulo-endotheliale Monozytosen bei Endocarditis lenta. Acta med. scand. **63**, 336 (1925/26).

411a. Otto, H. J., u. W. Köhler: Die Praxis der Resistenz- und Spiegelbestimmungen zur antibiotischen Therapie. Jena: Gustav Fischer 1958.

412. Owens, J. C., and R. J. Coffey: Aneurysmen of the splenic artery, including a report of 6 additional cases. Int. Abstr. Surg. **97**, 313 (1953).

413. Packard, M., and G. F. Wechsler: Aneurysm of the coronary arteries. Arch. intern. Med. **43**, 1 (1929).

414. Palmer, H. D., and M. Kempf: Streptococcus viridans bacteremia following extraction of teeth. J. Amer. med. Ass. **113**, 1788 (1939).

415. Panting, N., M. A. Epstein and A. A. Bolomey: Acute bacterial endocarditis following mitral valvuloplasty. Amer. Heart J. **49**, 455 (1955).

416. Parks, H.: An instance of coronary embolism in subacute bacterial endocarditis. Ann. intern. Med. **16**, 339 (1942).

417. Parmley jr., L. F., J. A. Orbison, C. W. Hughes and T. W. Mattingly: Acquired arteriovenous fistulas complicated by endarteritis and endocarditis lenta due to streptococcus faecalis. New Engl. J. Med. **250**, 305 (1954).

418. Parsons, W. B., T. Cooper and C. H. Scheifley: Anemia in bacterial endocarditis. J. Amer. med. Ass. **153**, 14 (1953).

418a. — Occult subacute bacterial endocarditis manifested by hematologic abnormalities, including pancytopenia. Ann. intern. Med. **39**, 318 (1953).

419. Pasternack, J. G.: Subacute monilia endocarditis. New clinical and pathological entity. Amer. J. clin. Path. **12**, 496 (1942).

420. Paunesco, C., S. David, S. Papdopol, S. Berceanu, D. Mihahade, A. Tiurca et B. Theodoresco: Contribution au traitement par la pénicilline de la maladie de Jaccoud-Osler. Arch. Mal. Cœur **41**, 85 (1948).

421. Peery, T. M.: Brucellosis and heart disease. IV. Etiology of calcific aortic stenosis. J. Amer. med. Ass. **166**, 1123 (1958).

422. Penistan, J. L.: A nonhemolytic group K streptococcus from a case of endocarditis. J. Path. Bact. **57**, 123 (1945).

423. Perry, C. B.: Bacterial endocarditis. Bristol: Wright 1936.

424. Perry, E. L., R. G. Fleming and J. E. Edwards: Myocardial lesions in subacute bacterial endocarditis. Ann. intern. Med. **32**, 126 (1952).

425. Petersen, E. S., N. B. McCullogh, C. W. Eisele and J. M. Goldinger: Subacute bacterial endocarditis due to streptobacillus moniliformis. J. Amer. med. Ass. **144**, 621 (1950).

426. Pilkington, T. E., S. D. Elek and P. Jewell: Action of six antibiotics singly and in combination on enterococci isolated from cases of subacute bacterial endocarditis. J. Lab. clin. Med. **47**, 562 (1956).

427. Pillsbury, P. L., and M. J. Fiese: Subacute bacterial endocarditis: Followup study of 30 patients treated with penicillin. Arch. intern. Med. **85**, 675 (1950).

428. Plachta, A., and F. D. Speer: Aneurysm of the left coronary artery. Arch. Path. (Chicago) **66**, 210 (1958).

429. POLLACK, A. A., B. E. TAYLOR, H. M. ODEL and H. B. BURCHELL: Pulmonary stenosis without septal defect. Proc. Mayo Clin. **23**, 516 (1948).
430. POLOWE, D.: Splenectomy in treatment of proved subacute bacterial endocarditis. Report of a case and review of the literature. Arch. Surg. (Chicago) **38**, 139 (1939).
431. PORTER, W. B., and G. Z. WILLIAMS: Subacute streptococcus viridans infection of arteriovenous aneurysm and aortic valves. Case report. Trans. Ass. Amer. Physicians **54**, 359 (1939). Zit. nach HOOK et al. 1957.
432. PORTERFIELD, I. S.: Classification of the streptococci of acute bacterial endocarditis. J. gen. Microbiol. **4**, 92 (1950).
433. POSTON, M. A., and E. ORGAIN: Immunologic studies on patients suffering from bacterial endocarditis. Proc. Soc. exp. Biol. (N.Y.) **40**, 284 (1939).
434. PRESSMAN, R. S.: The relative inefficacy of penicillin alone in protecting against subacute bacterial endocarditis. Clin. Res. Proc. **1**, 105 (1953).
435. —, and I. B. BENDER: Effect of sulfonamide compounds on transient bacteriemia following extraction of the teeth. Arch. intern. Med. **74**, 346 (1944).
436. — — Prevention of subacute bacterial endocarditis: the concept of systemic and local antibiotic therapy in the prevention of bacteremia following extraction of teeth. Extracts of the 28th Scientific Sessions of the Amer. Heart Ass. **12**, 761 (1955).
436a. PRIEST, W. S., J. M. SMITH and C. J. McGEE: The effect of anticoagulants on the penicillin therapy and the pathologic lesion of subacute bacterial endocarditis. New Engl. J. Med. **235**, 699 (1946).
437. — — The effect of healed subacute bacterial endocarditis on cardiac dynamics. Arch. intern. Med. **95**, 646 (1955).
438. QUINN, R. W., and J. W. BROWN: Bacterial endocarditis. Unusual case with blood cultures positive for brucella abortus and viridans streptococcus. Arch. intern. Med. **94**, 679 (1954).
439. QUINN, E. L., J. M. COLVILLE, F. COX jr. and J. TRUANT: Phenoxymethyl Penicillin (Penicillin V) therapy of subacute bacterial endocarditis. J. Amer. med. Ass. **160**, 931 (1956).
440. RABENS, R. A., A. G. KARLSON, J. E. GERACI and J. E. EDWARDS: Experimental bacterial endocarditis due to streptococcus mitis. II. Pathology of valvular and secondary lesions. Circulation **11**, 206 (1955).
441. RABL, R., u. M. SEELEMANN: Über das Vorkommen bestimmter „unvollständig hämolysierender" Streptokokken- und Diplokokkenarten bei Mensch und Tier, sowie über ihre Bedeutung als Infektionserreger. Zbl. Bakt. (Jena). **154**, 186 (1949).
442. — — Über typische und atypische Streptokokken bei der Endocarditis des Menschen. Klin. Wschr. **29**, 365 (1951).
443. — — Die Biologie und pathogene Bedeutung der Streptokokken bei Erkrankungen an den Zähnen. Z. Hyg. Infekt.-Kr. **162**, 394 (1951).
444. RANTZ, L. A., and W. M. KIRBY: Enterococcic infections. Arch. intern. Med. **71**, 516 (1943).
445. RAPOPORT, B., and L. B. ELLIS: The effect of subacute bacterial endocarditis on the course of underlying heart disease. New Engl. J. Med. **239**, 951 (1948).
446. RAPPAPORT, F., and T. GILKIN: Microtechnique for blood cultures. J. clin. Path. **3**, 74 (1950).
447. RAUTMANN, H.: Zur Chemotherapie der Endocarditis. Verh. dtsch. Ges. inn. Med. **55**, 443 (1949).
448. RAYNAUD, R., J. R. D'ESHONGUES et P. BERNASCONI: L'électrophorèse dans les endocardites bactériennes subaiguës. Sem. Hôp. Paris **28**, 2722 (1952).

449. Reimers, H.: Enterokokken-Endokarditis. Klin. Wschr. **1936**, 1067.
450. Rennie, J. K., and C. J. Young: Malignant endocarditis due to brucella abortus. Brit. med. J. **1936** I, 412.
450a. Reed, C. E., and E. A. Wellman: Staphylococcic endocarditis treated with neomycin. Report of a case. J. Amer. med. Ass. **152**, 702 (1953).
451. Rhoads, P. S.: Subacute bacterial endocarditis: Etiological considerations and prophylaxis. Med. Clin. N. Amer. **32**, 176 (1948).
451a — J. R. Sibley and C. A. Billings: Bacteremia following tonsillectomy. Effect of preoperative treatment with antibiotics in postoperative bacteremia and in bacterial content of tonsils. J. Amer. med. Ass. **157**, 877 (1955).
452. Ribbert, H.: Die Erkrankungen des Endokards. In Handbuch der speziellen pathologischen Anatomie und Histologie, Bd. II. 1924.
453. Rich, A. R., J. H. Bumstead and M. Frobisher jr.: Hemorrhagic glomerular lesions produced by filtrates of streptococcus viridans cultures. Proc. Soc. exp. Biol. (N.Y.) **26**, 397 (1928/29).
454. Rinehart, J. F., and S. R. Mettier: The heart valves in experimental scurvy and in scurvy with superimposed infection. Amer. J. Path. **9**, 932 (1933).
455. — — The heart valves and muscle in experimental scurvy with superimposed infection with notes on the similarity of the lesions to those of rheumatic fever. Amer. J. Path. **10**, 61 (1934).
456. Roantree, R. J., and L. A. Rantz: Fatal staphylococcal endocarditis treated with erythromycin. Rapid development of resistance in vivo and in vitro. Arch. intern. Med. **95**, 320 (1955).
457. Robbins, W. C., and R. Tompsett: Treatment of enterococcal endocarditis and bacteremia: Results of combined therapy with penicillin and streptomycin. Amer. J. Med. **10**, 278 (1951).
458. Roemer, G. B.: Die Lancefieldschen Gruppen in ihrer Bedeutung für die Ätiologie und Pathogenese der Streptokokkeninfektionen des Menschen. Klin. Wschr. **26**, 453 (1948).
459. Rössle, R.: Über die serösen Entzündungen der Organe. Virchows Arch. path. Anat. **311**, 252 (1943).
460. — Seröse Entzündung. Verh. dtsch. path. Ges. **39**, 1 (1944).
461. Romansky, M. J., and J. R. Holmes: Successful short term therapy of enterococcal and staphylococcal endocarditis with ristocetin. Clin. Res. Proc. **5**, 200 (1957).
462. Rosenberg, D. H.: Bacterial endocarditis and syphilis of the aortic valve. Arch. intern. Med. **66**, 441 (1940).
463. Rosenblatt, P., and L. Loewe: Healed subacute bacterial endocarditis. Arch. intern. Med. **76**, 1 (1945).
464. Roshe, J., B. Highman and P. D. Altland: Effect of Hufnagl-valve on susceptibility of dogs to endocarditis. Arch. Surg. (Chicago) **75**, 680 (1957).
467. Rothmann, A.: Bangsche Erkrankung mit ulceröser Endokarditis. Verh. dtsch. path. Ges. **28**, 194 (1935).
468. Rothschild, M. A., B. Sacks and E. Libman: Disturbances of cardiac mechanism in subacute bacterial endocarditis and rheumatic fever. Amer. Heart J. **2**, 356 (1927).
469. Round, H., J. J. R. Kirkpatrick and C. G. Hails: Further investigations on bacterial infections of the mouth. Proc. roy. Soc. Med. **29**, 1552 (1936).
470. Ruegsegger, J. .M: Pneumococcal endocarditis. Amer. Heart J. **56**, 867 (1958).
471. Russek, H. I., R. H. Smith and B. Zohman: Subacute bacterial endocarditis complicated by agranulocytosis. Report of case with recovery. Ann. intern. Med. **22**, 867 (1945).

472. SANDLER, G., and P. A. PARISH: Treatment of subacute bacterial endocarditis with oral phenoxymethyl-penicillin. Brit. med. J. 1958 I, 377.
473. SANTOS-BUCH, C. A., M. G. KOENIG and D. A. ROGERS: Oral treatment of subacute bacterial endocarditis with phenoxymethyl penicillin (penicillin V). New Engl. J. Med. 257, 249 (1957).
474. SAPHIR, O.: Myocardial lesions in subacute bacterial endocarditis. Amer. J. Path. 11, 143 (1935).
475. — Nonrheumatic inflammatory diseases of the heart. In S. E. GOULD, Pathology of the heart. Springfield: CH. C. Thomas 1953.
476. —, and B. P. LEROY: True aneurysms of the mitral valve in subacute bacterial endocarditis. Amer. J. Path. 24, 83 (1948).
476a. — L. N. KATZ and I. GORE: The myocardium in subacute bacterial endocarditis. Circulation 1, 1155 (1950).
477. SCHAUB, F.: Die antibiotische Therapie der Endocarditis lenta. Schweiz. med. Wschr. 89, 53 (1959).
478. — Die therapierefraktäre Herzinsuffizienz. Schweiz. med. Wschr. 89, 93 (1959).
479. — Eigene unveröffentlichte Beobachtungen und Untersuchungen.
480. SCHILLING, V.: Über hochgradige Monocytosen mit Makrophagen bei Endocarditis ulcerosa und über Herkunft der Mononukleären. Z. klin. Med. 88, 377 (1919).
481. — Klinik der Retikulo-Endotheliosen und Monocytosen. Z. ges. inn. Med. 5, 506 (1950).
482. SCHMENGLER, F. E., u. F. LOOGEN: Über die Endocarditis lenta als „reaktive Reticulose" mit besonderem Hinweis auf Veränderungen der Leber. Dtsch. med. Wschr. 77, 259 (1952).
483. SCHNEIERSON, S. S.: Serological and biological characteristics and penicillin resistance of nonhemolytic streptococci isolated from subacute bacterial endocarditis. J. Bact. 55, 393 (1945).
484. SCHNITZER, R., u. F. MUNTER: Über Zustandsänderungen der Streptokokken im Tierkörper. I. Mitt. Z. Hyg. Infekt.-Kr. 93, 96 (1921). Zit. nach BÖHMIG u. KLEIN 1953.
485. SCHOEN, R., u. E. FRITZ: Erfahrungen über die Endocarditis lenta und ihre Behandlung mit Penicillin. Dtsch. med. Wschr. 74, 1060 (1949).
485a. — — Erfahrungen über die Penicillinbehandlung der Endocarditis lenta. Verh. dtsch. Ges. inn. Med. 55, 419 (1949).
485b. SCHOEN, R.: Die Beziehungen zwischen Endocarditis rheumatica und lenta. Z. Rheumaforsch. 10, 1 (1951).
486. SCHOTTMÜLLER, H.: Endocarditis lenta. Zugleich ein Beitrag zur Artunterscheidung der pathogenen Streptokokken. Münch. med. Wschr. 1910, 617, 697.
487. — Die Artunterscheidung der für den Menschen pathogenen Streptokokken auf Blutagar. Wien. med. Wschr. 1903, 849, 909.
487a. — Zit. nach BINGOLD 1937.
488. SCHULTEN, H.: Was kann man bei der Endocarditis lenta therapeutisch tun? Med. Klin. 1935, 937.
489. SCHULZ, R.: Seltenere Erkrankungen des Zirkulationsapparates. I. Wandendocarditis mit typhusähnlichem Verlaufe. Dtsch. Arch. klin. Med. 35, 458 (1884).
490. SCOTT, R. W., and O. SAPHIR: Brucella melitensis (abortus) bacteremia associated with endocarditis. Amer. J. med. Sci. 175, 66 (1928).
491. SEABURRY, J. H.: Subacute bacterial endocarditis: Experiences during the past decade. Arch. intern. Med. 79, 1 (1947).

492. SEELEMANN, M., u. R. RABL: Über die sog. vergrünenden Streptokokken bei Mensch und Tier. II. Teil. Die Biologie der Streptokokken der Viridans-gruppe. Z. Hyg. Infekt.-Kr. **127**, 381 (1947).

492a. — Über die sogenannten vergrünenden Streptokokken bei Mensch und Tier. I. Zur Klarstellung des Salivarius-Viridans-Problems. Z. Hyg. Infekt.-Kr. **127**, 372 (1947).

492b. — Biologie der Streptokokken, 2. Aufl. Nürnberg 1954.

492c. —, u. G. OBIGER: Biologie, Klassifizierung und Nomenklatur der sog. ver-grünenden Streptokokken. Nürnberg 1958.

493. SEELEY, S. F.: Traumatic arteriovenous fistulas and aneurysms in war wounded. Amer. J. Surg. **83**, 471 (1952).

494. SEGAL, E. L., J. C. BROADBENT and J. E. EDWARDS: Cardio-aortic fistulas complicating bacterial endocarditis in a case of calcified aortic stenosis. Proc. Mayo Clin. **33**, 209 (1958).

494a. SEGAL, J., W. P. HARVEY and C. HUFNAGEL: A clinical study of one hundred cases of severe aortic insufficiency. Amer. J. Med. **21**, 200 (1956).

495. SEGAL, M. S.: Auricular fibrillation and auricular flutter in course of subacute bacterial endocarditis. Report of a series of cases. New Engl. J. Med. **212**, 1077 (1935).

496. — Bacterial endocarditis with special reference to the cardiac irregularities. A clinical and pathological study of 191 cases. Amer. Heart J. **11**, 309 (1936).

497. SELBIE, F. R., R. D. SIMON and R. H. M. ROBINSON: Serological classification of viridans streptococci from subacute bacterial endocarditis, teeth and throats. Brit. med. J. **1949 II**, 667.

498. SEMSROTH, K., and R. KOCH: Studies on the pathogenesis of bacterial endocarditis. Arch. Path. (Chicago) **8**, 921 (1929).

499. — — Studies on the pathogenesis of bacterial endocarditis. Arch. Path. (Chicago) **10**, 869 (1930).

500. SEYDERHOLM, K.: Über das Vorkommen von Makrophagen im Blute bei einem Falle von Endocarditis ulcerosa. Virchows Arch. path. Anat. **243**, 462 (1923).

502. SHEPS, S. G., J. A. SPITTEL, J. F. FAIRBAIRN and J. E. EDWARDS: Aneurysms of the splenic artery with special reference to bland aneurysms. Proc. Mayo Clin. **33**, 381 (1958).

503. SHERMAN, J. M.: The streptococci. Bact. Rev. **1937 I**, 3.

504. — The enterococci and related streptococci. J. Bact. **35**, 81 (1938).

504a. — S. F. NIVEN and K. L. SMILEY: Streptococcus salivarius and other non-hemolytic streptococci of the human throat. J. Bact. **45**, 249 (1943).

505. SHNIDER, B. I., and N. J. COTSONAS jr.: Embolic mycotic aneurysms. A complication of bacterial endocarditis. Amer. J. Med. **16**, 246 (1954).

506. SHRADER, E. L., M. B. BAWELL and V. MORAGUES: Coronary embolism. Circulation **14**, 1159 (1956).

507. SHUMAKER jr., H. B., N. T. WELFORD and K. L. CARTER: Streptococcus viridans septicemia from vegetations in femoral arteriovenous aneurysm. Report of case cured by surgical excision of aneurysm. Ann. Surg. **124**, 123 (1946).

508. SIEGMUND, H.: Die pathologische Anatomie der chronischen Streptokokken-sepsis. Münch. med. Wschr. **1925 I**, 639.

509. — Untersuchungen zur Pathogenese der Endokarditis, insbesondere der Frühveränderungen. Virchows Arch. path. Anat. **290**, 3 (1933).

510. — Probleme der Fokalinfektion unter relationspathologischen Gesichtspunkten. Dtsch. med. Wschr. **73**, 357 (1948).

511. SIKL, R., u. V. L. WAGNER: Zur Einteilung der bei Endokarditis vorkommenden Streptokokken. Zbl. Bakt., (Jena) **148**, 323 (1942).

512. Skinner, D., and J. E. Edwards: Enterococcal endocarditis. New Engl. J. Med. **226**, 8 (1942).
513. Smith, K. M., and A. C. Curtis: Brucellosis with endocarditis. Amer. J. med. Sci. **198**, 342 (1939).
514. Solowey, M.: A serological classification of viridans streptococci with special reference to those isolated from subacute bacterial endocarditis. J. exp. Med. **76**, 109 (1942).
514a. Sommer, F.: Über Encephalitis bei Endocarditis lenta. Wien. klin. Wschr. **61**, 292 (1949).
515. Spang, K., u. A. Gabele: Die Nachkriegsendocarditis und ihre Begutachtung. Dtsch. med. Wschr. **74**, 1453 (1949).
516. — — Über die Nachkriegsendokarditis, eine Sonderform der Endocarditis lenta. Arch. Kreisl.-Forsch. **16**, 52 (1950).
517. Spicer, S.: Bacteriologic studies of the newer antibiotics: Effect of combined drugs on microorganisms. J. Lab. clin. Med. **36**, 183 (1950).
518. Spink, W. W.: Clinical and biological significance of penicillin-resistant staphylococci, including observations with streptomycin, aureomycin, chloramphenicol and terramycin. J. Lab. clin. med. **37**, 278 (1951).
519. — Staphylococcal infections and the problem of antibiotic-resistant staphylococci. Arch. intern. Med. **94**, 167 (1954).
520. — The clinical problem of antimicrobial resistant staphylococci. Ann. N.Y. Acad. Sci. **65**, 175 (1956).
521. —, and A. A. Nelson: Brucella endocarditis. Ann. intern. Med. **13**, 721 (1939).
522. — L. A. Tritud, and P. Kabler: A case of brucella endocarditis with clinical, bacteriologic and pathologic findings. Amer. J. med. Sci. **203**, 797 (1942).
523. Sprague, H. B.: Subacute bacterial endocarditis, a correlation of the clinical evidence of valvular deformity with the condition of the valves as found at autopsy. J. Amer. med. Ass. **94**, 1037 (1930).
524. Staehelin, A.: Zur Therapie und Prognose der Endocarditis lenta. Schweiz. med. Wschr. **81**, 397 (1951).
524a. Staemmler, M.: In E. Kaufmann, Lehrbuch der speziellen pathologischen Anatomie, Bd. I, 1. Hälfte. Berlin: W. de Gruyter & Co. 1955.
525. Stahl, P.: Erfahrungen mit der Penicillinbehandlung der Endocardits lenta. Cardiologia (Basel) **12**, 104 (1947).
526. Stahl, R.: Über die schleichende Herzentzündung (Endokarditis lenta). Ergebn. inn. Med. **25**, 414 (1924).
527. — Zur Diagnose und Therapie der schleichenden Herzentzündung (Endocarditis lenta). Ther. d. Gegenw. **1925**, 118.
528. Stahl, W. M., and W. M. Stahl jr.: Calcified cysts of spleen. Report of 2 cases. Conn. med. J. **15**, 899 (1951).
529. Stapleton, J., W. P. Harvey and C. Hufnagel: Probable acute bacterial endocarditis following valve surgery. Bull. Georgetown Univ. med. Cent. **6**, 5 (1952).
530. Statland, M., and T. G. Orr: Streptococcus viridans endarteritis of arteriovenous aneurysm cured by penicillin and surgical excision. J. Lab. clin. Med. **34**, 221 (1949).
531. Stein, L., u. E. Wertheimer: Protein susceptible to cold in pathological sera. Nature (Lond.) **149**, 528 (1942).
532. Stengel, A., and C. C. Wolfert: Mycotic (bacterial) aneurysms of intravascular origin. Arch. intern. Med. **31**, 527 (1923).

533. Stückle, H.: Vergleichende Untersuchungen an chemotherapeutisch behandelten und unbehandelten Fällen von Endocarditis ulcerosa lenta. Z. Kreisl.-Forsch. **38**, 214 (1949).

534. Suarez-Lopez, F.: Über die histologischen Veränderungen des Klappenendokardes bei der Endocarditis. Ein Beitrag zur Kenntnis der Histologie der Endokarditiden. Virchows Arch. path. Anat. **305**, 315 (1940).

535. Taussig, H. B.: On the selection of patients for surgical repair in congenital defects. (Editorial.) Circulation **18**, 321 (1958).

536. Tedeschi, C. G., T. D. Stevenson and H. M. Levenson: Abscess formation in myocardial infarction. New Engl. J. Med. **243**, 1024 (1950).

537. Teichmann, W.: Über Veränderungen der Serumeiweißzusammensetzung bei einigen Kreislauferkrankungen. Z. Kreisl.-Forsch. **46**, 546 (1957).

538. Terrasse, J., C. Fougoux et J. Lère: Sur onze cas d'endocardite maligne lente traités par la pénicilline. Presse méd **53**, 600 (1947).

539. Thayer, W. S.: Studies in bacterial (infective) endocarditis. Johns Hopk. Hosp. Rep. **22**, 1 (1926).

540. Thermann, W.: Enterokokken als Krankheitserreger. Münch. med. Wschr. **87**, 123 (1940).

541. Thompson, L., and F. A. Willins: Actinobacillus bacteremia. J. Amer. med. Ass. **99**, 298 (1932).

542. Tompsett, R., W. C. Robbins and C. Berntsen jr.: Short-term penicillin and dihydrostreptomycin therapy of streptococcal endocarditis. Results of treatment of thirty-five patients. Amer. J. Med. **24**, 57 (1958).

543. Touroff, A. S. W., H. Lande and I. Kroop: Subacute streptococcus viridans septicemia cured by excision of infected traumatic arteriovenous aneurysm. Surg. Gynec. Obstet. **74**, 974 (1942).

544. Touroff, A. S. W., and H. Vessell: Subacute streptococcus viridans endarteritis complicating patent ductus arteriosus. Recovery following surgical treatment. J. Amer. med. Ass. **115**, 1270 (1940).

545. Traut, E. F., J. B. Carter, S. H. Gumbiner and R. N. Hench: Bacterial endocarditis in the elderly. Geriatrics **4**, 205 (1949).

546. Trias de Bes, L.: A propos des endocardites lentes bactériémiques et abactériémiques. Praxis **37**, 62 (1948).

547. — Le pronostic lointain de l'endocardite subaiguë. In: Les problèmes actuels posés par les endocardites malignes. Paris: Masson & Cie. 1957.

547a. Viciu, E., et M. Iliesco: La fonction défense du système réticuloendothélial dans l'endocardite lente. Cardiologia (Basel) **16**, 179 (1950).

548. Volini, J. F., and E. R. Kadison: Simultaneous bacitracin and penicillin therapy in subacute bacterial endocardits. Amer. Practit. **2**, 13 (1951).

549. Wadsworth, A. B.: A study of the endocardial lesions developing during pneumococcus infection in horses. J. med. Res. **39**, 279 (1919). Zit. nach Böhmig u. Klein 1953.

550. Waisbren, B. A.: Antibiotic treatment of bacterial endocarditis due to enterococcus. Arch. intern. Med. **94**, 846 (1954).

550a. — Neomycin. Practitioner **176**, 39 (1956).

550b. Walker, W. F., and M. Hamburger: Penicillin-sensitive streptococcal endocarditis. Report of four cases treated for two weeks with oral phenoxymethylpenicillin and intramuscular streptomycin. Arch. intern. Med. **100**, 359 (1957).

551. Wallach, R., and N. Pomerantz: Streptomycin in the treatment of subacute bacterial endocarditis. New Engl. J. Med. **241**, 690 (1949).

552. WALLACH, R., and N. POMERANTZ: Combined antibiotic therapy. Report of a case of subacute bacterial endocarditis reinfected with a diphteroid and successfully treated with penicillin and bacitracin. Arch. intern. Med. 88, 840 (1951).
553. — M. GLASS, L. LUKASH and A. A. ANGRIST: Auricular fibrillation and mitral stenosis in bacterial endocarditis. Circulation 9, 908 (1954).
554. — — — Bacterial endocarditis in the aged. Ann. intern. Med. 42, 1206 (1955).
555. WALTER, A., G. REIMOLD u. L. HEILMEYER: Das Endocarditis-lenta-Problem (klinische, pathologische, bakteriologische und therapeutische Beiträge). Dtsch. med. Wschr. 73, 467, 518, 565 (1948).
556. WEBER, R. W.: Staphylococcic endocarditis treated with ristocetin. J. Amer. Ass. 168, 1346 (1958).
557. WECHSLER, H. F., and E. G. GUSTAFSON: Brucella endocarditis of congenital bicuspid aortic valve. Ann. intern. Med. 16, 1228 (1942).
558. WEDGWOOD, J.: Early diagnosis of subacute bacterial endocarditis. Lancet 1955 II, 1058.
559. — Prognosis in subacute bacterial endocarditis. Lancet 1957 II, 922.
560. WEDDING, E. S.: Actinomycotic endocarditis. Report of two cases with a review of the literature. Arch. intern. Med. 79, 203 (1947).
561. WEED, M. R., M. CLAPPER and G. MYERS: Endocarditis caused by the micrococcus pharyngis siccus. Recovery after treatment with heparin and sulfapyrine. Amer. Heart J. 25, 547 (1943).
562. WELSH, R. A., and J. M. BUCHNESS: Aspergillus endocarditis, myocarditis and lung abscess. Report of case. Amer. J. clin. Path. 25, 782 (1955).
563. WENGER, N. K., and S. BAUER: Coronary embolism. Review of the literature and presentation of fifteen cases. Amer. J. Med. 25, 549 (1958).
564. WERTHEMANN, A.: Todesfall bei Morbus Bang nach Unfall. Schweiz. med. Wschr. 66, 333 (1936).
565. WINCHELL, P.: Infectious endocarditis as a result of contamination during cardiac catheterization. New Engl. J. Med. 248, 245 (1953).
566. WHITE, P. D., M. W. MATTHEWS and E. EVANS: Notes on the treatment of subacute bacterial endocarditis encountered in 88 cases at the Massachusetts General Hospital during the six-year period 1939—1944 (inclusive). Ann. intern. Med. 22, 61 (1945).
567. — Changes in relative prevalence of various types of heart disease in New England. J. Amer. med. Ass. 152, 303 (1953).
568. WHITE, B. D., D. G. McNAMARA, S. R. BAUERSFELD and H. B. TAUSSIG: Five-year postoperative results of first 500 patients with Blalock-Taussig anastomosis for pulmonary stenosis or atresia. Circulation 14, 512 (1956).
569. WIKLER, A., E. G. WILLIAMS, E. D. DOUGLAS, C. W. EMMONS and R. C. DUNN: Mycotic endocarditis. Report of a case. J. Amer. med. Ass. 119, 333 (1942).
570. WILLIAMS, M. H.: Traumatic arteriovenous aneurysm associated with streptococcic septicemia. Report of case with cure following penicillin therapy and operation. J. Amer. med. Ass. 148, 726 (1952).
571. WILSON, C. P.: Mycotic aneurysm involving the interventricular septum. Amer. Heart J. 1, 703 (1926).
572. WITZGALL, H.: 10 Jahre Penicillinbehandlung der Endocarditis lenta. (Allgemeine Prognostik und Behandlung.) Ärztl. Wschr. 12, 593 (1957).
573. WOHLWILL, F.: Zur pathologischen Anatomie der Bangerkrankung des Menschen. Virchows Arch. path. Anat. 286, 141 (1932).

574. Wolfe, E. I., and F. W. Henderson: Mycotic endocarditis. Report of a case. J. Amer. med. Ass. **147**, 1344 (1951).
575. Wollheim, E., u. H. Kleinfelder: Zur Streptomycinbehandlung der Endocarditis lenta. Dtsch. med. Wschr. **75**, 1121 (1950).
576. Wood, P.: Diseases of the heart and circulation, 2. edit. Philadelphia: J. B. Lippincott Company 1957.
577. — The Eisenmenger-syndrome of pulmonary hypertension with reversed central shunt. Brit. med. J. **1958**II, 701.
578. Wood, W. S., and B. Hall: Rupture of spleen in subacute bacterial endocarditis. Mycotic anaurysm of splenic artery and spontaneous rupture of spleen in subacute bacterial endocarditis. Arch. intern. Med. **93**, 633 (1954).
579. Wright, H. D.: The bacteriology of subacute infective endocarditis. J. Path. Bact. **28**, 541 (1925).
580. — The production of experimental endocarditis with pneumococci and streptococci in immunized animals. J. Path. **29**, 231 (1931).
581. Wuhrmann, F.: Herzkrankheiten und Bluteiweißbild. Dtsch. med. Wschr. **77**, 749 (1952).
582. Wyssokowitsch, W.: Beiträge zur Lehre von der Endocarditis. Virchows Arch. path. Anat. **103**, 301 (1886).
583. Zimmermann, L. E.: Candida and aspergillus endocarditis, with comments on the role of antibiotics in dissemination of fungus disease. Arch. Path. (Chicago) **50**, 591 (1950).
584. — Fatal fungus infections complicating other diseases. Amer. J. clin. Path. **25**, 46 (1955).
585. Zolotowa, N. A.: Gehirnveränderungen bei Endocarditis. Virchows Arch. path. Anat. **277**, 420 (1930).
586. Zuidema, P. J.: Wolff-Parkinson-White Syndrom und Endocarditis lenta Ned. T. Geneesk. **1951**, 10, 768. Ref. Schweiz. med. Wschr. **82**, 958 (1952).

Namenverzeichnis

Die kursiven Seitenzahlen beziehen sich auf das Literaturverzeichnis, die gewöhnlich gesetzten Ziffern auf die entsprechenden Stellen im Text. Da im Text die Eigennamen selbst nicht immer angegeben sind, sondern nur die Nummern des Zitates aus dem Literaturverzeichnis, sind diese Literaturnummern in Klammern hinter den Namen gesetzt.

Sachverzeichnis